Wie unterstützen Tiere unsere Kinder beim Erwachsenwerden? Warum sind Menschen mit Haustieren weniger gestresst? Wie stärkt der Kontakt mit ihnen unser Immunsystem? Solche und viele weitere Fragen beantworten Dr. Rainer Wohlfarth und Bettina Mutschler mit einer unterhaltsamen und spannenden Mischung von zahlreichen Fakten und interessanten Fallgeschichten aus ihrer täglichen Arbeit. Die beiden Experten auf dem Gebiet der Mensch-Tier-Beziehung helfen uns, zu verstehen, wie enorm wichtig der Kontakt mit Hund, Katze & Co. für unsere Gesundheit ist und wie wir dieses Wissen für unser eigenes Leben verwenden können.

DR: RAINER WOHLFARTH, Jahrgang 1960, ist Psychologischer Psychotherapeut mit Schwerpunkt Verhaltenstherapie und Neuropsychologie. Nach mehreren Stationen im klinischen Bereich arbeitet er erfolgreich in eigener Praxis und leitet »Ani.Motion«, das Institut für tiergestützte Therapie in Sasbachwalden. Er befasst sich seit 2006 intensiv mit tiergestützten Interventionen, hat zahlreiche wissenschaftliche Arbeiten zu diesem Thema publiziert und ist heute einer der führenden Vertreter auf diesem Feld. Außerdem ist er Präsident der »European Society of Animal-Assisted Therapy« (ESAAT) und Vizepräsident der »International Society of Animal-Assisted Therapy« (ISAAT).

BETTINA MUTSCHLER, geboren 1968, ist Spezialistin für tiergestützte Therapie. Als Coach setzt sie Hund und Esel in ihrer täglichen Arbeit mit ihren Klienten ein. Neben ihrer Tätigkeit als Referentin bei »Ani.Motion« leitet sie eine eigene Schule zur bindungsgeleiteten Hundeerziehung. Außerdem gibt sie deutschlandweit Seminare und bildet Therapiebegleithunde-Teams aus. Sie gilt als einer der innovativsten Köpfe zum Thema Bindung zwischen Mensch und Tier im deutschsprachigen Raum und ist Autorin von zahlreichen Fachbüchern und wissenschaftlichen Artikeln.

Dr. Rainer Wohlfarth
Bettina Mutschler

WIE TIERE UNS GESUND MACHEN

Über die Heilkraft der Tiere

btb

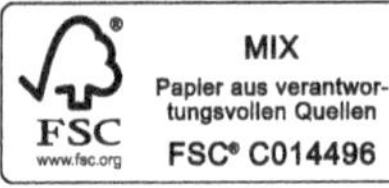

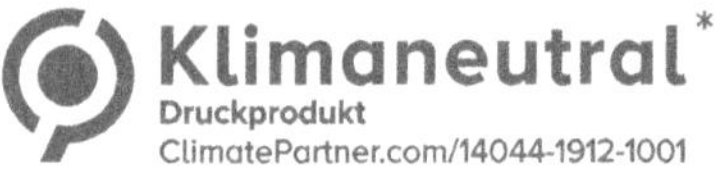

Penguin Random House Verlagsgruppe FSC® N001967

1. Auflage
Taschenbuchausgabe Juni 2022

Dieses Werk wurde vermittelt durch
die Michael Meller Literary Agency GmbH, München
Umschlaggestaltung: semper smile, München
Umschlagmotiv: © Shutterstock/ Erik Lam; Eric Isselee
Satz: Uhl + Massopust, Aalen
Druck und Einband: GGP Media GmbH, Pößneck
JT · Herstellung: sc
Printed in Germany
ISBN 978-3-442-77241-4

www.btb-verlag.de
www.facebook.com/btbverlag

Allen unseren Tieren, die uns inspiriert haben.
Was ihr uns beigebracht habt,
wird uns ein Leben lang begleiten.

Inhalt

Ein etwas anderes Vorwort

Während Rainers Psychologiestudium, also Mitte der 1980er-Jahre, waren Tiere lediglich als Versuchsobjekte interessant. Er erfuhr anhand von Tierversuchen, wie der Mensch lernt oder sich psychische Erkrankungen entwickeln. Er lernte aber kaum etwas über die Beziehung zwischen Mensch und Tier, und wie diese die menschliche Evolutionsgeschichte, unser Denken und Fühlen oder unser psychisches Gleichgewicht beeinflusst.

An einem sonnigen Nachmittag vor ein paar Jahren saßen wir dann beim Kaffee und überlegten im Spaß, wie wir Ayla, unsere junge Schafpudelhündin, sinnvoll beschäftigen könnten: Toilettenpapier bringen, Waschmaschine ausräumen, Zeitung holen, das Telefon bringen ... Wir wischten uns bald die Tränen ab, die uns bei all den schrägen Ideen vor Lachen gekommen waren. Uns war natürlich klar: Wir brauchten etwas anderes. Etwas richtig Sinnvolles wollte uns aber zunächst nicht einfallen.

Ein paar Wochen später waren wir zur Geburtstagsfeier eines guten Freundes eingeladen. Doch statt fröhlicher Lieder und Partystimmung herrschte betretenes Schweigen – zwei Tage zuvor war er von seiner Ehefrau vor die Tür gesetzt worden. Da saß er nun mit gesenktem Kopf, eingefallenen Augen und traurigem Blick – die Gespräche flossen zäh dahin, die Geburtstagstorte schmeckte schal. Doch mit einem Mal hellte sich sein Blick auf, und der Anflug eines Lächelns huschte über sein Gesicht: Ayla hatte ihren Kopf auf seine Knie gelegt, und er streichelte sie sanft. Das hatten wir noch nie beobachtet. Ayla war ein sehr zurückhaltender Hund, was den Kontakt zu Menschen anging, selbst uns beschenkte sie nur selten mit intensivem Kuscheln. Und nun das. Ganz intuitiv schien sie zu spüren, was für unseren Freund in seiner Situation sinnvoll und wichtig war: in den Arm genommen werden. Damals wussten wir noch nichts von »Biophilie«, »Oxytocin« oder »Du-Evidenz«. Wir sahen nur, wie Ayla ganz von sich aus das Richtige tat – und in genau diesem Augenblick wussten wir, wie wir Ayla sinnvoll beschäftigen könnten.

Unsere Neugier war geweckt, die wichtigste unserer menschlichen Eigenschaften. Wir wollten mehr darüber wissen, was Hunde und Menschen verbindet, und unser Wissensdurst wurde bald unersättlich. Und so luden wir nach und nach kluge Leute in unser Wohnzimmer ein, die uns die Welt tiergestützter Interventionen näherbringen sollten. Es fand sich rasch eine kleine Schar von Interessierten, die mit uns in diese neue Welt eintauchten. Dann geschah etwas, womit wir nie gerechnet hatten: Beinahe unablässig klingelte das Telefon, völlig Unbekannte waren erpicht darauf, an unseren »Wohnzimmer-Fortbildungen« teilzunehmen, doch unsere Wohnung war dem Ansturm bald nicht mehr gewachsen. So entstand das Freiburger Institut für tiergestützte Therapie, das bald durch ein eigenes Trainingsgelände und ein kleines Seminarzentrum erweitert wurde.

• • •

Mit der Zeit sammelten wir unsere eigenen Erfahrungen. Bettina im täglichen Umgang mit Hunden und seit einigen Jahren mit Eseln, Rainer hingegen interessierte sich für das wissenschaftliche Fundament der Mensch-Tier-Beziehung. Beide trugen wir mit den Jahren einen großen Erfahrungsschatz darüber zusammen, wie man Tiere in Therapie und Coaching einsetzen kann. Zwischen uns ergab sich eine äußerst belebende Verbindung, die mehr ist als das Einzelne zweier Teile. Ähnlich der intensiven Zusammenarbeit zwischen Therapeut und Tier, die für den Klienten einen deutlichen Mehrwert besitzt, da er das Beste vom menschlichen Therapeuten und tierischen Co-Therapeuten bekommt. Bei uns treffen Wissenschaft und Intuition zusammen.

• • •

Wie muss die Mensch-Tier Beziehung gestaltet sein, dass wir Tiere ethisch vertretbar als Co-Therapeuten einsetzen dürfen?

Diese Frage ist inzwischen zu einem Lebensthema für uns geworden.

Jeder kennt die Delfintherapie, aber nur wenige wissen, dass auch Hund, Pferd oder Esel Ähnliches vollbringen und im Gegensatz zu Delfinen auch noch tiergerecht gehalten werden können. Es braucht kein spezielles Wissen, um das Potenzial dieses Ansatzes ermessen zu können. Man muss nur Kinder beobachten, die ihrem Haustier all ihre Nöte und Sorgen anvertrauen oder zuschauen, wie sie lernen, Verantwortung für andere zu übernehmen, wenn sie sich um ihr Haustier kümmern. Es gehört inzwischen beinahe zum Allgemeinwissen, dass unsere Beziehung zu Tieren uns nicht nur Freude bringt, sondern auch unsere Gesundheit fördert. Tiere scheinen uns auf intuitive Weise positiv zu beeinflussen. Diese faszinierende Wechselwirkung der Mensch-Tier-Beziehung beginnt die Wissenschaft erst allmählich zu verstehen. Dabei gibt es zwei seltsam auseinanderdriftende Haltungen: Zum einen tun viele Menschen die heilende Wirkung der Tiere als esoterischen Quatsch ab. Und auf der anderen Seite schreiben viele spirituelle Menschen den

Tieren einen besonderen siebten Sinn zu. Aus unserer Sicht stimmt das beides nicht. Die positive Wirkung von Tieren auf uns Menschen lässt sich sehr wohl wissenschaftlich beschreiben, und Tiere brauchen gar keinen siebten Sinn. Sie beeinflussen uns über ganz grundlegende neuronale, physiologische und hormonelle Prozesse, die sich in der langen gemeinsamen Evolution herausgebildet haben.

• • •

Eines Tages flatterte eine ungewöhnliche E-Mail in unser Postfach. Im Nordschwarzwald, genauer gesagt, in der Nähe des Luftkurortes Sasbachwalden, solle ein völlig neuartiger Tiergarten entstehen, und in diesen solle ein Seminar- und Therapiezentrum für tiergestützte Therapie integriert werden. Ob wir Interesse und Lust hätten, dort mitzuarbeiten? Hatten wir!

Wir vertrauten unserem Bauchgefühl, quittierten unsere Jobs und zogen nach Sasbachwalden um. Dort verwirklichen wir nun seit 2014 unseren großen Traum vom eigenen Seminar- und Therapiezentrum. Der Weg dorthin ist steiniger als gedacht – doch Aufgeben ist nicht unser Ding.

• • •

Ayla für ihren Teil durfte für eine Weile lang noch unseren neuen großen Garten in Sasbachwalden genießen und ist dort 2015 friedlich eingeschlafen. Heute tobt Thimba durch unser Leben, eine fröhliche Barbet-Hündin, die Menschen liebt und unsere therapeutische Arbeit enorm bereichert. Sie hat ein feines Gespür, wann genau unsere Klienten eine Streicheleinheit brauchen oder mal ein anderes Thema ansteht. Doch auch Thimba ist kein Allroundtalent, daher gehören zu unserem Team seit einiger Zeit auch Paco, Leo, Samu und Pepe – vier Eselwallache.

Durch sie lernen unsere Patienten, was uns Menschen manchmal fehlt: Charakter. Denn unsere Esel setzen achtsam Huf vor Huf. Kommt ihnen der Untergrund seltsam vor, dann bleiben sie stehen und denken nach – egal, wie lange es dauert. Sie finden ihre Lösung. Immer. Esel folgen dem Menschen nicht blindlings, jeder Esel entscheidet selbst, welchen Weg er gehen möchte. Sind seine Bedenken zu groß und warnt ihn seine Erfahrung, nimmt er einen anderen Weg. Die Teilnehmer unserer Seminare erfahren ganz nebenbei: Ein Esel flieht nicht einfach kopflos. Er rennt nicht der Masse hinterher. Er will anderen nicht gefallen. Er lässt sich nicht durch Karotten locken. Schon gar nicht kann er durch Ziehen, Schieben oder gar Prügel angetrieben werden. Vielmehr verlässt er sich einzig und allein auf seinen gesunden Eselverstand und gute Argumente. Es ist heilsam, wenn man durch diese Erfahrung den Esel in sich selbst entdeckt. Und wir wollen auch nicht vergessen, Lilly zu erwähnen. Die kleine, heimatlose Katze quartierte sich während eines Urlaubs in unserem Häuschen in Spanien bei uns ein und wollte trotz guten Zuredens nicht mehr gehen. Also nahmen wir sie als Azubine mit nach Deutschland.

Immer noch gehört die wohltuende Wirkung von Tieren nicht zum Allgemeinwissen, und die tiergestützte Therapie – wenn man nicht gerade über Delfine spricht – ist nahezu unbekannt. Viele schwarze Schafe – wobei wir den echten Schafen hier grob unrecht tun – tummeln sich auf diesem Markt. Sie versprechen Heilung, wo es keine Heilung geben kann, und, was wir besonders schlimm finden: Es wird wenig darauf geachtet, wie es den Tieren dabei geht.

Daher beschlossen wir, ein Buch zu schreiben, das weit über eine simple Wertschätzung der Mensch-Tier-Beziehung hinausgeht. Wir wollen zeigen, was es Mensch und Tier ermöglicht hat, sich nahezukommen, und warum diese Nähe heilsam für Menschen sein kann. Außerdem werden wir immer wieder danach fragen, was das Tier für diese Aufgabe *von uns* braucht.

Das Buch, das Sie in Händen halten, befasst sich deshalb ausführlich mit den Zusammenhängen zwischen Tieren und unserer Gesundheit. Es zeigt auf, was Sie tun können, um in den Genuss der heilsamen Kraft der Tiere zu kommen. Wir beziehen dafür wissenschaftliche Erkenntnisse ein, beschreiben alltägliche Erfahrungen im Umgang mit Tieren und versuchen, mit Worten zu vermitteln, was eigentlich nur durch Intuition verstehbar ist. Wir liefern Ihnen sowohl konkrete Beispiele aus unserer täglichen Praxis als auch Geschichten von Menschen, denen Tiere viel Gutes getan haben, und erzählen von engagierten Kolleginnen und Kollegen, die unseren Weg begleiten.

Dazu skizzieren wir im **ersten Kapitel** erst einmal die Geschichte der Mensch-Tier-Beziehung und die Ursprünge der heilenden Wirkung von Tieren.

Im **zweiten Kapitel** werfen wir einen genaueren Blick auf den immensen Einfluss von Haustieren auf das Erwachsenwerden unserer Kinder und darauf, wie die Anwesenheit von Tieren die kindliche Entwicklung stärken kann.

Das **dritte Kapitel** ergründet, wie das genau funktioniert, dass Haustiere unsere Gesundheit fördern, und warum ein Tier im Haus manchmal besser wirkt als jede Medizin.

Das **vierte Kapitel** widmet sich einem Sonderfall unserer Haustiere – den Assistenzhunden. Assistenzhunde sind speziell ausgebildete Hunde, die meist chronisch kranke Menschen im Alltag unterstützen.

Kapitel fünf beschäftigt sich mit dem Thema Tiere als Co-Therapeuten. Wir beschreiben, warum Tiere extrem wirkungsvolle Begleiter in der therapeutischen Arbeit sein können. Und wir fragen auch, bei welchen Krankheiten Tiere besonders gute Co-Therapeuten sein können und welche wissenschaftlichen Belege es hierfür gibt.

Im **Kapitel sechs** beleuchten wir, warum Delfine keine Lebensretter sind und sie vielmehr hinaus in die Weite des Meeres gehören.

Im Fokus des **siebten Kapitels** steht die Begegnung mit Bauernhoftieren und damit die Frage, warum wir uns von Kühen, Eseln, Ziegen oder Schafen therapieren lassen sollten.

Die Voraussetzungen für eine tierisch gute Therapie werden wir im **achten Kapitel** präzisieren. Wir werden Ihnen zeigen, welcher Voraussetzungen es bedarf, damit Tiere tiergerecht, präziser formuliert tierethisch vertretbar, in Therapien eingesetzt werden können.

Die meisten der Fallgeschichten in diesem Buch haben wir selbst erlebt, manche wurden uns von Teilnehmenden unserer Fortbildung berichtet, manche während unserer Recherchen erzählt – bei allen Geschichten wurden aber aus Datenschutzgründen Name, Alter und Beruf der handelnden Personen geändert.

•••

Für uns ist klar: Tiere sind für ein gesundes Leben so essenziell wie saubere Luft oder gesunde Ernährung. Denn das Leben mit Tieren ist unser angestammter menschlicher Erfahrungsraum. Jede echte Begegnung mit Tieren berührt unsere Seele und hinterlässt eine Spur, die nie ganz verweht. So lässt sich ein stabiles Fundament bauen, das unser Leben stützt und bereichert und das sich in vielen Situationen für uns als heilsam erweisen kann.

Lassen Sie uns loslegen.

1 Vorneweg: Ein wenig Geschichte

Als wir begannen, dieses Buch zu schreiben, wurde uns eines ganz schnell klar. Etwas, das wir am besten gleich hier, am Beginn des Buchs, ansprechen: Wir beschäftigen uns schon seit vielen Jahren mit der Beziehung zwischen Menschen und Tieren. In unserer täglichen Arbeit, aber auch in vielen Gesprächen mit Kolleginnen und Kollegen, mit Klienten, Freunden und Bekannten greifen wir auf viele interessante Aspekte dieses Hintergrundwissens zurück, die für die meisten unserer Gesprächspartner nichts Neues mehr sind.

Für dieses Buch aber können und wollen wir nicht einfach stillschweigend davon ausgehen, dass Ihnen dieses Hintergrundwissen bereits geläufig ist. Wir nehmen uns deshalb in diesem ersten Kapitel die Zeit und fassen Ihnen die wichtigsten Aspekte aus der langen Geschichte der Beziehung zwischen unseren menschlichen Vorfahren und verschiedenen Tieren zusammen, ohne die unsere späteren Einblicke in das Geheimnis der Heilkraft der Tiere nicht, oder besser: nur schwer verstanden werden können.

Und auch für den Fall, dass Sie sich bereits mit dem Thema beschäftigt haben sollten: Überspringen Sie dieses Kapitel nicht einfach. Vielleicht entdecken Sie unterwegs ja noch ein paar Dinge, die Sie bislang noch nicht wussten.

Wie Tier und Mensch zueinanderfanden

Wir Menschen gehen seit Jahrtausenden enge Beziehungen zu ganz unterschiedlichen Tieren ein. Das ist zunächst einmal keine besonders neue Erkenntnis. Auch der Gedanke, ein Tier – nicht nur einen Hund – als getreuen Freund und Vertrauten an der Seite haben zu wollen, ist schon viele Tausend Jahre alt. Auf eine rätselhafte Art und Weise scheinen diese Verbindungen seit jeher einen besonderen Einfluss auf Menschen auszuüben. Begeben wir uns also gemeinsam zu den Anfängen dieser einmaligen Beziehung.

Der Anfang dieser Beziehung liegt irgendwo in der Vor- und Frühgeschichte verborgen. Doch es ist sicher, dass unsere Begeisterung sowie die unauslöschlich damit verbundenen Empfindungen und Gefühle ein Schlüssel zu unserem Seelenleben und letztlich auch zu unserer Menschlichkeit sein können. Unsere Nähe zu Tieren beeinflusste unsere Evolution nämlich in einem Ausmaß, das wir heute erst zu verstehen beginnen. Die tiefe Beziehung zwischen Tieren und Menschen beruht darauf, dass wir – bei allen Unterschieden – ähnlich fühlen, ähnlich denken und uns auf ähnliche Weise ausdrücken.

Gemeinsame Wurzeln

Aber ganz von vorne: Alle Pflanzen, Tiere und auch wir Menschen stammen, wie die Molekularbiologie zeigt, von Einzellern ab. Diese Einzeller lebten vor rund 3,8 Milliarden Jahren. Ihr

Name: LUCA, eine Abkürzung für *last universal common ancestor*, die letzten gemeinsamen Vorfahren aller Lebewesen. Aus LUCA entwickelten sich wahrscheinlich alle heute existierenden Bakterien, Pilze, Pflanzen, Tiere und auch wir Menschen.[1] Jeder heute lebende Mensch könnte seine Vorfahren bis zu diesen primitiven Urtierchen zurückverfolgen, zumindest theoretisch. Wir wissen das, weil vor gut 170 Jahren der Evolutionsbiologe Charles Darwin unseren Wissensschatz um den gemeinsamen Ursprung, die fließenden Übergänge und die Verzweigungen allen Lebens erweiterte.

Doch anders als bei Bakterien, Pflanzen und Pilzen hat sich im Zweig der Tiere ein Nervensystem entwickelt, das zu komplexen Sinneswahrnehmungen, dem Empfinden von Lust und Schmerz und – ab einer bestimmten Entwicklungsstufe – auch zu Gefühlen wie Furcht, Freude, Trauer, Ekel und Ärger fähig ist. Diese Grundemotionen haben sich in der Wirbeltierevolution vor etwa 400 bis 600 Millionen Jahren herausgebildet.

Diese gemeinsamen Grundgefühle sind für die tief in uns verwurzelte Faszination für alles Lebendige verantwortlich, was besonders an urzeitlichen Höhlenmalereien sichtbar wird. Die Chauvet-Höhle im Süden Frankreichs wird von Fachleuten »Sixtinische Kapelle der Vorzeit« genannt: Auf einer 500 Meter langen Höhlenwand finden sich über 400 Gemälde von Tieren – Wildpferde, Büffel, Rhinozerosse, Löwen, Mammuts –, porträtiert in vollendeter Maltechnik. Auch die Höhlenmalereien in Lascaux, einer weiteren großen Höhle in Frankreich, zeigen Pferde, Hirsche, Bisons, Katzen, ein Wollnashorn, einen Vogel eine springende Kuh. Und daneben ein liegendes Strichmännchen – die einzige Menschendarstellung in Lascaux – mit Vogelkopf und erigiertem Glied, vor ihm ein Bison mit heraushängenden Eingeweiden und daneben ein Vogel auf einer Art Stange.

Und auf einem außergewöhnlich realistischen Felsengemälde im spanischen Altamira zeigt der unbekannte, längst verstorbene Künstler sogar Mitgefühl für das Tier: Ein bewegendes kleines Gemälde stellt ein verletztes Wisent dar, am Boden zusammengebrochen.

In diesen »primitiven« Bildern wurde meist nicht ein einzelnes Tier porträtiert. Die Mitlebewesen wurden, so der Stand der Forschung, symbolisch dargestellt, oft stellvertretend für die besonderen Kräfte der Natur. Bei den Steinzeitkünstlern dominierte, auffällig eindeutig, die Tierwelt. Unsere frühgeschichtlichen Vorfahren interessierten sich überraschend wenig für Zwischenmenschliches, wie Zeremonien, Triumphe oder Rituale. Selbst Pflanzen oder landschaftliche Darstellungen finden sich kaum, offensichtlich hatten die Urkünstler dafür kein Auge. Aber sie konnten – selbst nach heutigen Maßstäben – atemberaubend realistisch Tiere abbilden, lebendig, temperamentvoll, gefährlich und bunt. Diese Höhlenmalereien drücken unsere zutiefst urtümliche Naturverbundenheit aus.

Die Erklärung hierfür ist nicht überraschend: Mensch und Tier waren eine Schicksalsgemeinschaft; und das lange, bevor sich unsere urzeitlichen Cousins zum heutigen Menschen entwickelten. Nur mit Hilfe der Tiere konnten die ersten Frühmenschen überleben, und manche Tiere lernten, als sogenannte Kulturfolger, die menschliche Nähe zu schätzen und für sich zu nutzen.

Tiere als Motor der menschlichen Kultur

Auf der Reise zu den Ursprüngen der Mensch-Tier-Beziehung stellt man fest, dass es vom Beginn der menschlichen Zivilisation bis heute nur ein kleiner Schritt in der menschlichen Evolutionsgeschichte ist. Die Strecke, die man von heute aus betrachtet zu den Anfängen der ersten Städte vor fünftausend Jahren zurücklegt, beträgt kaum mehr als ein Millionstel der Gesamtstrecke, die Mensch und Tier zusammen in Savanne, Steppe und Tundra gelebt haben. Das entspricht gerade einmal der aberwitzig kleinen Distanz von ein bis zwei Zentimetern auf einer Strecke eines ganzen Kilometers.

Es ist ganz offensichtlich, dass eine enge Beziehung zu Tieren für unsere Vorfahren überlebensnotwendig war. Man kann sogar noch einen Schritt weitergehen und behaupten, dass der Homo sapiens ohne seine Tierkumpane wohl nie so weit gekommen wäre. Hätte es die Ahnen unserer Hunde, Katzen, Pferde, Schafe und Rinder nicht gegeben, hätte die Menschheit wohl gar keine Zivilisation oder gar höhere Intelligenz entwickeln können. Denn erst die Tiere in unserer Nähe haben uns zum Menschen gemacht. Die Tierwelt animierte unsere Vorfahren zu etwas, was die Evolution bis dato noch nicht in diesem Maße hervorgebracht hatte: die Entwicklung von Werkzeugen, Empathie, Sprache und Kultur.

Was sich nach einer steilen These anhört, ist in der Wissenschaft unumstritten. Vor gut 2,6 Millionen Jahren lernten die Frühmenschen im heutigen Äthiopien, die ersten Steinwerkzeuge herzustellen und damit wilde Tiere zu jagen. Aber mehr noch: Der Mensch hat durch den engen Kontakt mit Tieren gelernt, die Gewohnheiten von Fleischfressern sowie Beutetieren genau zu beobachten und deren Verhalten vorherzusagen. Erst diese spezielle menschliche Fähigkeit, die Anfänge der Empathie, hat es unseren Vorfahren ermöglicht, ihren Nahrungskonkurrenten beim Jagen einen kleinen, aber entscheidenden Schritt voraus zu sein.

Damit war ein wesentlicher Entwicklungssprung möglich.

Pat Shipman ist Professorin für Anthropologie an der Penn State University und vertritt die These, dass es die frühen Menschen als Vegetarier zu nicht viel hätten bringen können[2]. Letztlich hätten nämlich die Nährstoffe aus dem Fleisch der Beutetiere unsere Gehirnentwicklung auf Trab gebracht. Das Fett, das dabei im Körper gelagert wurde, hat lange genug vorgehalten, damit die Fleischesser zwischen zwei Mahlzeiten eine enorm wichtige Ressource zur Verfügung hatten: Zeit. Und sie wussten diese offensichtlich zu nutzen. Zur Herstellung immer besserer Werkzeuge und Erschließung weiterer Nahrungsquellen, zum Lernen, für Zwischenmenschliches und um darüber nachzudenken, was in den Köpfen anderer Lebewesen vorging. Manche Forscher sind sich inzwischen sogar sicher, dass hier auch die Ursprünge der Religion liegen müssen. Die Verbindung Mensch und Tier geht jedenfalls weit über Begriffe wie Fleisch, Wolle, Milch und Kameradschaft hinaus.

Die neolithische Revolution

Überall auf unserem Globus leben die Menschen mit Tieren zusammen. Dies ist evolutionsbiologisch auf den ersten Blick erst einmal nicht besonders sinnvoll, oft sogar nachteilig. Kein anderes Säugetier nimmt sich einer anderen Art an. Oder haben Sie schon einmal einen Dachs gesehen, der sich um einen Hasen sorgt, oder Löwen, die sich um ein Giraffenbaby kümmern? Fürsorge kostet Kraft und Energie, was zu Lasten des eigenen Nachwuchses geht. Der Nutzen wird erst auf den zweiten Blick sichtbar, meint Shipman. Sie beschreibt, dass das enge Verhältnis zu Tieren der menschlichen Evolution noch zu weiteren wichtigen Entwicklungssprüngen verholfen habe. Ein solch entscheidender Meilenstein war erreicht, als es den Menschen gelang,

Tiere gefügig und folgsam zu machen. Mit diesem in der Fachwelt als »Neolithische Revolution« bezeichneten Entwicklungsschritt begann die erfolgreichste Ära der Menschheit. Dieser Erfolg baute letztlich auf gezähmten, domestizierten, gezüchteten und in der Nähe der eigenen Behausung gehaltenen Tieren auf. Gleichwohl war auch die Domestikation, also die Haustierwerdung, sehr wahrscheinlich kein einseitig angestoßener Prozess. Schon vor ungefähr 30.000 Jahren schlossen sich beispielsweise Wölfe unseren Vorfahren an.

Ein großes Geheimnis der Paläoanthropologie ist die noch ungelöste Frage: Wann genau begann der erste Mensch zu sprechen? Die Antwort auf diese Frage gehört zugegebenermaßen eher ins Reich der Spekulation. Doch es gibt allen Grund anzunehmen, dass Tiere auch die Entwicklung unserer Sprache wesentlich beeinflusst haben. Pat Shipman ist sich da ganz sicher, die Gespräche unserer prähistorischen Vorfahren handelten von Tieren. Sie waren kompliziert zu verstehen, gefährlich und aufregend. Um sich darüber austauschen zu können, mussten unserer Vorfahren die simple Signalsprache ihrer äffischen Verwandtschaft weiterentwickeln. Tiere »forderten« also von den Urzeitmenschen geradezu, dass sie über sie sprechen konnten. Und vom Beginn der Sprache ist es aus evolutionärer Sicht nur noch ein kleiner Sprung zur Domestikation von Hund, Katze und Pferd.

Die Domestikation setzte voraus, dass die Frühmenschen nach und nach gelernt hatten, Ausdruck, Interessen, Gefühle und Empfindungen von Tieren zu deuten. Dadurch konnten sie enträtseln, welche Bedeutungen bestimmte Begebenheiten für Tiere besitzen und welche Absichten diese damit verfolgten. Jeder, der schon mal mit wilden Tieren zu tun hatte, weiß, wie wichtig es für das Überleben sein kann, sich in das Gegenüber einfühlen und die Welt mit anderen Augen sehen zu können. Es dürfte also nicht von Nachteil gewesen sein, wenn man über etwas Empathie verfügte. Archäologischen Funden zufolge ist diese Fähigkeit wahrscheinlich vor 10.000 bis 50.000 Jahren entstanden. Die Altertumsforscher schließen dies aus Gräbern von Frühmenschen, die ohne Hilfe anderer nicht überlebt hätten[3]. Diese neue Denkfertigkeit ermöglichte unseren Vorfahren nicht nur, sich immer besser über Tiere auszutauschen, sondern fast noch wichtiger: das Verhalten von Tieren vorherzusagen und dieses sogar in eine gewünschte Richtung zu lenken. Zu wissen, was der andere möglicherweise denkt und vorauszuahnen, was er tun wird, gilt heute als der wohl wichtigste Motor in der Entwicklungsgeschichte des Menschen. Es war ein entscheidender Vorteil, dass manche Menschen nun erahnen konnten, in welche Richtung ein Beutetier gehen würde oder wie sie es anlocken könnten. Stellen Sie sich vor, ein Frühmensch beobachtete zufällig, wie ein Hirsch mit Genuss ein paar Wurzeln verspeiste, und: Er konnte sich in den Hirsch hineinversetzen. Dann war es ein Leichtes für ihn, das Tier mit ein paar dieser Wurzeln an einen bestimmten Ort zu locken. Man kann vermuten, dass nicht allein der aufrechte Gang oder der Gebrauch von Werkzeugen den Menschen smart machte, sondern die Fähigkeit, sich einfühlen zu können und Einsichten über die Erwartungen der Mitlebewesen zu bilden.[4]

Auch viele Tiere nutzten den Vorteil, welcher die Gegenwart von Menschen ihnen bot. Es waren Zivilisationsfolger, sogenannte »Kommensalen«, zu Deutsch: »Tischgenossen«. Gemeint ist damit, dass Tiere die vom Menschen angelegten Lebensräume nutzten, um leichter an Nahrung zu gelangen. Hierzu mussten die Tiere etwas Entscheidendes lernen, nämlich den Sinn einer Geste oder den Klang einer Stimme in ihrer emotionalen Bedeutung zu entschlüsseln und sich entsprechend zu verhalten. Nur so konnten sie einschätzen, ob Menschen gefährlich oder ungefährlich waren. Mensch und Tier haben also voneinander gelernt und sich gegenseitig beeinflusst.

Emotional verbunden

Letztlich werden wir nie genau erfahren, wann unsere Vorfahren begannen, Tiere nicht nur als Jagdhelfer, Haushüter, Transportmittel oder Nahrung zu sehen, sondern erstmalig eine persönliche Beziehung zu einem Tier eingingen. Wahrscheinlich ist eher, dass manche Tierarten über viele Jahrtausende gleichzeitig eine Nutzfunktion und eine emotionale Bedeutung besaßen.

So berichtet John Bradshaw, ein bekannter britischer Anthrozoologe, also ein Wissenschaftler, welcher sich mit der Mensch-Tier-Beziehung beschäftigt, über seltsame Gebräuche bei den Awa Guaja[5]. Sie leben noch heute im Bundesstaat Maranhão im Nordosten Brasiliens als nomadisches Jäger- und Sammlervolk. Die Awa Guaja schotten sich bewusst von der Zivilisation ab und erlauben uns daher einen verhältnismäßig guten Einblick in das prähistorische Leben. Bei den Awa Guaja machen die Männer Jagd auf Affen. Töten sie dabei die Mütter von Affenbabys, dann nehmen sie die Kleinen aus der Wildnis mit ins Dorf. Die kleinen Äffchen werden dann von den Frauen gestillt, mit vorgekauter Nahrung gefüttert und schließlich mit Früchten und Nüssen versorgt. Während wilde Affen eine gefragte Spezialität sind, werden die Hausaffen niemals gegessen. Sie erhalten vielmehr einen ähnlichen Status wie die Kinder im Dorf. Jungs spielen mit ihnen, und ältere Mädchen werden angehalten, sie zu versorgen. Die Awa Guaja machen also einen großen Unterschied zwischen gejagten Affen und ihren Hausaffen.

Und wahrscheinlich war dies auch bei unseren urzeitlichen

Vorfahren so. Praktischer Nutzen und emotionale Verbundenheit existierten gleichzeitig, waren abhängig vom kulturellen Kontext, der jeweiligen Vorliebe für eine bestimmte Tierart und dem individuellen Tier. Schon damals muss es so gewesen sein – nicht anders als heute –, dass das eigene Tier das netteste, freundlichste und überhaupt das tollste ist. Es ist kaum vorstellbar, dass die prähistorischen Gemeinschaften Tierbabys fütterten und umsorgten, ohne dass eine tiefe emotionale Verbundenheit dabei entstand. Wahrscheinlich hat das Verhalten spirituelle Wurzeln: Die Sorge um den Nachwuchs stiftet Versöhnung mit dem Geist der getöteten Mutter. In der Spiritualität liegt, so der Biologe Kurt Kotrschal, höchstwahrscheinlich auch die Wurzel all unserer Tierbeziehungen – und damit umgekehrt die Wurzel des Menschseins.

In sehr alten Kulturen herrschte eine spezielle Frühform der Religion: der Animismus. Tiere galten als heilig und als Individuen, die eine Seele besitzen. Heiler und Zauberer nahmen, um ihre Aufgaben erfüllen zu können, den Geist eines Tieres an. Hatten sich die Schamanen in das gewählte Tier verwandelt, dann konnten sie sich so bewegen wie das Tier, die Welt mit seinen Augen sehen und sich vom eigenen Körper befreien. Dies erlaubte ihnen, die Zukunft vorherzusagen, Ratgeber für die Jagd zu sein. Aufgrund des Zugangs zur Welt der Tiere waren die Priester und Medizinmänner auch fähig zur geistigen, spirituellen und körperlichen Reinigung.

Die Mayas zum Beispiel glaubten, dass jeder Mensch einen tierischen Schutzgeist besitzen würde, und dieses Tier sei jeweils mit einem Menschen so eng verbunden, dass Tod oder Verwundung immer beide treffe. Nur Schamanen, welche die Seele eines noch mächtigeren Tieres angenommen hatten, waren dann in der Lage zu heilen.

Genetische Untersuchungen aus den letzten Jahren zeigen, dass die Co-Evolution zwischen Mensch und Hund vor 30.000 bis 40.000 Jahren begonnen haben muss. Und vieles deutet darauf hin, dass der Hund schon zu Beginn der Domestizierung der beste Freund des Menschen war und auch als solcher behandelt wurde.

Laut einer 2018 im »Journal of Archaeological Science« veröffentlichten Studie ist es wahrscheinlich, dass sich schon vor 14.000 Jahren prähistorische Menschen wochenlang um einen kranken Welpen kümmerten, bevor er starb.[6] Man kann deshalb annehmen, dass die paläolithischen Menschen bei ihren Hunden nicht nur den Nutzen sahen. Sie hatten – wenn nicht alle Zeichen trügen – bereits eine starke emotionale Bindung zu ihren Tieren. Hunde wurden schon damals als Haustiere betrachtet und auch so behandelt – also eher zum Vergnügen gehalten als aus Notwendigkeit. Während seiner Krankheit hatte der Welpe keinerlei Nutzen für seine Besitzer, und dennoch sorgten sie für ihn, was darauf schließen lässt, dass die Menschen von Mitgefühl oder Empathie motiviert wurden. In anderen Worten: Sie hatten eine emotionale Bindung.

In Europa finden sich aus dieser Zeit sogar Gräber, in denen Menschen und ihre Hunde gemeinsam begraben wurden. Ob sie nun als Schutz bei der Reise in die Totenwelt dienen sollten oder als treue Kumpane dem Grab beigelegt wurden, werden wir wohl nie erfahren. Doch die Lage der Skelette von Mensch und Hund in vielen Gräbern weist auf eine tiefe und innige Beziehung hin. So war in einem Grab am Oberlauf des Jordans die Hand des Toten sorgfältig auf die Schulter eines Welpen gelegt worden – symbolisch für eine innige Umarmung.

Auch Ausgrabungen am sibirischen Baikalsee, dem tiefsten Süßwassersee der Welt, weisen in diese Richtung. Dort wurden vor 5.000 bis 8.000 Jahren Hunde neben Menschen sorgfältig bestattet, oft wurden sie mit Halsbändern dekoriert oder ihnen andere Gegenstände wie Löffel oder Tassen mitgegeben – Hinweise, dass die Menschen annahmen, ihre Seelen lebten nach dem Tod weiter. In einem Grab fand man sogar einen Mann mit seinen beiden Hunden, einer auf jeder Seite. Chemische Analysen ergaben zudem, dass Menschen und Hunde vom Baikalsee sich die Nahrungsmittel teilten.

Sehr viel später, um 700 v. Chr., in Homers Epos »Odyssee«, erkennt Argos, der Hund des Odysseus, seinen Herren auch nach 20 Jahren der Trennung als Erster wieder. Obwohl dieser zerschlissen als Bettler daherkommt, ist die enge Verbindung der beiden ungebrochen – was Odysseus zu Tränen rührt. Es gibt also schon sehr früh Hinweise, dass die Menschen zu allen Zeiten ihre Hunde genauso liebten und genauso für sie sorgten, wie wir dies heute tun.

Eine heilsame Wirkung von Hunden wurde erstmals in Ägypten und Indien sichtbar. Dort bezeugen Kunstgegenstände aus der Zeit um 3000 v. Chr. die Idee, Hunde stellvertretend für eine unbekannte Kraft oder Energie oder ein nicht erklärbares Phänomen zu sehen. So sollte der Hund die Reise in die Unterwelt begleiten und helfen, die reinen Seelen zu schützen, indem er die Geister bekämpft, welche diese nach deren Tod in Besitz nehmen wollen. Die Parsen in Indien legten Hunde vor Sterbende, sodass ihre Augen im Augenblick des Todes in die unschuldigen Augen des Tieres schauen konnten. Im antiken Griechenland wurde Hunden zugeschrieben, dass sie Krankheiten gleichsam aufnehmen könnten. Dazu wurden Hunde zu Kranken ins Bett gelegt, durch den körperlichen Kontakt sollte die Krankheit dann auf das Tier übergehen.

Anders als bei Hunden ist über die gemeinsame Vergangenheit von Menschen und Katzen nur wenig bekannt. Dass Katzen schon lange bei Menschen gelebt haben, bezeugen beispielsweise Funde aus China. Bei der Ausgrabung einer neolithischen Siedlung fanden die Archäologen die Überreste zweier Katzen, die dort offenbar schon vor rund 7000 Jahren friedlich unter Menschen lebten. Der Fund stammt, ein interessanter Fakt, aus einer sesshaften Agrargesellschaft, was ein Indiz dafür ist, dass Mensch und Katze sich annäherten, als die Menschen sich an einem Ort niederließen, begannen, Landwirtschaft zu betreiben und in größeren Mengen Getreide zu lagern. Man brauchte die Katze wohl dringend, um Mäuse und Ratten fernzuhalten.

Die Samtpfoten standen später im alten Ägypten symbolisch für ein langes Leben, Glück und Gesundheit. Frühe Gottheiten besaßen katzenähnliche Eigenschaften oder wurden von Katzen beschützt. Bastet, die Katzengöttin, Tochter des Sonnengottes Re, wurde als Göttin der Fruchtbarkeit verehrt. Meist wurde sie als halb Mensch und halb Katze dargestellt. Auch bei den Germanen und bis ins frühe Mittelalter galt die Katze als Symbol der Fruchtbarkeit. Sie war hochgeschätzt. Im 13. Jahrhundert wendete sich das Blatt allerdings schlagartig, und Katzen wurden mit dunklen Mächten in Verbindung gebracht. Nun glaubten die Menschen, die Katze verbreite die Pest, und des Ketzers Tun und Handeln gleiche dem der Katzen. Katzen wurden erhängt, gekreuzigt oder wie Hexen auf dem Scheiterhaufen verbrannt – fast wären sie dabei in Mitteleuropa ausgerottet worden.

Wann genau Pferde zum treuen Freund des Menschen wurden, verliert sich ebenfalls in der Dunkelheit der Geschichte. Diese Freundschaft begann wahrscheinlich schon vor über 100.000 Jahren, aber erst vor etwa 5500 Jahren wurden erste Pferde in der eurasischen Steppe domestiziert. Bald setzte sich der Mensch in den Kopf, ausgerechnet diese leicht zu verschreckenden Fluchttiere zu seinen Helfern in Schlachten und Feldzügen zu machen. Der Pakt zwischen Homo sapiens und dem Hauspferd sah aber noch weitere Jobs für die Vierbeiner vor: Feldarbeiter, Beförderer, Fleisch – und sogar Milchlieferant. Nach und nach wurden Pferde gezielt auf Merkmale hin gezüchtet, die sie noch nützlicher für den Menschen machen sollten, ihr Siegeszug als Reittier begann. Bei dem Volk der Skythen, die als Nomaden während des ersten Jahrtausends vor Christus in der eurasischen Steppe lebten, wurden den Herrschern sogar prächtige Hengste mit ins Grab gelegt. Die Skythen waren überaus versierte Reiter, echte »Pferdemenschen«, wie man heute sagen würde.

Das Pferd ist auch in der griechischen Mythologie eng mit den Göttern verbunden. Die Zentauren, halb Mann, halb Hengst, galten als wilde, ungestüme Gesellen, die streitlustig und brutal waren. In Form des Sternbilds Schütze wurden sie für alle Zeiten unsterblich. Ein weiterer mystischer Vierbeiner hat ebenfalls seinen Ursprung in der griechischen Sagenwelt: Pegasus, das geflügelte Pferd, das Symbol für Unsterblichkeit. Und bei den Indogermanen war das Pferd sogar das wertvollste Opfertier, dessen Kopf als göttlich galt. An einen Baum gehängt oder genagelt stand der Kopf im Ruf, weissagen zu können. Später sollten gekreuzte Pferdeköpfe aus Holz, die man an Dachgiebeln anbrachte, Unheil und Böses wie Sturm, Blitzschlag oder Überfälle abhalten. Dieses Schutzsymbol findet sich übrigens noch heute als das Logo einer weithin bekannten Bankengruppe.

Schuldig im Sinne der Anklage

Im menschlichen Leben waren Tiere bis vor wenigen Jahrhunderten nahezu überall präsent. Im Mittelalter zum Beispiel erwiesen sich besonders Hunde und Schweine als effektive Müllschlucker – ein Umstand, der dem französischen König Louis VI., genannt der Dicke, einigen Kummer bereiten sollte. Als sein Sohn im Jahr 1131 durch Paris ritt, scheute sein Pferd vor einem Schwein, das sich gerade am Abfall labte. Der junge Mann stürzte und brach sich das Genick. Von Trauer ergriffen beschied Ludwig daraufhin, dass Hunden und Schweinen die Müllentsorgung fürderhin verboten sei. Die Folge: Der Unrat stapelte sich in den Straßen, und Seuchen griffen um sich.

Wenn man genau hinschaut, war die gesamte Entwicklung der menschlichen Kultur und des menschlichen Denkens so eng mit Tieren verbunden, dass es den Menschen kaum möglich war, eine andere als eine sehr vermenschlichte Vorstellung von Tieren zu entwickeln. Die Folge: Tiere waren Mitglieder der mittelalterlichen Rechtsgemeinschaft und konnten vor Gericht sowohl als Zeugen auftreten als auch als Täter verurteilt werden. Und so kam es damals auch immer wieder zu spektakulären Gerichtsprozessen gegen Tiere. Dazu gehört ein 1386 in Frankreich stattgefundenes Verfahren. Es endete damit, dass ein staatlicher Henker ein Schwein an den Galgen brachte, weil es einen drei Monate alten Säugling mit einem Biss getötet haben sollte. Der Prozess ist als das »Tribunal von Falaise« bekannt. In der Kirche des kleinen westfranzösischen Dorfes zeigt ein Wandgemälde das Schwein kurz vor der Hinrichtung, den Strick schon um den Hals und mit Jacke und Hose bekleidet.

Solche Tierprozesse geschahen aus einem Mischmasch aus

Aberglauben, alttestamentarischen Geboten und der damaligen Philosophie des »Auge um Auge, Zahn um Zahn«: Geschah Unrecht, so musste dieses ausgeglichen werden, »um den Kosmos wieder auszubalancieren«, erläutert der Philosoph Justin Smith. Der Tod der Tiere habe den »Makel des Verbrechens« getilgt. Auch gab es damals noch keine so feste Grenze zwischen Tier und Mensch, und es war vollkommen akzeptiert, Tieren eine Seele zuzubilligen, und wer eine Seele besaß, dem wurde auch absichtliches Handeln unterstellt.

Dass ein tier dem herze wôl macht

Obwohl es über die heilsame Wirkung von Tieren im frühen Mittelalter nur wenige anekdotische Aufzeichnungen gibt – meist sind es Aphorismen, kurze Sprüche oder Ähnliches –, können wir erahnen, dass einige hellsichtige Menschen schon damals die Bedeutung der Mensch-Tier Beziehung auch für unsere Gesundheit erkannt haben.

»Dass das tier dem herze wôl macht« wusste schon Walter von der Vogelweide. Und die Naturheilkundlerin Hildegard von Bingen sprach schon im 12. Jahrhundert von *viriditas*, eine von ihr aus dem lateinischen Begriff für »grün« abgeleitete Wortneuschöpfung, die mit »Grünkraft« übersetzt werden kann. Darunter verstand sie eine Kraft der Natur, die sich dem Menschen anbietet und die im Bemühen um körperliche und psychische Heilung wirksam werden kann, wenn man weiß, wie man sie einsetzt. Unsere Beziehung zur Natur, so Hildegard von Bingen, hilft uns, dieser Kraft inne zu werden. Die Urgroßmutter der Naturheilkunde beobachtete aber nicht nur den positiven Einfluss der Natur an sich, sondern auch besonders die Wirkung von Tieren auf uns Menschen. Und so wird ihr heute der Spruch zugeschrieben: »Gib dem Menschen einen Hund – und er wird gesund.«

Therapie naturelle

Im 13. Jahrhundert, also gut 200 Jahre nach Hildegard, finden sich dann erste schriftliche Aufzeichnungen, die eine positive Wirkung von Tieren auf Menschen belegen. Im belgischen Städtchen Gheel – gelegen in der Nähe von Antwerpen in Flandern – fanden damals psychisch Kranke vor allem bei Bauern Zuflucht, teilweise aus christlicher Barmherzigkeit, teilweise auch gegen ein Entgelt – ein Geschäft auf Gegenseitigkeit. Die Familien waren der Sorge um ihre Angehörigen entledigt, und die Bauern hatten kostenlose Hilfe bei der Haus- und Feldarbeit und der Betreuung der Tiere. Daraus entwickelte sich eine ganz besondere Form der Versorgung psychisch kranker Menschen, die als »thérapie familiale« oder »thérapie naturelle« bezeichnet wurde.

Heute würden wir von Fürsorgebauernhöfen oder neudeutsch von »social farming« sprechen. Wie erfolgreich die Aufnahme der Kranken in das bäuerliche Leben und vor allem der Kontakt zu Tieren war, belegt ein Ausspruch von Phillipe Pinel, einem Arzt, der in Salpetrière, der berühmten Pariser Klinik für Psychiatrie, tätig war. Er befand, die Bauern von Gheel seien kompetenter als alle Ärzte, da sie erkannt hätten, wie zukünftig die Behandlung von psychisch kranken Menschen auszusehen habe.

Das letzte Stück Natur

Jahrtausendelang hielten die Menschen Tiere aus pragmatischen Gründen. Hunde verdienten sich ihr Futter als Helfer von

Jägern und Hirten oder bewachten angekettet das Haus, Katzen machten sich als Mäusejäger nützlich, und Kaninchen waren schlicht Fleischlieferanten. Ein Tier nur zum Vergnügen zu halten ist dagegen eine romantische Idee, die ihren Ursprung am Ende des 18. Jahrhunderts hat. In Königs- und Adelshäusern gab es zwar immer schon Haustiere, denn die Aristokratie konnte es sich leisten, Tiere zu halten, die keinen ersichtlichen Nutzen besaßen. Für Madame Dubarry, eine Mätresse Ludwigs des Vierzehnten, waren ihre Schoßhunde die wahren Sonnenkönige. Marie Antoinette liebte ihre Hunde bis zum Gang aufs Schafott, und Napoleon ließ es sich gefallen, dass »Monsieur Fortune«, der größenwahnsinnige Mops seiner Gemahlin Josephine, ihm das Ehelager streitig machte.

Ende des 18. und Anfang des 19. Jahrhunderts kam die Mode auf, Haustiere zu halten. Das aufstrebende Bürgertum imitierte den Adel und hielt sich Haustiere als Statussymbol. Edelkatzen als Prestigeobjekt, Rassehunde als modisches Beiwerk. Sobald es den Menschen wirtschaftlich besser ging, wuchs das Bedürfnis nach solchen Accessoires, um den eigenen Aufstieg zu illustrieren und sich von denjenigen abzusetzen, die sich solch ein Tier nicht leisten konnten. Das Aufkommen der neuen Haustiermode fiel dabei mit der aufkommenden Industrialisierung zusammen. Menschen zogen vom Land in die Städte, wo sie Arbeit fanden und sich als letztes Stück Natur ein Tier zu sich ins Wohnzimmer holten.

Der Nobelpreisträger Konrad Lorenz vermutete, dass der Wunsch, ein Heimtier zu besitzen, einem uralten Grundmuster entspringt, nämlich der Sehnsucht des Kulturmenschen nach dem verlorenen Paradies – der freien Natur. In der Wildnis begegne uns ein Teil der ursprünglichen Schöpfung, und jedes Tier sei ein kleiner Teil dieser ursprünglichen Wildnis, der Hund ein

Wolf, die Katze ein Panther. Trotz der Faszination für die neuen Maschinen blieb also im tiefsten menschlichen Innern das Bedürfnis bestehen, mit anderen Lebewesen in Kontakt zu sein.

Die Entfremdung beginnt

Die Menschen waren damals von mechanischen Automaten und Apparaten so fasziniert, dass sie dachten, Tiere seien ebenfalls wie Automaten gebaut. Im 17. Jahrhundert machte René Descartes (1596–1650) diese neue Sichtweise populär. Im Zuge der Entstehung der Naturwissenschaften war der französische Mathematiker und Philosoph davon überzeugt, dass sich das Leben und alle biologischen Funktionen des Körpers vollständig mechanistisch erklären ließen. Tiere als Automaten – diese Vorstellung sollte das naturalistische Bild vom Wesen der Tiere, das sich aus Zehntausenden Jahren Domestikationsgeschichte entwickelt hatte, nahezu vollständig aus dem Gedächtnis der Menschen tilgen. Aus dieser Sicht war der Vergleich mit dem Automaten der Nullpunkt, von dem aus man beginnen konnte, ein neues, angeblich rein verstandesmäßiges Bild des Tieres zu entwickeln.

Doch was heißt das? Descartes glaubte, dass das Gehirn als oberste Instanz den Körper steuert. Er vertrat die These, Leib und Seele seien getrennte Einheiten – und prägte damit unsere bis heute anhaltende Sichtweise über Geist und Körper. In seinem mechanistischen Menschenbild hatte aber auch die Seele als eine Art Gegenpart Platz. Die Welt des Gedanklichen, die »res cogitans«, so Descartes, habe keine umrissenen Grenzen im Raum und sei immateriell. Aber sie sorge für Gefühle, bewusste Wahrnehmungen, Nachdenken und willentliche Handlungen. Nur Menschen, so glaubte er, würden über sie verfügen, denn Tiere seien reine Maschinen. Tiere bewegen sich, so seine Vorstellung, nach rein mechanischen Gesetzmäßigkeiten. Ihre Organe würden wie eine Uhr funktionieren, die nur aus Rädern und Federn gebaut ist. Das Herz arbeite wie eine Pumpe, das Blut fließe durch die Adern wie durch Röhren, Sehnen fungieren wie Seile, Knochen wie Stützen und Verstrebungen. Tiere würden auch nur auf äußere Reize reagieren, seien gefühllos wie Metall und verspürten deshalb auch keinen Schmerz. Folglich durften Forscher sie auch bedenkenlos erkunden, Organ für Organ demontieren, gerade so wie der Uhrmacher das Räderwerk einer Uhr.

Ob die folgende Geschichte wahr ist, wissen wir nicht, doch Descartes soll auch Versuche am Hund seiner Ehefrau unternommen haben. Er versetzte ihm gezielt Schläge und machte sich lustig über seine Frau, die das Geschöpf tief bemitleidete. Er behauptete, die Schreie, die das Tier ausstieß, wenn es geschlagen wurde, seien lediglich das Geräusch einer kleinen Feder, die berührt worden sei, der Körper selbst aber sei gefühllos. Er nagelte den armen Hund schließlich sogar auf einen Tisch und öffnete bei lebendigem Leib dessen Bauchhöhle, um einen Blick auf die Innereien zu erhaschen, worauf der Hund jämmerlich verendete. Ob seine Frau ihn daraufhin verlassen hat, ist leider nicht überliefert.

Man sprach den Tieren damals jedenfalls alles ausschließlich Menschliche, oder genauer gesagt, alles *scheinbar ausschließlich Menschliche*, wie Gefühle, Gedanken und Absichten, kurzerhand ab. Mit der kulturellen Menschwerdung entfremdeten sich die Menschen von den Tieren. Man kann sagen, dass der Mensch als »animal rationale« versucht hat, sich des tierischen Teils seiner selbst zu entledigen. So wurden Tiere dem Menschen fremd und ein Rätsel.

Kaum ein Mensch würde heute noch unterschreiben, was Descartes den Tieren unterstellt hatte. Doch hatte Descartes, wie Albert Schweitzer später vermutete, mit seiner Haltung beinahe die ganze Philosophie verhext und die Wissenschaft gleich mit. Denn bis in die Gegenwart hinein werten Philosophen und Wissenschaftler Tiere gegenüber uns Menschen oft als minderwertig ab.

Der heilsame Kontakt zu Tieren

Wenig später erkannte William Tuke von der »Society of Friends«, einer englischen Quäker-Gruppe, dass der Kontakt zu Tieren für psychisch Kranke heilsam sein konnte. Er schuf 1792 eine der weltweit ersten Einrichtungen, in denen Tiere zur Behandlung eingesetzt wurden. Mit der heute noch existierenden psychiatrischen Klinik »York Retreat« sollte ein Ort geschaffen werden, an dem psychisch kranke Menschen sich in einem familienähnlichen Umfeld respektiert und wertgeschätzt fühlen konnten. Neben Malen und Gestalten sollten Tiere die Patienten fördern und diese durch ein Leben in der Natur und mit den Tieren in ihren Selbstheilungskräften gestärkt werden. Das Modell war so erfolgreich, dass bereits in den 1830er-Jahren die britischen Wohltätigkeitsorganisationen darauf pochten, dass staatliche Anstalten für psychisch Kranke ebenfalls Tiere halten sollen, um eine gefälligere und weniger gefängnisähnliche Atmosphäre zu schaffen.[7]

Auch in Deutschland fand dieser neue Umgang mit chronisch kranken und behinderten Menschen Anklang. In der 1867 gegründeten Heil- und Pflegeanstalt für Menschen mit Epilepsie in Bethel bei Bielefeld wurde ein alter Bauernhof genutzt, um die Pfleglinge mit Arbeiten im Garten und in der Landwirtschaft zu beschäftigen. Die Menschen verrichteten dort körperlich schwere Landarbeit und kümmerten sich dabei auch um Tiere – ganz im Sinne arbeitstherapeutischer Maßnahmen. Den Kranken wurde so das Gefühl gegeben, trotz ihrer Beeinträchtigungen eine Aufgabe zu haben und gebraucht zu werden. Oft war der Kontakt mit den Tieren der Wendepunkt in ihrem Leben. Diese Erfahrung nutzte man dann später auch für traumatisierte Soldaten, denen sich die Kriegsgräuel unauslöschlich in ihr Gedächtnis eingebrannt hatten.

In einem ganz gewöhnlichen Kinderkrankenhaus in Michigan geschah in den 1950er-Jahren etwas Ungewöhnliches. Im Ann Harbor Hospital wurde eine Vielzahl von Tieren bei der Behandlung von chronisch kranken Kindern eingesetzt. Hunde, Enten, Schweine, Vögel und anderes Getier bevölkerten die Klinik. In der sterilen und technophilen Klinikatmosphäre von heute kaum mehr vorstellbar: Eine kleine Patientin, die nur mit Hilfe einer eisernen Lunge atmen konnte, schaute kleinen Entenküken zu, die vor ihr in einer Badewanne schwammen. Ein geistig behindertes Mädchen schob einen kleinen Hund in einem Kinderwagen durch die Klinikgänge[8]. Nichts, so die Erfahrungen, ließ die Kinder schneller genesen als der heilsame Kontakt zu Tieren.

Technikgläubigkeit verdrängt Tiere

Heute kann sich kaum noch jemand an die Tiere in den Kliniken erinnern. Der unbedingte Glaube an die Technik verdrängte in den 1960er-Jahren die Tiere aus Krankenhäusern und Behinderteneinrichtungen. Man propagierte, alleine durch die entsprechenden (Verhaltens-)Techniken und Psychopharmaka könne man psychische Störungen heilen. Den Tieren wurden wieder, ganz im Sinne von Descartes, weder Gefühle noch Verstand zugeschrieben. Dass Tiere Schmerz oder Freude empfinden können, wurde als Anthropomorphismus, als Vermenschlichung und als grundlose und unwissenschaftliche Übertragung des menschlichen Erlebens auf Tiere gegeißelt. Die Technikgläubigkeit des letzten Jahrhunderts radikalisierte die Entfremdung des Menschen von seinen Wurzeln – der Natur und der Tierwelt. Emotionen und Denken wurden lediglich als simple Reiz-Reaktionsverbindungen gesehen, die mit der entsprechenden Technik in jede gewünschte Richtung gelenkt – richtiger sollte man wohl sagen manipuliert – werden konnten. Die behauptete Allmacht der (Verhaltens-)Technik führte dazu, dass der Blick nur noch auf das beobachtbare Verhalten und die Programmierbarkeit menschlichen Verhaltens gerichtet war. Die Bedeutung unserer jahrtausendealten Beziehung zu Tieren und deren eher unsichtbar ablaufende Wirkung verloren wir aus den Augen.

• • •

Wir haben in diesem Abschnitt eine kleine Reise voller Kontraste durch die bewegte und lange Geschichte der Mensch-Tier-Beziehung unternommen und dabei erfahren, dass die Beziehung zu Tieren in unseren Genen liegt. Wir sind »biophil« – ein Begriff, den wir in einem der nächsten Kapitel noch näher erläutern werden. Tiere waren Lastenträger, Transportmittel, Fleisch- und Milchlieferanten, Jagdgenossen und immer schon Kameraden und Partnerersatz. Und schon in der Frühzeit haben die Menschen ausreichend Gründe gehabt, Tiere als heilsam wahrzunehmen: die Verständigung ohne Sprache, das empathische

Verstehen, die tiefe emotionale Verbundenheit, die Fürsorge, die soziale Partnerschaft und die wechselseitige Beeinflussung von Gefühl und Verstand.

2 Entwicklungshelfer auf vier Pfoten

An einem lauen Sommerabend kamen wir auf einer Party mit Freunden über unsere Kindheit ins Gespräch. Trotz aller naheliegenden Einwände beschlich uns der Gedanke, dass unsere Kindheit auf eine ganz bestimmte Weise einfacher gewesen sein musste als heute. Als wir Kinder waren, waren wir viele. Immer gab es genug Jungs, um Fußball, und genug Mädchen, um Gummitwist zu spielen oder am kleinen Weiher ein Lager zu bauen und uns gegen die Kinder des Nachbardorfs zu verteidigen. Und wir streunten durch die Felder, stauten den Bach auf und hatten viele Tiere um uns herum. Wir waren immer dreckig.

Im Gegensatz zu dem bekannten Spruch war Rainers Kindheit mitunter *wirklich* ein Ponyhof. Er spielte als Kind Fangen mit einem gutmütigen Wallach, an schönen Tagen fuhr die Familie mit der Kutsche durchs Schwabenland, und im Winter zog eine Isländerstute eine lachende Kinderschar auf Schlitten durch den verschneiten Märchenwald.

Auch Bettina war in ihrer Kindheit von Tieren umringt. Sie verbrachte ihre freie Zeit bei Nachbars Schweinen mit Putzen, Kuscheln oder Spielen, ritt auf Leitkuh Rosi von der Weide zum Stall und zog »Schlawigeuner« auf, ein Waisenlämmchen, dessen Mutter und Geschwister allesamt bei der Geburt verstorben waren. Als junges Mädchen entflammte dann ihre Liebe zu Pferden.

Unsere Eltern ließen uns laufen, wir hatten Zeit. Pünktlich Zuhause zu sein war das einzig Wichtige, und die schlimmste Strafe war nicht Handyverbot, sondern Hausarrest.

Von draußen nach drinnen

Wie anders ist das heute. Wenn Jana oder Leon, die Kinder unserer Freunde, sich verabreden wollen, brauchen sie ein Handy. In den Fluren ihrer Elternhäuser hängen volle Familienplaner. Auf der Wiese ein paar Straßen weiter bolzt niemand mehr. Der zehnjährige Leon hätte noch donnerstagnachmittags Zeit, aber sein bester Kumpel muss zuhause pauken, sonst schafft er in acht Jahren das Abitur nicht. Leons anderer Freund wohnt einige Hundert Meter entfernt, darf aber auf keinen Fall alleine los, es könnte ja was passieren. Nick von gegenüber muss nach den Hausaufgaben noch Klavier üben, und der neunjährige Jonas hockt eh lieber den ganzen Nachmittag vor dem Computer.

Wenn wir Kinder beobachten, sehen wir, wie enorm sich die Kindheitserfahrungen verändert haben. Man trifft immer öfter auf Eltern, die die Freizeit ihrer Sprösslinge bis ins Letzte durchorganisieren und ihnen kaum Luft zur Entwicklung lassen.

Und auch die Statistik spricht eine eindeutige Sprache: Kinder zwischen drei und fünf Jahren sitzen täglich mehr als 70 Minuten vor dem Fernseher und Neun- bis Dreizehnjährige sogar 90 Minuten und mehr am Tag vor einem Bildschirm. Inzwischen haben fast die Hälfte aller 6- bis 11- Jährigen und sogar mehr als 80 Prozent der 10- bis 11-Jährigen ein eigenes Handy. Heute daddeln schon Kleinkinder am Tablet und sind einer kaum zu fassenden

Informationsflut ausgeliefert. Das kann für das kindliche Gehirn nicht gut sein, denn nicht die Technik, sondern die Natur ist das beste Heil- und Fördermittel für unser strapaziertes Denkorgan.

Und da ist es dann natürlich geradezu gesundheitsschädlich, dass Kinder nur noch selten in die Natur rausgehen, um im Dreck zu matschen, ein Lager zu bauen, Vögel zwitschern zu hören oder eine Blindschleiche zu beobachten. Leider kennen heute viele diese Tiere nur noch virtuell aus den Kindersendungen und Naturdokus, wenn sie diese überhaupt ansehen. Das führt zu einer Verinselung kindlicher Lebensräume.

Der Aufenthalt in der Natur aber ermöglicht es dem Befehlszentrum unseres Gehirns – dem sogenannten präfrontalen Cortex –, einen Gang zurückzuschalten und sich zu erholen – wie ein überbeanspruchter Muskel. Und genau das ist für Kinder besonders wichtig, damit sie sich zu einer gesunden Persönlichkeit entwickeln können.

Das Web of Life

Ganz klar, die Architektur des Heranwachsens ist vielfältiger und fragiler geworden, und obwohl die Lösung aus unserer Sicht meist vor der Haustüre liegt, sehen wir sie nicht.

Komisch, denn unsere Wurzeln sind definitiv nicht in Beton gewachsen, vielmehr kommt der Mensch aus der Natur, und die Tierwelt und hat sich im Wechselspiel mit ihr weiterentwickelt. Daher wirkt in uns auch dieselbe Kraft, die auch in Tieren und Pflanzen wirkt. Wir sind Teil des allumfassenden Lebens, des »Web of Life«, wie es der Biologe E.O. Wilson ausdrückte.

Und wir können diese Verbundenheit zur Natur, welche wir über Millionen von Jahren verfeinert und immer wieder angepasst haben, dazu nutzen, die Psyche und den Körper unserer Kinder gesund zu halten. Und das ist, wie wir im vorherigen Kapitel gesehen haben, beileibe keine neue Erkenntnis.

Warum Natur für Kinder so wichtig ist

Natur wirkt bei Kindern gesundheitsfördernd, weil sie ihre ureigenste Heimat ist, wissenschaftlich als »basales Heimatgefühl« bezeichnet[1]. In unserer Entwicklung erleben wir als Säugling zunächst noch keine Abgrenzung zwischen uns und dem Umfeld. Vielmehr fühlen wir uns mit allem, was uns umgibt, verbunden und eins. Wir erleben eine ganz ursprüngliche Faszination für Tiere. So können Säuglinge bereits ab dem sechsten Lebensmonat Tiere von unbelebten Objekten unterscheiden. Besondere Aufmerksamkeit ziehen Dinge auf sich, die sich eigenständig bewegen oder ein Gesicht haben. Eine Neugierde, die in der Evolution begründet liegt und angeboren sein dürfte. Es sind Beine, Gesicht, Flügel und natürlich Bewegung, die den Kleinsten signalisieren, dass dieses oder jenes Objekt ein lebendiges Wesen oder das Abbild eines solchen ist.[2]

Und obwohl heutzutage auch Autos oder Flugzeuge komplexe Bewegungen ausführen, können Kinder relativ treffsicher die Ursache von Bewegung erkennen. So zeigten Heidelberger Psychologen Babys einen Film mit einem Wurm, der mehrmals einen Ball anstupst und diesem hinterherkriecht. Später liegen Ball und Tier regungslos und getrennt voneinander da. Die

Babys blickten viel häufiger und länger auf den Wurm, da sie von ihm eine Bewegung erwarteten.

Ein Forscherteam der University of Virginia beobachtete, dass sich Kleinkinder im Alter von ein bis drei Jahren länger mit echten Tieren beschäftigen – egal ob Fisch, Hamster, Schlange oder Gecko – als mit leblosem Spielzeug. Zudem interagieren sie anders mit Tieren, sie sprechen mehr mit ihnen oder stellen mehr Fragen über sie.[3]

Kinder fühlen sich magisch von anderen Lebewesen angezogen. Und gerade beim Bilderbuchtier, ob kuschelig oder widerborstig, stellt sich für die kleinen Betrachter schnell eine Vertrautheit ein, denn für sie sind Tiere kleine Personen, die menschliche Eigenschaft aufweisen.

Haben Sie mal darauf geachtet, dass »wauwau« oft eines der ersten Worte ist, das Kinder artikulieren können? Der Beginn unserer Sprachfähigkeit und damit unser Eintritt in die menschliche Kultur wird also, neben »Mama« und »Papa« durch den Namen eines nicht menschlichen Lebewesens markiert.[4]

Aber nicht nur natürliche Bewegung fasziniert die Kleinen, sie sind auch Meister im Unterscheiden von Gesichtern. Haben Sie schon einmal versucht, im Zoo Affen in einer Horde zu unterscheiden, die wild durcheinanderrennen – welcher ist nun welcher? Sie werden schnell merken, für Sie sind die einzelnen Affen kaum voneinander zu trennen. Einer sieht aus wie der andere. Wenn sich Ihre kleinen Kinder trotzdem nicht von dem Anblick losreißen können, könnte das daran liegen, dass Kinder sehr wohl Unterschiede in den Gesichtern erkennen können, was das Zuschauen viel interessanter macht.[5] Denn Kleinkinder besitzen ein erstaunliches Vermögen, die Gesichter von Tieren auch der gleichen Art zu unterscheiden. Mit den Jahren verkümmert diese Fähigkeit jedoch zugunsten der Unterscheidung menschlicher Gesichter, aber leider nur für die Art von Gesichtern in unserer näheren Umgebung, weshalb es uns Europäern oft so schwerfällt, Asiaten voneinander zu unterscheiden – und umgekehrt.

Die magische Brücke zwischen Mensch und Tier bleibt auch in der weiteren Entwicklung bestehen, denn Kinder scheinen eine Art uralter Freude zu spüren, wenn sie Tiere sehen. Kein Wunder also, dass unser Patenkind im Tiergarten sofort zu den Schafen und Ziegen rennt, während wir uns noch mit den exotischen Blumen am Eingang beschäftigen.

Für Kinder ist die Tierwelt eine ihrer Lieblingswelten und Tiere Mitbewohner derselben Heimat. Kinder sind geradezu süchtig nach Tieren, was sich auch an der Beliebtheit von Tierbüchern oder von Tiersendungen leicht erkennen lässt. Über 80 Prozent der Kinder schauen gerne Tiersendungen und über 70 Prozent sind von Tiergeschichten fasziniert[6].

Tiere in Kinderbüchern – darüber ließe sich ein ganzes Buch schreiben. Tiere treten in der Kinder- und Jugendliteratur als Mahner, Ratgeber, Kritiker, Beobachter oder Gefährten auf, immer haben sie dabei menschliche Eigenschaften, und viele können sogar sprechen. Sie sind für die Kinder das Gegenüber, die anderen, die ihren Erfahrungshorizont erweitern. Tiere haben in Büchern oft Eigenschaften, um die Kinder sie beneiden. Oft sind die Tiere sehr verlässlich, sehr treu, sie sind auch sehr ausdauernd und können mehr als die meisten Menschen – oder wie Balu der Bär: einfach nur gemütlich sein.

In diesen Büchern und Sendungen werden Tiere hemmungslos vermenschlicht, sie liegen in Hängematten rum, singen und spielen Gitarre, tragen Westernstiefel. Oder sie tauschen die Rollen wie die korpulente Tante Bella und ihr winziger Hund Karlchen. *Er* sitzt am Tisch und *sie* schnüffelt am Laternenpfahl. Absurde Situationen wie diese lieben Kinder, sie werden als völlig normal empfunden. Zudem sind Tiere als Hauptdarsteller viel besser geeignet, da sie ungeniert ihre Gefühle zeigen dürfen. Da hängen Ohren und Schwänze traurig herunter, ein Schweif zackt sich vor Schreck, Zähne werden gefletscht, und selbst wenn sie wütend sind, wirkt das auf Kinder weit weniger abschreckend als ein zorniges menschliches Gesicht.

Mit Tieren können sich kindliche Leserinnen und Leser leicht identifizieren, da sie durch den Blickwinkel der Tiere unsere Welt mit einer gehörigen Portion Distanz und tierischer Verfremdung betrachten können. Durch das Hineinversetzen in diese ganz spezifische Welt wird ihre emotionale Kompetenz gestärkt.

Und wer hat nicht schon versucht, ein Kind von einem Tier wegzubekommen? Wir schaffen das bei unserem Patenkind Tameo kaum. Er kann sich an Tieren nicht sattsehen und wird des Streichelns und Versorgens nur selten überdrüssig. Und manchmal werden er und seine Kumpels dann selbst zu Tieren. Dann rennen und kriechen Hunde, Katzen, Löwen und Tiger durch die Gänge des Kindergartens. Zwischen Kindern und Tieren gibt es in diesem Alter noch keine feste Grenze. Als kleiner Bub telefonierte Tameo mit »Mammuth«, einer Kaltblutstute, apportierte Futterbeutel mit der Pyrenäenberghündin »Indiana«, und wenn es ihm zu viel wurde, legte er sich in die Hundebox mit »Taxi«, einem Hütehundmix. Tameo sieht Tiere als Partner, oft sogar als Geschwister. Er redet mit ihnen wie mit seinen menschlichen Spielkameraden und fühlt sich auf Anhieb von ihnen verstanden, weil er glaubt, dass Mammuth, Indiana und Taxi denken, fühlen und handeln würden wie er selbst. Denn wichtig ist nicht die Sprache, sondern Gestik, Mimik und Berührung.

Wir sehen, dass Tiere für Kinder emotional hoch bedeutsam sind, und genau dies ist der Resonanzraum, der die kindliche Psyche stärkt. Tiere helfen, Freundschaften zu knüpfen, sind Kameraden und Tröster in der Not, können sichere Basis und sicherer Hafen sein. Und so helfen sie, ein Heimatgefühl, ein sicheres Gebundensein in der Welt zu entwickeln – eines unserer wichtigsten Schutzsysteme –, und tragen so entscheidend zur Stärkung von Kindern und Erwachsenen bei.

Und da erstaunt es kaum, dass die Beziehung zwischen Kind und Haustier eine ganz außergewöhnliche ist, in gewisser Hinsicht sogar intensiver als zwischen Geschwistern. So konnten Forscher der Universität Cambridge nachweisen, dass das emotionale Band zwischen Tier und Kind oft eine größere Befriedigung verschafft als die Beziehung zu Bruder oder Schwester.[7] Das liegt womöglich daran, dass das Tier für uns verlässlich ist. Es wächst schnell heran, und meist wissen wir, wohin seine Reise geht. Bruder und Schwester sind kompliziert, Tiere dagegen sind in der Regel einfacher zu verstehen und ihr Verhalten verlässlicher vorherzusagen.

Tiere als Bindungspartner

In unserer hektischen Welt wird es für unsere Kinder immer schwieriger, stabile, vertrauensvolle und vor allem liebevolle Beziehungen und Bindungen zu entwickeln, die für das Heranwachsen so wichtig sind. Und auch hier kommen Tiere ins Spiel. Denn Tiere sind oft besser als wir Menschen in der Lage, auf die Signale eines Kindes zu reagieren, was bedeutet, dass das Tier die kindlichen Signale sensibel wahrnimmt, sie richtig interpretiert und prompt und angemessen darauf reagiert – und zudem nur selten nachtragend ist.

Wie wichtig Tiere als Bindungspartner werden können, wurde uns erstmals so richtig bewusst, als wir Claudia kennenlernten, die uns von ihrer schwierigen Kindheit erzählte, und wie ein Pferd ihr geholfen hatte, aus den Trümmern ihrer Kindheit doch noch ein lebenswertes Leben zu bauen.

In ihrer Kindheit war Claudia körperlich und emotional missbraucht worden, was dazu geführt hat, dass sie sich unwert, unnütz und inkompetent fühlte. Schon als Schulkind hatte sie sich gefragt, was das alles soll, was der Sinn in ihrem Leben war. »Ich dachte schon früh daran, wie es wäre zu sterben«, erzählte sie uns. »Der Tod war in meinen Gedanken immer da.« Auch mit ihren Pflegeeltern hatte Claudia große Schwierigkeiten. Eigentlich wünschte sie sich Nähe, und versuchte ihre Pflegemutter, sie zu kuscheln, dann konnte sie die Nähe aber nicht aushalten, oft wurde sie dann aggressiv. Zudem wurde sie immer wieder von ihren Gefühlen überwältigt, manchmal hasste sie sich selbst abgrundtief.

Während der Sommerferien half sie auf einem Pferdehof. Und da entdeckte sie »Dakota«. Dakota war früher ebenfalls vernachlässigt und misshandelt worden, jetzt bekam sie auf dem Pferdehof ihr Gnadenbrot. »Die lässt aber keinen an sich ran«, sagte der Bauer, aber Claudia wusste sofort: »Das ist mein Pferd. Wir gehören zusammen.« Immer wieder kam Claudia nun zu Dakota und verbrachte ganze Nachmittage am Gatter. Doch es brauchte eine ganze Weile, bis Claudia sich Dakota nähern konnte, doch sie gab nicht auf. Auch Dakota schien nach und nach eine Verbundenheit zu Claudia zu spüren, denn eines Tages trabte sie heran und legte den Kopf in ihre Hand, als wollte sie sagen: »Ich brauche Hilfe.« Claudia sagt, es war für mich, als hätten sich zwei verwandte Seelen getroffen. Claudia kümmerte sich weiterhin jeden Tag um Dakota, und so schlossen beide eine tiefe Freundschaft. Auch nach den Ferien hatte sie Grund, morgens aufzustehen, um für Dakota zu sorgen, sie zu putzen und zu füttern. Durch das Pferd gewann Claudia ihren Glauben an das Leben zurück, denn nun gab es ein Wesen, für das es sich lohnte zu leben. Langsam und zögernd kroch sie aus ihrem Schneckenhaus hervor, wodurch sich Claudias Leben völlig veränderte. Zwischen den beiden entstand eine intensive Bindung, die ihnen half, die Wunden der Vergangenheit zu heilen.

Kinder und Jugendliche brauchen für eine gesunde Entwicklung sowohl eine sichere Basis wie einen sicheren Hafen, und beides können neben Menschen aber auch Tiere sein. Damit ist gemeint, dass Kinder sich auf ihre Bindungspersonen verlassen möchten. Sie möchten von ihnen aus die Welt erkunden und zurückkehren können, wenn sie sich unwohl und belastet fühlen. Ob beides gelingt, hängt von den feinfühligen Reaktionen der Bindungsperson ab.

Sind im kindlichen Alltag Basis und Hafen für das Kind spürbar, sprechen wir von einer sicheren Bindung. Bei den unsicher gebundenen Kindern, sind deren Mütter und Väter sozusagen auf »einem Auge blind«, ist ein Weg versperrt. »Unsicher vermeidend« gebundene Kinder sind zwar in der Lage zu explorieren, können bei Belastung aber nicht in den sicheren Hafen zurückkehren, da ihre Eltern in schwierigen Situationen keine Unterstützung für sie darstellen. Die »unsicher ambivalent« gebundenen Kinder sitzen praktisch im Hafen fest. Ein Erkunden der Umwelt ist nicht möglich, da ihre Eltern zwischen Überfürsorglichkeit und Zurückweisung schwanken. Das vierte Bindungsmuster, das »desorganisierte«, ist dadurch gekennzeichnet, dass die Betroffenen weder eine Basis haben, von der aus sie explorieren können, noch einen Hafen, in den sie zurückkehren können. Diese kindlichen Erfahrungen schlagen sich in sogenannten Verhaltensprogrammen nieder, die ein Leben lang Auswirkungen auf uns haben. Sie beeinflussen den Zugang zu unseren Gefühlen, regeln die emotionale Kommunikation und beeinflussen bewusst wie unbewusst unser Handeln. Eine sichere frühe Bindung hält vielleicht nicht immer, hilft aber ein Leben lang. Je geborgener und sicherer sich Kinder in den ersten Lebensjahren fühlen, desto günstiger wirkt sich das auf ihre seelische und körperliche Entwicklung aus. Nachweislich sind Kinder, die aufmerksam und fürsorglich behandelt wurden, später seltener krank.

Und tatsächlich weisen Beobachtungen daraufhin, dass vor allem Kinder ganz unverkennbar Bindungsverhalten zu ihren Tieren zeigen[8] und dass Tiere für Kinder sichere Basis und sicherer Hafen sein können. Kinder suchen in Stresssituationen die Nähe zum Tier, halten Blickkontakt, suchen Körperkontakt durch Kuscheln und wie Kinder bei ihren Müttern, so schlafen auch viele mit ihrem Hund oder ihrer Katze im Bett.

Damit ist klar: Ein Haustier kann unser Bindungsbedürfnis zumindest in Teilbereichen genauso gut erfüllen wie ein Mensch. Das zeigt sich ganz besonders gut an der beinahe klischeehaften Beziehung zwischen Mädchen und Pferden, welche eindeutig einen starken Bindungscharakter besitzt[9]. Sie wird von den Mädchen als exklusiv, einzigartig und existentiell wichtig erlebt, und sie vermittelt Sicherheit und Geborgenheit.

Zwei weitere Aspekte sind aus unserer Sicht noch bedeutsam: Erstens, negative Bindungserfahrungen, die wir mit Menschen gemacht haben, werden nicht auf Tiere übertragen. Zweitens, positive Bindungserfahrungen, die mit Tieren erlebt werden, können im Optimalfall auf Menschen übertragen werden, wie die folgende Geschichte aus unserer Supervision nahelegt.

Elaine hat ein ausgeprägt unsicher vermeidendes Bindungsmuster, sie lässt deshalb Karen, ihre Betreuerin, nicht an sich heran. Wenn Karen wissen möchte, wie es ihr geht, knurrt sie nur kurz »gut« oder »schlecht«. Nie weiß Karen, woran sie bei ihr ist. Körperliche Nähe wehrt sie ab, und Umarmen das geht gar nicht. Dagegen hat sie mit Karens Labradoodle »Snoopy« ein ganz anderes Verhältnis. Mit ihm kuschelt sie gerne und ausgiebig auf dem roten Sofa in Karens Büro. Und wenn Karen einige Minuten nicht anwesend ist, erzählt Elaine Snoopy, was ihr ihre Mitschüler heute wieder angetan haben. Weil es ihr guttut, mit dem Vierbeiner einfach auf dem Sofa zu liegen, kommt sie immer wieder, um bei Snoopy Sicherheit und Nähe zu spüren. Es dauert einige Zeit, bis sie sich nicht mehr daran stört, wenn Karen anwesend ist. Sie plappert trotzdem mit Snoopy, dem Elaine-Versteher. Und manchmal darf sich dann auch Karen aufs Sofa setzen, und dann gelingt es ihr, auch Karen von ihren Nöten zu erzählen.

Unsere Erfahrung wird auch durch eine Studie der Kent State University gestützt. Die dortigen Forscher fanden heraus, dass Kinder, die mit Hunden aufwachsen, häufiger engere Beziehungen auch zu Mutter, Vater und den Geschwister besitzen[10].

Die Bindung zu Tieren schafft Urvertrauen und innere Sicherheit, reguliert das Emotionsverhalten, aktiviert die Bildung von Wachstumshormonen und neuronalen Netzwerken und bildet das Fundament für eine spätere emotional stabile und stressrobuste Persönlichkeit. Denn Bindung ist der Kitt, den wir fürs Leben brauchen, und was ein Kind mit seinem Haustier erlebt, ist eine ganz besondere Beziehung, etwas sehr Fundamentales, eine nahe emotionale Bindung, die das Kind im Idealfall so festigt, dass es eines Tages sicher und selbstbewusst in die Welt hinausgehen kann.

Tierische Kameradschaft

Aber nicht nur sichere Bindungen sind für die kindliche Entwicklung entscheidend, sondern auch vielfältige Freundschaften. Heute fällt es Kindern schwer, Freundschaften zu schließen, schon über ein Drittel der Kids haben nur wenige Freunde oder sind mit ihren Freundschaften unzufrieden, rund ein Zehntel der Kinder sind sogar sozial unzureichend integriert[11].

Aus unserer Sicht liegt darin jede Menge sozialer Sprengstoff, denn jeder Mensch hat ein angeborenes Bedürfnis, sich mit seiner Umwelt auszutauschen – ohne Beziehungen sind Menschen nichts. Wir sind vielmehr darauf angewiesen, Beziehungen zu anderen zu gestalten und zu unterhalten, um Teil einer Gemeinschaft zu sein, und dies gilt ganz besonders in unserer Kindheit.

Tiere können den kindlichen Wunsch nach Zugehörigkeit stillen, denn sie beachten und achten Kinder, wodurch sich das Gefühl entwickelt, Mitglied einer Gruppe, ja beheimatet zu sein. Dies ist vor allem dann der Fall, wenn drei Bedürfnisse angesprochen werden: das Bedürfnis nach Spiegelung eigener Ausdrücke, das Bedürfnis nach der Idealisierung eines anderen, um ein Gefühl von Sicherheit und Stärke zu verspüren, sowie das Bedürfnis nach Gleichheit und Zugehörigkeit zu einer Gruppe.

Die US-amerikanische Psychologin Elizabeth Anderson bringt dies auf den Punkt, wenn sie anmerkt: »Sind unsere Bedürfnisse nach Spiegelung erfüllt, bemerken wir, dass der andere uns erkannt hat, dann fühlen wir uns verstanden und angenommen. Wenn das Bedürfnis nach Idealisierung erfüllt ist, fühlen wir uns emotional gefestigt und sicher gebunden. Wenn das Bedürfnis nach Gleichheit und Zugehörigkeit erfüllt ist, dann löst dies ein inniges Gefühl der Verbundenheit und Zusammengehörigkeit mit anderen aus.«[12]

Und unsere Haustiere sind geradezu ideal, diese zutiefst menschlichen Bedürfnisse zu erfüllen. Stellen Sie sich vor, die 12-jährige Katrin liegt mit ihrem Cockerspaniel Larry unter ihrem Hochbett in ihrer Kuschelecke, eine Gitarre lehnt an der Wand. Heimlich schreibt sie Geschichten und Gedichte, aber nur für Larry. Nun ist Vorlesen angesagt, Larry liegt ruhig und still neben ihr und hört zu. Als sie ihn fragt, ob ihm die Geschichte gefallen hat, wedelt er fröhlich mit dem Schwanz und leckt dem Teenager übers Gesicht. »Er findet meine Geschichten toll«, denkt Katrin. Sie erlebt die Reaktion der Fellnase als Anerkennung für ihre Kreativität. Der Hund spiegelt ihr, was sie selbst bei sich wahrnimmt: »Ich bin ein tolles, interessantes und ausdrucksstarkes Mädchen.« Was kann es für ein Kind Besseres geben?

Dabei ist es nicht wichtig, was der Hund wirklich meint, sondern vielmehr, wie Katrin sein Verhalten interpretiert. Die subjektive, innere Wirklichkeit ist entscheidender als die äußere Realität. Es macht unsere Kinder folglich glücklich und zufrieden, wenn sie nach einem langen Schultag von ihrem Hund begrüßt werden, auch wenn das Anspringen vielleicht eine andere Bedeutung als pure Freude besitzt.

Jeder, der mit Heimtieren aufgewachsen ist und sie geliebt hat, weiß um den Wert von tierischer Kameradschaft, denn die Beziehung des Menschen zum Tier hat zu allen Zeiten die eigene Entwicklung angeregt, denn Tiere reizen zum Lachen, zu Bewegung und zu Nähe. Mit Tieren ergibt sich meist ein Erfahrungsraum, den das Kind als vertraut und sicher erleben kann:

Hier ist ein Tier, dem ich etwas bedeute und das verlässlich ist. Mit meinem Tier komme ich nicht in Not. Und Tiere geben noch eine zweite Zutat: Mit ihnen können sich Kinder Herausforderungen stellen und bemerken, wie sie etwas bewirken und sie sich mit eigenen Kräften bewähren können.

Bedingungslose Akzeptanz

Ein weiterer Aspekt, der uns in unserer Arbeit immer wieder auffällt, ist besonders für Kinder wichtig: Tiere bewegen sich außerhalb gesellschaftlicher Normen und Wertvorstellungen, wodurch ihre Zuneigung das Gefühl vorbehaltloser Akzeptanz vermittelt, und diese Akzeptanz ist für eine gesunde emotionale Entwicklung fundamental. Durch die bedingungslose Zuneigung des Tieres verspüren Kinder, da ist ein Lebewesen, das ist mir wohlgesonnen, es akzeptiert mich so, wie ich eben bin. Ganz anders die Eltern, Lehrer und auch Freunde, die beurteilen, kritisieren und verändern wollen.

In der Tat reagieren Tiere auf menschliches Verhalten vorurteilsfrei und ohne Bewertung, da sie nicht in der Lage sind, in menschlichen Kategorien zu denken. Ihnen ist es egal, ob das Kind in zerrissenen Hosen steckt, die Haare ungewaschen sind und die letzte Note in Mathe eine Fünf war. Daher braucht das Kind gegenüber einem Tier keine Angst zu haben, nicht anerkannt oder für sein Aussehen kritisiert zu werden. Kein Kind wird von einem Tier nach den sonst üblichen sozialen Kategorien beurteilt, vielmehr spüren Tiere das »Sosein« des Kindes, sein echtes Wesen und nicht den Schein. Auf diesem Weg geben Tiere Kindern das Gefühl, so angenommen zu werden, wie sie sind.

Dadurch, dass Tiere unabhängig von sozialen und kulturellen Normen agieren, sind sie in ihrem Verhalten authentisch, und Kinder können so Zuwendung, Verstehen, Zuneigung und Geborgenheit erleben. Und zu erfahren, gebraucht, gemocht und akzeptiert zu werden, wirkt sich nachhaltig auf das Selbstwertgefühl aus. So fühlen sich Kinder bestärkt und entfalten Vertrauen in die eigenen Kräfte und Talente. Wissenschaftlich ausgedrückt, Kinder werden resilienter. Unsere Hündin Thimba liebt Kinder, und es ist für uns immer wieder eindrücklich zu sehen, wie sich der Gesichtsausdruck eines Kindes verändert, wenn sie es zum Spielen auffordert. Plötzlich strahlen die Augen, und ein gewisser Stolz huscht über das Gesicht. Und daran können wir erahnen, wie wirkungsvoll Tiere das Wohlbefinden, authentisches Verhalten und seelisches Erleben auch das Selbstkonzept des Kindes fördern können[13].

Tierische Tröster

Tiere können Kinder auch bis zu einem gewissen Grad vom Druck der Erwachsenenwelt entlasten, denn einem Tier gegenüber darf Trauer und Freude spontan ausgedrückt werden. Und dies ist vor allem in der Pubertät wichtig, in der sich die Heranwachsenden mal als Kind, mal als Erwachsener fühlen. In dieser Zeit beginnen die Jugendlichen, an sich zu zweifeln, fühlen sich unverstanden und von niemandem geliebt. Tiere können hier Zuflucht und Trost sein. Deutlich wird dies vor allem bei Mädchen, die in dieser Lebensphase mehr und mehr Zeit im Reitstall verbringen, nicht wegen des Reitens, sondern meist suchen sie Schutz und Geborgenheit in der tröstenden Nähe des Pferdes. Psychologen sagen dazu, dass das Pferd für Mädchen ein »Übergangsobjekt« zwischen Elternliebe und erster Jugendliebe darstellt. Und tatsächlich zeigen Untersuchungen, dass sportliches Reiten für Mädchen nicht im Zentrum steht, sondern Stärke, Wärme, Geduld, Zuverlässigkeit, widerspruchsloses Zuhören wie auch die körperliche Attraktivität. Das Pferd ist in dieser Zeit oft der einzige wirkliche Partner und hilft beim Abnabeln von den Eltern[14].

Tröster können Tiere auch in Krisensituationen sein. So konnten Professor Reinhold Bergler von der Universität Köln und sein Team nachweisen, dass Scheidungskinder weniger stark unter Verlustängsten litten, wenn sie bereits vorher einen Hund hatten[15]. Bei Kindern ohne Hund kam es dagegen in dieser schwierigen Situation oft zu Zerstörungswut oder extremer Reizbarkeit, kombiniert mit starken psychosomatischen Beschwerden und Albträumen[16]. Das Tier lindert folglich den seelischen Schmerz, vermittelt Geborgenheit und dämpft den Kummer – es ist ein Vertrauter, dem das Kind seine Sorgen erzählen kann.

Tiere fördern Empathie

Im Umgang mit Tieren lernen Kinder von Anfang an, genau hinzuschauen, präzise wahrzunehmen, die tierischen Bedürfnisse zu akzeptieren und behutsam mit ihnen umzugehen. Wenn die Katze die Krallen ausfährt oder einfach geht, sobald sie keine

Lust mehr auf Streicheleinheiten hat, dann geht es darum, die Bedürfnisse der Katze achtsam wahrzunehmen und zu respektieren, auch wenn das Kind vielleicht gerade viel lieber mit ihr schmusen würde.

Tiere halten sich nicht an soziale Konventionen, sie zeigen ihre Befindlichkeiten vielmehr offen, reagieren spontan, direkt und unreflektiert. Sie senden unverfälschte, nicht-sprachliche Botschaften. Und das ist gut so, denn durch die unmittelbare Spiegelung seines Verhaltens wird das Kind ganz natürlich bestätigt oder korrigiert und kann so die eigenen Emotionen, Wünsche, Bedürfnisse und Vorlieben mit denen des Tieres abgleichen und sein eigenes Handeln darauf abstimmen. Und dabei sind Tiere nicht nachtragend – ganz anders als wir Menschen.

Tiere unterstützen so den »Innenausbau«, bei dem es vor allem darum geht, eigene Gefühle wahrnehmen und ausdrücken und die eigene Welt als erklärbar und vorhersehbar einschätzen zu können, Vertrauen in die eigenen Ressourcen zu entwickeln und überzeugt davon zu sein, dass das, was man tut, die Anstrengung wert ist.

Im Umgang mit Tieren erfahren Kinder eine Menge über sich selbst, weil sie in solchen Beziehungen aktiv sein, probehandeln und mitgestalten können. Zudem passen sich Tiere meist an die persönliche Welt und die individuellen Möglichkeiten des Kindes an. So können Kinder mit Tieren durchspielen, was ihnen auf den Nägeln brennt. Sie können ihrem eigenen Tempo folgen, ganz ohne Internethelden, sondern mit tierischen Kameraden, mit deren Sonnen- und Schattenseiten. Indem das Tier beständig dem Kind sein Verhalten spiegelt, kann das kindliche Gehirn die neuronalen Netzwerke ausbilden, die notwendig sind, um eine eigene Denk- und Gefühlswelt zu entwickeln, aber auch die Denk- und Gefühlswelt anderer Lebewesen zu achten[17].

Bei der sozialen Außengestaltung geht es vor allem um Empathie, eine wesentliche Voraussetzung für eine der wichtigsten Fähigkeiten, die wir in unserer modernen Zeit benötigen: soziale Intelligenz.

Mitgefühl entwickelt sich nur, wenn man mit anderen gemeinsam etwas erlebt und mitfühlt, was sie empfinden. Im Zusammenleben mit Tieren sind Erfahrungen, die uns berühren, ganz alltäglich, so wird einfühlendes Verhalten ganz automatisch geübt und die emotionale Entwicklung unterstützt.

Denn immer dann, wenn Tameo, unser Patenkind, sich in Hund, Katze oder Pferd hineinversetzt, nachfühlt, spürt und mitempfindet, wie es dem Gegenüber wohl gehen mag, was es wohl braucht, führt dies dazu, dass sich beide wohler fühlen und einander mehr vertrauen. So lernt er schnell, wie wichtig es ist, sich in sozialen Situationen auf den anderen einzustellen. Wenn Honey, der Hauskater, sich zurückzieht, weil Tameo im Spiel mit ihm mal zu grob oder zu aggressiv war, lernt er, dass er sich ruhiger und sanfter verhalten muss, damit Honey wieder zum Spielen bereit ist. Passt Tameo sein Verhalten an, wird Honey wieder mitspielen, und dann fühlt sich Tameo in seinem neuen Handeln bestärkt. Durch solche Erfahrungen werden Kinder achtsamer und sensibler für die Belange anderer Lebewesen, und meist gelingt es ihnen dann auch, zu ihren Mitmenschen sozialer und empathischer zu sein. Dies erklärt, warum Kinder, die mit Tieren aufwachsen, eine höhere Kooperationsbereitschaft aufweisen und sich leichter in eine Gemeinschaft integrieren können[18]. Folglich sind Kinder mit Haustieren auch viel geübter darin, die zahlreichen Nuancen nicht-sprachlicher Kommunikation zu erkennen, und meist gelingt es ihnen auch, die erworbenen Kompetenzen später im Alltag anzuwenden und auf zwischenmenschliche Beziehungen zu übertragen[19], das zeigen zumindest Studien österreichischer Forscher.

In der Untersuchung brachten hündische Profis durch spielerische Übungen Kindern bei, genau auf ihre Körpersprache zu achten. Und siehe da, die Kinder konnten nach einigen Sitzungen nicht nur den Hund besser lesen, sondern es gelang ihnen auch besser, menschliche Gefühlsausdrücke zu interpretieren[20].

Im Kontakt mit Tieren lernen Kinder also ein emotionales Alphabet. Kaum verwunderlich, dass Kinder, die mit einem Haustier aufwachsen, besser kommunizieren können, da sie menschliche Gesichtsausdrücke sicherer und differenzierter dechiffrieren können[21]. Tiere sind aus unserer Sicht daher geradezu ideale Partner und Co-Pädagogen für das Lernziel Empathie. Dies ist übrigens unabhängig von der Tierart: Ob Hund, Katze, Pferd, Nager, Vögel oder Fische gehalten werden, spielt keine Rolle[22].

Das Sich-besser-Fühlen im Miteinander mit einem Tier führt auch dazu, dass Kinder eher Verantwortung für das Wohlergehen des Tieres übernehmen, nicht weil sie müssen, sondern aus einem intuitiven Bedürfnis heraus. Und so fördern Tiere eine weitere entscheidende Voraussetzung für emotionale Intelligenz: das Verantwortungsbewusstsein. Indem das Kind angeleitet wird, je nach Alter und Entwicklungsphase schrittweise ein Tier zu versorgen, lernt es, dass die Kreatur nur ein gutes Leben hat, wenn der Mensch fürsorglich mit ihm umgeht. So entwickeln sich ganz natürlich Fürsorglichkeit und Verantwortung für Tiere und wahrscheinlich in der Folge auch für Menschen.

Wir sehen dies an Tameo, der sich mit Wohlwollen und Interesse um »seine« Tiere kümmert, und wir sehen, dass auch die Tiere mit Wohlwollen und Interesse auf ihn reagieren. Was wiederum Tameo davon überzeugt, tüchtig zu sein und in seiner

Umwelt etwas bewirken zu können, dies lässt sein Selbstvertrauen wachsen, wichtig, um mit den Widerfahrnissen des Lebens erfolgreich umgehen zu können, wie auch die folgende Geschichte von Vanessa und Ramona zeigt.

Ihr Start ins Leben war schwer. Die Mutter drogenabhängig, der Vater Alkoholiker. Ihre ersten Monate verbrachten sie im Heim. Dann hatten sie doch noch etwas Glück, an ihrem ersten Geburtstag wurden sie von Margret und Ralf adoptiert. Heute sind die Zwillinge vierzehn Jahre alt und zwei aufgeweckte Mädchen. Doch bis dahin war es ein weiter, steiniger Weg. In den ersten Jahren waren die Mädchen sehr zurückhaltend, verschlossen, hingen wie Kletten aneinander, niemand kam wirklich an sie ran. Eher zufällig zogen zwei Kaninchen bei der Familie ein, um die sich die beiden Mädels hingebungsvoll kümmerten. Die beiden lasen Bücher über Kaninchenhaltung, wurden zu wahren Spezialistinnen und wussten bald alles über Haltung, Ernährung und Rassen. Mit dem Einzug der Kaninchen änderte sich noch etwas anderes: Die Zwillinge öffneten sich, baten um Hilfe, bastelten gemeinsam mit den Eltern immer neue Einrichtungen für das Hasengehege – die Kaninchen wurden zum Gesprächsthema Nummer eins. Die Eltern fühlten sich bestärkt, und bald zog eine weitere vierbeinige Hausgenossin ein – Dana, ein kleiner Sheltie-Welpe. Es war klar, die Töchter müssen bei der Erziehung mithelfen und den jungen Hund auch beschäftigen. Da Hunde – anders als Kaninchen – auch mal rauswollen, wurden die Zwillinge durch den Hund ins richtige Leben gezogen. Und aus den verschlossenen Mädchen wurden erzählfreudige Teenies, die Passanten und auch ihren Klassenkameradinnen ausführlich über die Vorlieben und Abneigungen ihres Wuschels erzählten.

Auch wissenschaftliche Studien belegen, dass Kinder, die ein

Haustier haben, höhere Empathiewerte aufweisen und bei Streitereien eher schlichtend agieren, auch zeigen sie eine große Bereitschaft zur Übernahme von Verantwortung und verfügen über eine größere emotionale Stabilität. Man konnte dies daran sehen, dass diese Kinder häufiger als Vertrauensperson oder Spielkamerad gewählt wurden. Dazu passt auch, dass Kinder, deren Familien einen Hund bekommen hatten, öfter von Schulkameraden und Freunden besucht wurden[23]. Insgesamt erleichterten Tiere es Kindern, sich mit anderen anzufreunden[24]. Dies galt besonders für kontaktscheue Kinder, denen Tiere eine wertvolle Stütze sein können[25].

Und wenn sie nun über die Anschaffung eines Haustieres nachdenken, sollten sie sich im Klaren sein, dass Hund und Katze keine Alleskönner sind, sondern das Heranwachsen, den Innenausbau und die Außengestaltung möglicherweise recht unterschiedlich beeinflussen. Menschen, die mit Hunden heranwachsen, sind später sozial kommunikativer, Katzen helfen zu mehr Autonomiestreben, beide fördern das Verantwortungsbewusstsein und die Fähigkeit, dass Kinder eher mit sich und anderen klarkommen.

Mit Tieren lernen

Häufig saß Jakob stundenlang am Schreibtisch und starrte in seine Hefte und Bücher. Das Abitur stand vor der Tür, doch nichts vom Lernstoff wollte wirklich in seinem Kopf hängenbleiben. Seine Eltern meinten, er brauche völlige Ruhe, um sich besser konzentrieren zu können, und nichts sollte ihn ablenken.

Also wurde auch der Familienhund aus Jakobs Zimmer ausgesperrt. Doch der Golden Retriever wusste es besser, nutzte eines Tages die Gunst der Stunde und schlich sich in Jakobs Zimmer. Nach einer ausgiebigen Streicheleinheit legte er sich unter den Schreibtisch und schnarchte leise vor sich hin. Und der ruhig atmende Hund unter dem Schreibtisch beruhigte Jakob, stellte Herzschlag, Blutdruck, Stresshormone und Denken auf Standgas und machte ihn so ein Stück weit fit fürs Lernen. Die Anwesenheit des Vierbeiners löste seine Blockade im Kopf, nun konnte er sich auf seinen Stoff konzentrieren, auch wenn er immer wieder über das schnorchelnde Atmen und das Zucken der Pfoten unter seinem Tisch lächeln musste.

Und was sagt die Wissenschaft dazu? Die zentrale Frage einer Studie der Psychologen Reinhold Bergler und Tanja Hoff war: Gibt es schulische Fähigkeiten, die durch einen Hund in der Familie gefördert werden können? Hierzu befragten die Forscher 200 Mütter mit und ohne Hund in der Familie[26]. Die in der Studie sogenannten »Dog-Teens« schnitten dabei weit besser ab als ihre Mitschüler ohne Hund. Das betraf den Notendurchschnitt ebenso wie das Umgehen mit den ungeliebten Hausaufgaben. Jugendliche mit einer intensiven Beziehung zu ihrem Hund erledigten ihre Hausaufgaben effektiver, waren dabei konzentrierter, motivierter und ausdauernder. Sie zeigten in der Schule auch weniger aggressives Verhalten, arbeiteten besser mit Mitschülern und Lehrern zusammen. Ergo hatten sie bessere Noten und weniger Schulstress. Der Hund war geradezu ein Katalysator für die Entwicklung wichtiger schulischer Kompetenzen.

Tierische Vorbilder

Manchmal wird angenommen, Tiere könnten für Kinder Vorbilder sein, manchmal sogar mehr als Eltern oder Lehrer. Das halten wir für falsch. Tiere sind für Kinder eher Modelle, ein Alter Ego oder eine Miniaturausgabe der eigenen Person. Alle Kinder aller Zeiten in allen Kulturen haben mit Tieren gespielt. Mit Tieren können Kinder modellhaft Abläufe und Rollen ausprobieren und Gefühle probeleben. Das Tier wird umarmt, gelobt oder auch mal geschimpft. Im Umgang mit dem Tier werden eigene Beziehungserfahrungen reflektiert, das eigene Innen und Außen kann gespiegelt werden.

Der Kinderpsychotherapeut Boris Levinson war überzeugt, dass Tiere Kindern helfen können, ihre Gefühle auszubalancieren, da sich Kinder den tierischen Freund oft als eigenes Ideal-Ich denken, das allen Ansprüchen der Erwachsenenwelt in vollkommener Weise genügt – wie Lassie im Fernsehen. Aber Lassie war nur der perfekte Kamerad, da er auch mal nicht gehorchte und von Vater oder Mutter gescholten wurde. Durch Erfahrung der Ambivalenz lernt das Kind das eigene Selbst realistischer einzuschätzen – mit allen Pros und Cons. Und noch etwas ist wichtig: Manchmal leben Tiere auch Bedürfnisse gänzlich ungeniert aus, was dem Kind helfen kann, eigene Schuldgefühle zu steuern oder erst gar nicht zu entwickeln.

Doch Kinder akzeptieren Tiere als Modelle nur, wenn eine funktionierende Beziehung besteht, diese positiv gefärbt ist und das Tier auch wirklich Spaß am gemeinsamen Tun hat[27].

Wenn wir von Vorbild sprechen, dann geht es vor allem um die Eltern und ihren Umgang mit dem Tier. Das ist Vorbild für die Kinder. Bettina hat hier in ihrer Jugend erlebt, was dies bedeutet – im negativen Sinne.

Bettinas ganze Zuwendung galt Schlawigeuner, einem weißbraunen Waisenlämmchen, bis es plötzlich »verschwand«. Auf ihr Drängen nuschelte der Bauer etwas von »geschlachtet werden«. Also rannte sie so schnell sie konnte zum Dorfmetzger, um Schlawigeuner zu retten. Der Metzger versprach großzügig, das Lämmchen nicht zu schlachten, sondern es ihr nach der Schule wieder mitzugeben, das koste aber eine Flasche Bier. Das Bier trieb sie auf. Aber als sie am Nachmittag zur Metzgerei kam, hing dort ein weiß-braunes Fell über dem Handlauf – vom Metzger keine Spur. Tränen rannen über ihr Gesicht, und ihr Vertrauen in Erwachsene war tief erschüttert – aber nicht in Tiere.

Wir bemerken oft, dass Kinder sehr genau beobachten, wie Erwachsene und besonders ihre Eltern mit dem Haustier umgehen. Preisen die Älteren das Tier als neuen Erzieher an, mit dem nun alles besser wird und die Kinder endlich Verantwortung übernehmen und endlich Fürsorge lernen, dabei aber die Stirn runzeln und den neuen Hausgenossen sich selbst überlassen, dann werden die Kleinen auch schnell die Freude am Haustier verlieren. Wenn die Eltern aber begeistert sind, das Tier umsorgen, seine individuellen Bedürfnisse anerkennen und ihm Zuwendung schenken, dann werden Kinder das auch tun. Nur dann wird aus dem Bild auch wirklich ein Vor-Bild. Na ja, Kinder treten nicht blindlings in die Fußstapfen der Eltern, formuliert der Kinderarzt Herbert Renz-Polster, sie beobachten und machen sich ihren eigenen Reim. Dann werden sie ihre eigenen Beziehungen zum Tier entwickeln – individuell eben, aber förderlich für ihr Heranwachsen auf jeden Fall.

Wissenschaftlich abgesichert

Rebecca Purewal von der Universität Liverpool analysierte gemeinsam mit weiteren Wissenschaftlern aus Großbritannien und den USA alle seit 1960 in englischer Sprache erschienenen Studien zu der Frage, welche Effekte Tierkontakt auf die Entwicklung von Kindern hat. Das Fazit der Forscher ist eindeutig: Haustiere sind für eine gesunde kindliche Entwicklung von enormer Bedeutung. Sie steigern das Selbstbewusstsein, verbessern die sozialen Fertigkeiten, geben soziale Unterstützung und mindern Einsamkeitsgefühle. Aber mehr noch: Sie fördern auch die kognitiven Fähigkeiten und die intellektuelle Reife. Lediglich bezüglich Ängsten und Depressionen war der Einfluss von Tieren nicht eindeutig zu belegen[28].

Zudem erreichen Kinder, bei denen ein Hund zu Hause lebt, eher die empfohlene wöchentliche Bewegungsaktivität. Haustiere helfen Kindern auch, belastende Situationen besser zu bewältigen. War ihr Haustier anwesend, dann fühlten sich Kinder in einer Prüfungssituation wohler, und je mehr sie sich vor der Prüfung mit dem Hund beschäftigen konnten, umso größer fiel der Effekt aus[29]. Und wie wir beschrieben haben, schnitten Dog-Teens in der Schule besser ab, ihre Noten waren besser, und sie erledigten die ungeliebten Hausaufgaben effektiver[30].

Kinder sind biophil

Noch immer sind wir Menschen dafür ausgestattet, in der Natur und mit Tieren zu leben. Und dieses Erbe hat einen Namen: *Biophilie*. Der Begriff geht auf einen der renommiertesten Biologen des 20. Jahrhunderts, Edward Osborne Wilson, zurück[31]. Mit dem Begriff Biophilie wollte Wilson ausdrücken, dass sich während der Evolution ein emotionales Band entwickelt hat, das uns Menschen mit der Natur und vor allem mit Tieren verbindet. Und dafür verantwortlich ist, dass uns Erwachsene, aber vor allem Kinder, bis heute Natur und Tiere magisch anziehen.

Und unser Gehirn und damit unsere Wahrnehmung, unsere Aufmerksamkeit, unser Denken, unser Gedächtnis und unser Handeln sind noch immer vorwiegend auf Natur und unsere Mit-Lebewesen programmiert. Wir brauchen den Kontakt zur Natur und vor allem zu Tieren, um uns zu einer Person entwickeln zu können, die offen ist für neue Erfahrungen und die überzeugt ist, das eigene Leben aus eigener Kraft gestalten zu können. Tiere helfen uns, widerstandsfähiger zu werden, und je resilienter wir sind, desto besser kann unser Körper Störungen abwehren, desto gesünder bleiben wir.

Unsere Kinder sind heute gewaltigen Belastungen ausgesetzt, und ihr Erwachsenwerden gleicht oft einer risikovollen Geisterfahrt. Um diese Geisterfahrt einigermaßen gesund zu überstehen, bedarf es ausreichender personaler und sozialer Ressourcen. Dass viele Kinder nicht genügend Ressourcen für diese Geisterfahrt besitzen, zeigt sich daran, dass psychische Erkrankungen zunehmen[32]. Heute sind rund ein Fünftel der Heranwachsenden psychisch krank oder weisen psychische Auffälligkeiten auf.

Zu wenig Natur macht krank

Die Zeiten als Jäger und Sammler, Bauer und Viehzüchter haben evolutionsbiologisch in uns tiefe Spuren hinterlassen, und dieses vergessene Vermächtnis der Natur ist besonders für die kindliche Entwicklung bedeutsam. Für das motorische, kognitive wie auch emotionale Wachsen brauchen Kinder Natur und Tiere, denn diese bieten ihnen Freiräume, die sie selbst entdecken und erobern können.

Wenn um uns herum nur noch Beton und Stahl verbaut ist, wir uns nur noch auf Smartphone und PC fixieren und Natur und Tiere nur noch virtuell erleben, dann verlieren Kinder diese Freiräume wie auch ihr basales Heimatgefühl, und es kommt zur »Nature Deficit Disorder« (deutsch: Natur-Defizit-Störung). Auch wenn es sich dabei noch nicht um eine allseits anerkannte Erkrankung handelt, so wirft der Begriff doch ein Schlaglicht auf die Bedeutung von Natur für das Wohlbefinden und die Gesundheit unserer Kinder.

Es ist durch viele Studien belegt, dass weltweit immer mehr Kinder unter Übergewicht, Depression und Kurzsichtigkeit leiden, unter Gesundheitsproblemen, die auch darauf zurückgeführt werden, dass die Menschen zu viel Zeit »drinnen« verbringen. Darum untersuchen Forscher heute gründlicher als je zuvor, wie die Natur unser Gehirn und unseren Körper beeinflusst. Und ihre Ergebnisse sind eindeutig: Wenn Kinder Zeit im Grünen verbringen, geht Grundlegendes vor sich. Ihr Gehirn beruhigt sich, Stress fällt von ihnen ab, und Empathie, Fantasie, Kreativität und Lebensfreude werden gestärkt.

Menschen, die in ihrer Kindheit von Wiesen, Wäldern und Gärten umgeben waren und Kontakt zu Tieren hatten, besitzen ein deutlich geringeres Risiko für psychische Erkrankungen. Da verwundert es doch sehr, welchen natürlichen Schatz wir meist achtlos links liegen lassen. Es ist ein Symptom unserer Zeit, die so auf moderne Technologien fixiert ist, dass wir weniger auf die uns umgebende Natur als auf unser Smartphone achten. Und ironischerweise lernen wir etwas über Tiere eher aus dem Internet als bei einem Waldspaziergang. Und so nehmen wir unseren Kindern ihre natürliche Entdeckerfreude und rauben ihnen eine der wichtigsten Erfahrungen ihrer Kindheit.

Der Begriff »Nature Deficit Disorder« wurde in dem 2005 erschienenen Buch »Last Child in the Woods« von Richard Louv geprägt[33]. Er argumentiert, dass wir alle, besonders Kinder, immer mehr Zeit drinnen verleben, selbst Hühner und Strafgefangene verbringen, so Louv, mehr Zeit unter freiem Himmel als das durchschnittliche Kind in den USA. Dadurch fühlen sich unsere Kinder von der Natur entfremdet, können weniger das Gefühl von Heimat entwickeln und sind so anfälliger für negative Stimmungen, Unwohlsein und körperliche Beschwerden.

Dabei wäre es so einfach: Sie können zusammen mit ihren Kindern das Heimatgefühl jedes Mal erleben, wenn Sie die Fichten im Wald riechen, den Regen spüren, den Sonnenuntergang bewundern, Tiere beobachten oder ihr Haustier streicheln.

Kinder haben eine angeborene Entdeckerfreude, und diese können sie in der Natur und mit ihren Haustieren besonders gut ausleben. Dies gelingt allerdings nicht, wenn unsere Kinder mit dem Handy telefonierend den Hund Gassi führen oder die Natur Selfies schießend erkunden. Vielmehr ist es wichtig, sich mit der Natur und den Tieren auseinanderzusetzen und sie mit allen Sinnen zu erleben, nur so können unsere Kinder zu gesunden Persönlichkeiten heranreifen. Die kindliche Entwicklung basiert auf vier Säulen: Kreativität, Fantasie, Wissen und Handlungskompetenz. Im Kontakt mit Tieren werden alle vier Säulen besonders angeregt. Denn mit Tieren können Kinder in verschiedene Rollen schlüpfen und andere Denkweisen und Handlungsstrategien kennenlernen. Von Tieren bekommen Kinder keine fertigen Antworten, sondern sie müssen in einen Dialog mit dem Tier treten. So lernen sie eine ganze Menge nicht nur über das Tier, sondern auch über sich selbst und uns Menschen im Allgemeinen. Und ganz nebenbei lernen sie mit Tieren auch, wie man mit Frustrationen umgeht oder wie man einen Konflikt selbstständig löst.

Sicherlich, die Zukunft ist ungewiss, und viele Eltern glauben, dass sie berechenbarer wird, wenn ihre Kinder schon frühzeitig Faktenwissen ansammeln. Gewiss, Kinder müssen vorbereitet sein auf das Neuland, das sie betreten. Aber wir wissen aus eigener Erfahrung, das schafft man nicht, indem Kinder einen engen Kanon von Kompetenzen oder Wissensinhalten lernen, sondern indem man Freiräume schafft, in denen sich Kinder eigenständig entwickeln können.

Für ihre Zukunft, ihr Neuland brauchen Kinder zunächst einmal Selbstbewusstsein, Mut, Neugier, wache Augen, Begeisterungsfähigkeit. Das sind die Dinge, die den Kindern ermöglichen, mit allem klarzukommen. Und dazu brauchen Kinder Felder zum Drachensteigen, Gräben zum Matschen, Seen zum Angeln, Bäume zum Klettern und Tiere zum Toben und Spielen – kurz: eine Welt, wie sie Tom Sawyer erlebte –, denn die Natur und der Kontakt mit Tieren bieten einen über Jahrtausende erprobten Entwicklungsraum.

Wir konnten als Kinder viele schöne tierische Erfahrungen sammeln und haben so ganz en passant einen wertvollen Grundstock für unser weiteres Leben aufgebaut, auf den wir heute in Krisenzeiten zurückgreifen können. Haben wir heute Kontakt zu Tieren, erinnern sich unsere Körper gleichsam an diese frühen wohltuenden Gefühle. So entsteht ein Resonanzraum, in dem die heilsamen Kräfte der Tiere schneller und effektiver sich ausbreiten können.

Aber sind Tiere nicht auch gefährlich?

Wenn wir Eltern bei der Anschaffung eines Hundes beraten, ist es für uns immer wieder erstaunlich, wie sehr Eltern den Kontakt mit Tieren nur noch aus der Risikoperspektive betrachten. Dahinter steckt nach dem Kinderarzt Herbert Renz-Polster, dass Eltern oft nicht mehr danach fragen, was ihre Kinder beflügelt, stärkt oder beseelt, sondern nach dem, was ihre Kinder möglicherweise hemmt, schwächt oder schädigt.

Daher werden auch wir oft zunächst danach gefragt, ob es nicht gefährlich ist, wenn Kinder mit dem Hund spielen, wie groß die Gefahr ist, dass sie sich über den Hund eine Zecke einfangen. Mehr noch, wie man ganz sicher sein könne, dass der Hund nicht beißt oder kratzt oder beim wilden Spiel das Kind über das Tier fällt. Es wird auch darüber sinniert, welche Krankheiten Hunde übertragen oder ob sie Allergien auslösen könnten. Erst danach werden wir gefragt, welche Chancen ein Hund im Haus für die Entwicklung des Kindes bringen könnte.

Natürlich können Haustiere verschiedene Krankheitserreger übertragen. Leider gibt es derzeit kaum belastbare Zahlen, wie häufig solche Infektionen tatsächlich auftreten. Dies hängt unter anderem damit zusammen, dass es bei einer Erkrankung oft schwierig festzustellen ist, wie die Übertragung tatsächlich stattgefunden hat. Auf jeden Fall kann man festhalten, dass Kinder unter fünf Jahren, Patienten mit einem geschwächten Immunsystem und Schwangere das größte Risiko besitzen, an einer Zoonose zu erkranken, also sich mit Erregern, welche zwischen Tier und Mensch übertragen werden, anzustecken. Auch können die Erkrankungen bei diesem Personenkreis schlimmer ausfallen, Symptome länger bestehen oder eher Komplikationen auftreten.

Eine Übertragung ist bei buchstäblich allen Haustieren möglich: Hunden, Katzen, Vögeln, Nagetieren wie Mäusen oder Hamstern, bei Reptilien und Amphibien. Übertragen werden die Erreger durch Bisse und Kratzer, aber auch beim Kontakt mit dem Kot, beim Saubermachen von Käfigen und Terrarien oder wenn sich Halter von ihren Tieren über das Gesicht lecken lassen.

Wenn Sie sich jetzt allzu große Sorgen machen, dann liegen Sie falsch. Denn de facto sind Zoonosen oder Hundebisse sehr viel seltener als zum Beispiel körperliche Misshandlungen durch die eigenen Eltern, und die ganz großen Krankheiten bringt das Kind sowieso aus der Schule und dem Kindergarten mit. Zudem helfen einfache Regeln wie regelmäßiger Tierarztbesuch und Händewaschen nach dem Kuscheln, um das Risiko gegen null zu drücken. Wir sagen den Eltern immer: Wägen sie das kleine Risiko gegen die große Chance ab, dass ihr Kind einen Freund fürs Leben gewinnt.

In unserer Kindheit waren wir fast immer dreckig und mussten Jacke, Pullover und Hose schon vor der Haustüre ausziehen. Daher können wir aus eigener Erfahrung sagen: Spielen im Dreck hält gesund. Auch Rainers Oma wusste schon: »E Schäufele Dreck im Jahr isch gsund.« Ganz so unrecht hatte sie damit nicht. Denn es ist wissenschaftlich belegt, dass Kinder, die mit Haustieren aufwachsen, ein stabileres Immunsystem als ihre Altersgenossen besitzen, die auf ein Streicheltier verzichten müssen. Wieso ist das so? Bakterien, die für gewöhnlich im Boden gefunden werden, sind in Hunde- und Katzenhaushalten sehr viel häufiger anzutreffen als in Haushalten ohne Tier. Auch die Bakterienvielfalt und -typen werden durch die Anwesenheit von Haustieren beeinflusst – sogar auf Fernsehbildschirmen finden sich dann mehr davon. Tiere sind also Bakterienschleudern, und das ist gut so, denn sie aktivieren so unser Immunsystem. Kommen wir in Kontakt mit den Abbauprodukten der Bakterien, dann springt das Immunsystem jedes Mal in Habachtstellung, und genau das macht es fit. Wahrscheinlich entwickeln Kinder, die früh in ihrem Leben Kontakt zu Tieren hatten, daher auch seltener Allergien oder Asthma[34]. Ebenso weicht die Zahl unserer Abwehrzellen im Blut seltener von den Idealwerten ab, wenn man eng mit Haustieren zusammenlebt.

In einer Studie mit rund 1000 Kindern wiesen Forscher der Universität Zürich nach, dass Kinder, deren Mütter während der Schwangerschaft auf dem Bauernhof lebten oder arbeiteten, gut vor Neurodermitis geschützt waren. Sie erkrankten in den ersten Lebensjahren nur halb so oft wie Kinder, deren Mütter keinen Kontakt zu Nutztieren oder Katzen hatten. Daraufhin untersuchten deutsche Forscher den Hausstaub auf Bauernhöfen nach Mikroorganismen und fanden in den Kinderzimmern und Matratzen eine besonders große Vielfalt an Bakterien und Pilzen. Die Wissenschaftler stellten bei den jungen Bewohnern fest, dass sie umso seltener an Asthma erkrankten, je umfangreicher die Keimarten waren. Widerlegt ist damit ein für alle Mal die frühere Annahme, dass gerade der Tierkontakt Allergien und vor allem Asthma auslöse.

Und jetzt sofort ein Tier anschaffen?

Die Bedeutung von Tieren für das Heranwachsen ist nicht von der Hand zu weisen, und viele Kinder wünschen sich wie Pippi Langstrumpf ein Pferd auf dem Balkon oder ganz doll einen Hund.

Doch bei der Entscheidung, welches Tier in die Familie passt, kommt es weniger auf die Wünsche der Kinder an, sondern darauf, dass die Gewohnheiten und Bedürfnisse des Tieres zum Alltag der Familie passen. Ein Tier muss täglich gefüttert und gepflegt werden, und jede Familie muss sich fragen, ob dafür Zeit und Raum ist. Gegen Tiere spricht manches: Ein Hund macht Dreck, müffelt und muss zum Pinkeln und Koten raus – bei jedem Wetter! Eine Katze haart, ist eigenbrötlerisch und braucht Menschen eigentlich nur zum Dosenöffnen. Ein Pferd kostet Unsummen an Unterhalt, steht die meiste Zeit im Stall und produziert viel Mist. Tiere kosten immer Geld und Zeit, wollen versorgt sein, übrigens auch im Urlaub, und bedeuten viel Verantwortung – und dies für viele Jahre.

Nicht die Kinder, sondern die Eltern müssen entscheiden, ob sie bereit sind, die Verantwortung für das Tier zu übernehmen, vor allem, wenn die Kinder noch klein sind. So berichtete uns

Amelie, ein Teilnehmerin unserer Fortbildung, dass auch Mia, ihre 10-jährige Tochter, alles für ein Haustier versprochen habe: »Zu meinen Freundinnen werde ich ihn mitnehmen, und ich verzichte auf Taschengeld, damit er genug zu fressen hat.« Und natürlich hielt sie wenig von dem, was sie im Überschwang der Gefühle versprochen hatte. Daran müssen Eltern denken, wenn wieder einmal ein Tier-Vertrag im Internet die Runde macht: Die Kinder sollen versprechen, dass Papa und Mama fast nichts mit dem Hund zu tun haben werden, nichts mit dem Baden des stinkenden Köters und schon gar nichts mit den Hundehaufen. Nichts davon traf bei Mia tatsächlich ein, denn Kinder sind Kinder.

Was können Eltern dann tun? Einfach kein Tier anschaffen? Nein, die Antwort ist: Es ist auch ihr Tier. Tiere sind auch Elternarbeit!

Auch Mia spielte mit ihrer Katze Polly, kuschelte und vertraute ihr Geheimnisse an. Amelie und Tobias, ihre Eltern, sorgten aber dafür, dass Polly nach draußen konnte, genügend Futter bekam, das Katzenklo immer sauber blieb und alle Impfungen und Arztbesuche pünktlich erledigt wurden. Und sie freuten sich, wenn Mia manchmal ihre Versprechung tatsächlich einlöste und Polly mal fütterte oder beim Saubermachen half.

Die Eltern sollten nicht allzu viel von ihren Kindern erwarten. In unseren Beratungsgesprächen erleben wir manchmal, dass Eltern auch zu viel vom zukünftigen Haustier verlangen. Manchmal wird es gar überhöht – gerade bei Hunden geht uns das so: Er soll das beste Vorbild sein, ein herausragender Erzieher, der beste Spielkamerad, der treueste Freund, der beständigste Zuhörer. Tiere sind gut in vielem, was sie tun, sie sind zugleich aber doch nur Tiere. Sie sind auf ihre Art Freunde, Kameraden, Spielgefährten, Co-Erzieher, Zuhörer und Vorbilder, ab und zu Mahnung und Abschreckung, manchmal mehr, manchmal weniger. Eines sind sie sicher nicht: lebendige Spielzeuge, die man nach kurzer Zeit achtlos in die Ecke werfen kann, sondern fühlende Wesen, für die man über viele Jahre Verantwortung übernimmt.

Amelie und Tobias jedenfalls konnten nach dem Einzug des Stubentigers kleine Veränderungen bei Mia bemerken, neben der Erkenntnis, dass das Tier ganz schön viel Arbeit macht: dass Mia morgens extra früher aufsteht, um mit der Katze zu kuscheln, dass am Abend der letzte Gutenachtgruß dem tierischen Hausgenossen gilt oder dass man Gelächter aus dem Kinderzimmer hört, wenn Mia mal wieder versucht, den Tiger davon abzuhalten, ihre Schulhefte zu zerfetzen.

Der Arzt und Psychoanalytiker Alexander Mitscherlich hat die Bedeutung von Tieren für die gesundheitsförderliche Entwicklung von Kindern treffend so zusammengefasst: »Der junge Mensch ist noch arm an höherer geistiger Leistungsfähigkeit, er ist weitgehend ein triebbestimmtes Spielwesen. Er braucht deshalb seinesgleichen – nämlich Tiere, überhaupt Elementares, Wasser, Dreck, Gebüsche, Spielraum. Man kann ihn auch ohne das alles aufwachsen lassen, mit Teppichen, Stofftieren oder auf asphaltierten Straßen und Höfen. Er überlebt es – aber man soll sich dann nicht wundern, wenn er später bestimmte soziale Grundleistungen nie mehr lernt.«

Kinder und Tiere? Das ist einfach die schönste Verbindung, die wir uns vorstellen können. Sie bereichert die kindliche Entwicklung ungemein.

3 | Mit Tier(en) lebt es sich gesünder

Heute werden an die meisten Haustiere ganz besonders hohe Erwartungen gestellt. Für Hunde kennen wir die Zahlen[1]: Fast alle hoffen auf mehr Bewegung durch die Fellnasen, mehr als die Hälfte versprechen sich eine bessere körperliche Fitness sowie einen niedrigeren Blutdruck und ein Drittel ein geringeres Körpergewicht. So weit die Zahlen für die körperliche Gesundheit. Für die Seele wünschen sich nahezu alle mehr Freude, drei Viertel weniger Stress, und mehr als die Hälfte erhoffen sich, in Gesellschaft eines Hundes seltener traurig zu sein. Auch unser Sozialleben soll durch den Hund neuen Schwung bekommen. Viele wünschen sich Gesellschaft durch den Hund und möchten durch den Hund mehr Menschen kennenlernen, besseren Kontakt zu den Nachbarn finden, und nicht wenige träumen davon, dass der Hund zu einer neuen Partnerschaft verhilft. Ganz schön viel, was unsere bellenden und sicherlich auch die miauenden, zwitschernden und wiehernden Genossen leisten sollen. Und schaffen sie das? Die Antworten gibt es auf den folgenden Seiten.

Ein gesundes Herz durch unsere besten Freunde

Über 350.000 Menschen sterben in Deutschland jedes Jahr an Krankheiten des Herz-Kreislauf-Systems, weil ihre Arterien durch Ablagerungen verstopft sind oder die Blutzufuhr eingeschränkt ist. Mitbedingt sind diese Todesfälle häufig durch Risikofaktoren wie Bewegungsmangel, Rauchen und ungesunde Ernährung.

Vielleicht denken Sie jetzt: »Was hat ein Herzinfarkt mit Tieren zu tun? Außer vielleicht, dass das Herz stehen bleibt, wenn der Hund gedankenlos auf eine viel befahrene Straße läuft.« Doch es hat viel mehr damit zu tun, als Sie annehmen.

Das Glück der richtigen Frage

In New York ging Ende der 1970er-Jahre die Medizinsoziologin Erika Friedmann mit ihren Kollegen James Lynn und Aron Katcher von der Maryland-Universitätsklinik der spannenden Frage nach, ob es bestimmte Faktoren gibt, anhand derer sich vorhersagen lässt, wie gesund Patienten ein Jahr nach einem Herzinfarkt sind. Dazu bat das Forscherteam die Patienten, sich zwölf Monate lang durchchecken zu lassen.

Als sie nach zwölf Monaten die ersten Daten durchschauten, waren sie enttäuscht, denn es ließen sich keine wirklich bedeutsamen Faktoren herausfiltern. Doch da gab es noch die Frage nach einem Haustier, die wohl eher zufällig in den umfangreichen Fragenkatalog gerutscht war. Erika Friedmann war nicht wirklich überzeugt, dass Haustiere den Heilungsverlauf beeinflussen, aber da die Frage nun mal gestellt war, wertete sie diese auch aus. Als der Computer dieses Mal die Daten ausspuckte, waren die Wissenschaftler sprachlos. Denn rund ein Drittel der haustierlosen Patienten waren innerhalb eines Jahres verstorben, dagegen nur rund fünf Prozent mit Haustier.

Natürlich fragte sich Erika Friedmann, was denn für den besseren Gesundheitszustand und damit das Überleben der Tierbesitzer verantwortlich gewesen sein könnte, außer der Tatsache, ein Tier zu besitzen. Vielleicht waren die Tierbesitzer finanziell besser gestellt, ernährten sich gesünder oder waren einfach schon vorher gesünder. Obwohl Erika Friedmann die Daten mehrfach durch ihren Computer jagte und komplexe Auswertungsverfahren anwendete, blieb es dabei: Kein anderes Merkmal sagte das Überleben besser voraus als das Zusammenleben mit einem Tier[2].

Die Ergebnisse, so kann man im Rückblick festhalten, beeindruckten nicht nur die Öffentlichkeit, sondern auch die Fachwelt. Erstmals war wissenschaftlich nachgewiesen, dass Haustiere unsere Gesundheit und sogar eine ernste Erkrankung wie einen Herzinfarkt günstig beeinflussen können.

Auch in nachfolgenden Studien konnten die Ergebnisse bestätigt werden. Untersucht wurde wiederum Herzinfarktpatienten nach ihrer Entlassung aus dem Krankenhaus. Von den Hundebesitzern starben nur ein Prozent der Patienten, jedoch fast sieben Prozent der hundelosen Patienten. Dabei hatten nach ärztlichem Ermessen alle die gleichen Überlebenschancen.

Zu einem ähnlichen Ergebnis kam eine groß angelegte Studie schwedischer Wissenschaftler. Sie erhoben die gesundheitliche Verfassung von über 3 Millionen erwachsenen Männern und Frauen über mehr als zwölf Jahre. Neben vielen anderen Fragen wurde auch erhoben, ob die Teilnehmer einen Hund besaßen.

Die Ergebnisse waren wieder verblüffend, dieses Mal vor allem für Singles. Eigentlich gehören Singles, die alleine wohnen, zu einer Risikogruppe was Herz-Kreislauf-Erkrankungen angeht, lebten die Alleinstehenden allerdings mit einem Hund zusammen, sank ihr Risiko, an einer Herz-Kreislauf-Erkrankung zu erkranken, um ein Drittel. Die Gefahr, daran zu sterben, verringerte sich um mehr als zehn Prozent.

Zugegeben: Nicht alle Studien kommen zu ähnlich überzeugenden Ergebnissen, nicht alle Teilnehmer profitieren, und der positive Einfluss scheint vor allem für Hundebesitzer zu gelten, denn sie lebten nach einem Herzinfarkt länger als Katzenbesitzer[3]. Doch auch Katzen tragen ein klein wenig dazu bei, Stress und Angst bei ihren Besitzern zu mindern, Blutdruck und Puls zu senken und so vor einem Herzinfarkt zu schützen. Professor Adnan Qureshi von der Minnesota University untersuchte über 4000 Erwachsene, von denen etwa die Hälfte eine Katze besaß. In einem Zeitraum von zehn Jahren starben weniger als vier Prozent der Katzenbesitzer, aber fast sechs Prozent der Nicht-Tierbesitzer[4]. Nicht viel – aber statistisch bedeutsam.

Tiere halten uns aktiv

Nach Bekanntwerden von Friedmanns bahnbrechender Studie begannen Forscher damit, zu untersuchen, was genau für die positiven gesundheitlichen Wirkungen von Hundebesitz verantwortlich sein könnte.

Zunächst lag die Vermutung nahe, der erfreuliche Effekt auf unser Herz-Kreislauf-System beruhe darauf, dass unsere Tiere uns aktiver leben lassen. Denn schon 150 Minuten Bewegung pro Woche reichen aus, um das Herz-Kreislauf-System positiv zu beeinflussen und vielen chronischen Erkrankungen wie Diabetes oder Krebs vorzubeugen. Außerdem haben Menschen, die sich jeden Tag an der frischen Luft bewegen, Studien zufolge ein fitteres Immunsystem.

Auch wir sitzen gerne mal daheim faul auf unserer Couch. Vor allem, wenn es draußen schüttet und windet, sehnen wir uns danach, mit einer heißen Tasse Tee auf dem Sofa zu liegen und den Regentropfen dabei zuzuschauen, wie sie langsam das Fenster herunterrollen. Auch wenn wir gelegentlich diesen Impuls verspüren, gegen Thimbas flehende Hundeaugen ist kein Kraut gewachsen. Also streifen wir uns Regenjacke und Gummistiefel über und gehen vor die Tür, egal ob es regnet oder schneit.

Und dies weiß auch die Wissenschaft, denn Hundebesitzer sind pro Tag im Schnitt 30 Minuten länger körperlich aktiv und verbringen weniger Zeit auf der Couch[5] als Menschen ohne Hund. Hundebesitzer halten daher auch eher die ärztlichen Bewegungsempfehlungen ein als ihre tierfreien Mitstreiter. Weit mehr als die Hälfte der Hundebesitzer gehen tatsächlich vier Mal die Woche für insgesamt zweieinhalb Stunden mit ihren Hunden an die frische Luft. Das mag zunächst nicht viel erscheinen, doch vergleicht man die durch die Hunde ausgelöste Bewegungsfreude mit anderen Methoden zur Bewegungssteigerung, dann ist dies enorm. Gassigehen mit dem Hund ist wohl der effektivste Weg, um nicht zum Stubenhocker zu werden. Und das nicht nur bei Sonne und blauem Himmel, denn wir als Hundebesitzer sind auch an kalten, feuchten und dunklen Tagen draußen. Es ist schon erstaunlich, dass etwas so Einfaches wie das Spazierengehen mit einem Hund Menschen helfen kann, aktiver zu bleiben. Von einem anderen Lebewesen animiert zu werden, sich zu bewegen, ist ein wichtiger Motivator, den es in Zukunft noch effektiver einzusetzen gilt.

Dabei sind Hundebesitzer nicht nur körperlich aktiver[6], sondern leben insgesamt gesünder[7, 8] und sind daher seltener übergewichtig[9]. Schottische Ärzte verschreiben schon »Zeit in der Natur«, vielleicht sollten Bewegungsmuffel einen Hund auf Rezept bekommen, um sie zu mehr Bewegung zu animieren?

Genau dieser Frage gingen James Serpell, Professor für Tierethik und Tierschutz an der Universität von Pennsylvania, und seine Kollegen nach: Werden Bewegungsmuffel tatsächlich aktiver, wenn sie sich ein Tier zulegen? Hierzu beobachteten die Forscher zehn Monate lang eine Gruppe Freiwilliger, die erst vor kurzem einen Hund oder eine Katze zu sich genommen hatten. Sie verglichen sie mit einer tierfreien Gruppe. Auch hier waren die Ergebnisse eindeutig: Die Hundebesitzer fühlten sich wohler, waren selbstbewusster und bewegten sich mehr. Insgesamt war ihr Gesundheitszustand besser, und sie mussten weniger häufig zum Arzt. Für die Katzenbesitzer – leider, liebe Katzenfreunde – waren die gesundheitsförderlichen Effekte nur gering. Wir werden die unterschiedlichen Wirkungen von Hund und Katze in einem späteren Kapitel noch genauer beschreiben.

Aber nicht nur Hundebesitzer, auch wer Esel, Pferd oder Schaf sein Eigen nennt, ist sicherlich mehr an der frischen Luft. Wissenschaftliche Studien dazu gibt es, soweit wir wissen, nicht. Aber unser Alltag spricht da eine eindeutige Sprache: Heu in die Raufen packen, Futtersäcke stopfen, Hufe auskratzen, Dreck und Staub aus dem Fell bürsten, die Weide abäpfeln, mal eine Runde wandern, da ist Bettina jeden Tag schnell mal zwei Stunden beschäftigt – wohltuende Bewegung.

Aber Vorsicht, es gibt nicht DEN Hundehalter. »Dog Walk« stand unter einem Foto im Internet, das wir bei unseren Recherchen fanden: Ein deutlich übergewichtiger Mann in Unterhemd und Shorts glotzt in einen Fernseher, trinkt Bier und isst Chips. Neben ihm an der Leine sein Collie, der auf einem Laufband seinen täglichen Spaziergang macht. Zugegeben, ein extremes Beispiel, doch auch manche Hundehalter neigen zu Bequemlichkeit. Manche gehen nur selten oder sehr kurz mit dem Hund ins Freie, bei manchen ähnelt das Gassigehen eher einem Dahinschlendern denn einer gesundheitsförderlichen Bewegungsrunde. Folglich profitieren sie auch nicht von dem aktivitätssteigernden Effekt des Vierbeiners.

Ganz klar, Tiere motivieren zu mehr Bewegung, doch unsere Haustiere tun noch mehr, um unsere Chance auf ein längeres Leben drastisch zu erhöhen und uns vor Herz-Kreislauf-Erkrankungen zu schützen.

Tiere sind Blutdrucksenker

Ein besonderer Risikofaktor für Herzinfarkt und Schlaganfall ist ein zu hoher Blutdruck. Weltweit ist bereits etwa jeder dritte erwachsene Person betroffen, und der Anteil der Bluthochdruckpatienten nimmt mit wachsendem Alter deutlich zu[10].

Dabei gibt es ein einfaches Mittel zur Blutdrucksenkung: unsere Haustiere. Wieder war es Erika Friedmann, die mit ihrem Team in einer Langzeitstudie über 60 ältere Menschen beobachtete, die Medikamente zur Blutdrucksenkung einnahmen. Darunter waren je zur Hälfte Tierhalter und Personen ohne eigenes Haustier. In regelmäßigen Abständen wurde der Blutdruck gemessen, und sie mussten ihre körperliche Aktivitäten und ihre Stimmung protokollieren. Das Fazit der Studie war klar: Die Gegenwart eines Hundes wirkte sich sehr positiv auf den Blutdruck aus.

Aber es sind nicht nur Hunde, die unseren Blutdruck senken, sondern auch Katzen. Denn eine weitere Studie zeigte, dass Ehepaare, die einen Hund oder eine Katze zuhause hatten, einen deutlich niedrigeren systolischen und diastolischen Blutdruck aufwiesen als Paare ohne Haustier[11].

Dass die blutdrucksenkenden Wirkungen unserer Haustiere wirklich robust sind, zeigt eine Studie von Karen Allen von der University of New York in Buffalo[12]. Sie wollte es ganz genau wissen und suchte 30 Teilnehmer, welche einen leichten Bluthochdruck hatten und bereit waren, einen Hund aus dem Tierheim zu sich zu nehmen. Zufällig ausgewählt bekam die eine Hälfte der Teilnehmer sofort einen Hund, die anderen Teilnehmer mussten fünf Monate warten. In dieser Zeit wurden die Blutdruckwerte in beiden Gruppen systematisch erfasst. Zu Beginn der Studie hatten beide Gruppen ähnliche Blutdruckwerte, zwei und fünf Monate nach Beginn der Studie war in der Hunde-Gruppe der Blutdruck deutlich niedriger. Und interessanterweise glichen sich die Werte an, nachdem auch die anderen 15 Teilnehmer einen Hund zu sich nach Hause nehmen durften[13].

Das Streicheln eines Hundes oder einer Katze ist eine Wohltat für Körper und Geist. Es hat beruhigenden Einfluss auf den menschlichen Körper und entspannt selbst unser Herz. Der Blutdruck senkt sich, wir kommen zur Ruhe und können den Abend gemütlich ausklingen lassen.

Tiere sind Stresspuffer

Und es ist vor allem Stress, der unseren Blutdruck in die Höhe schnellen lässt. Leider hat sich unsere Stressreaktion seit Urzeiten kaum verändert. War es früher sinnvoll, sich möglichst schnell auf Kampf oder Flucht einzustellen, konnte doch hinter jedem Felsen ein Raubtier hervorschießen, ist in unserer heutigen, zumindest in dieser Hinsicht friedlichen Umwelt diese Reaktion gesundheitsgefährdend. Heute besteht die Gefahr lediglich in einem Chef, der unklare Zielvorgaben macht, in langen Wartezeiten beim Arzt, unseren eigenen hohen Ansprüchen oder dem täglichen Verkehrskampf. Und der heutige Mensch kann im Gegensatz zum Urmenschen davor meist weder fliehen, noch nutzt es zu kämpfen. Die durch Stress frei werdenden Energien richten sich dann häufig gegen den eigenen Körper.

Daher fragten sich Karen Allen und ihr Team, ob Hunde auch Stress mindern können. Dazu untersuchten sie Frauen in einer Stresssituation, einer komplizierten Kopfrechenaufgabe, von der man weiß, dass sie den Blutdruck nach oben treibt. Einmal mussten Frauen in Anwesenheit ihres Wuschels oder ihres besten menschlichen Freundes die Aufgaben lösen. Während die Freunde nicht als soziale Unterstützung empfunden wurden und der Blutdruck deutlich nach oben schoss, stieg er in Anwesenheit des vierbeinigen Freundes nicht an[14].

Nun wiederholten die Forscher die Untersuchung, doch dieses Mal verglichen sie die stressmindernde Wirkung des Ehepartners, der unterstützend und freundlich zu erscheinen versuchte, mit der des eigenen Hundes. Wieder war der Hund viel wirkungsvoller als der Ehepartner. Wurden die Rechenaufgaben in Anwesenheit des Ehepartners gelöst, stieg der systolische Blutdruck um fast 30 Prozent der diastolische um 25 Prozent. War Bello anwesend, kletterten beide Werte nur um magere 4 Prozent Ein eindeutiger Hinweis, dass die Anwesenheit unserer Haustiere stressmindernd wirkt.

Dennoch wollten die Forscher auf Nummer sicher gehen und schauten sich die besonders stressgeplagte Berufsgruppe der Börsenmakler an. Zunächst unterzogen sie die Börsianer einem Stresstest, was deren Blutdruck in die Höhe schnellen ließ. Dann teilten sie die Teilnehmer zufällig in zwei Gruppen: Eine Gruppe legte sich einen Hund oder eine Katze zu, die andere Gruppe blieb ohne Haustier. Sechs Monate später baten sie die Teilnehmer wieder zu einem Stresstest, bei dem sich die Börsenmakler verteidigen mussten, da sich von ihnen versprochene Aktiengewinne in Luft aufgelöst hatten. Und siehe da, bei den Teilnehmern mit Haustier stieg der Blutdruck nur halb so stark an wie bei denjenigen ohne Tier. Ohne beim Stresstest überhaupt anwesend zu sein, beeinflussten die Vierbeiner das Herz-Kreislauf-System positiv.

Und je enger die Beziehung zu unserem Tier ist, umso stärker ist auch die entstressende Wirkung. Dies haben die Psychologin Sigal Zilcha-Mano und ihre Kollegen vom Herzliya Center in Israel bei über 280 Hunde- und Katzenbesitzern wissenschaftlich nachgewiesen. Hierzu ließen sie die Freiwilligen zunächst einen Fragebogen ausfüllen, mit dem sie die Beziehung zu dem tierischen Hausgenossen erfassen konnten[15]. Anschließend brachten sie 120 dieser Tierhalter in eine Stresssituation, in der sie einen anspruchsvollen Sprachtest absolvieren mussten. Wurden die Probanden dabei von ihrem Haustier begleitet, stieg der Blutdruck weniger stark, denn sie waren weniger gestresst als die Probanden ohne Kontakt zu ihren Lieblingen. Und tatsächlich hing der stressmindernde Effekt wesentlich davon ab, wie stark die jeweilige Person an ihrem tierischen Mitbewohner hing, also wie intensiv die Beziehung vom Halter empfunden wurde.

Tiere als Ruhepol

Unsere Welt ist schnelllebig, unübersichtlich, voller Stress und flüchtiger Begegnungen, daher ist für viele die Natur und besonders der Kontakt zu Tieren zu Fluchtpunkt und Ruhepol im durchtechnisierten und durchorganisierten Leben geworden. Wir sehnen uns nach emotionaler Sicherheit, Zugehörigkeit und psychischer Erholung. Werden diese Bedürfnisse nicht erfüllt, erleben wir einen Zustand des Nicht-komplett-Seins, das bei uns oft ein Gefühl der Leere, Traurigkeit und Sinnlosigkeit hinterlässt.

Hier kann das Zusammensein mit Tieren gleichsam ein Wohlfühlort sein, der unsere Bedürfnisse besonders gut erfüllt[16]. Doch warum ist das Bedürfnis der Menschen nach Natur überhaupt so stark? Der Philosoph Friedrich Nietzsche sagte: »Wir sind so gern in der freien Natur, weil diese keine Meinung über uns hat.« Pflanzen und Tiere stellen keine Erwartungen an uns, Tiere und Natur sind vielmehr ein Gegenentwurf zur Kontrollwelt im Alltag.

Unser Tipp: Radio, Fernseher, PC, Smartphone aus, wenn es ihnen beschissen geht. Wenn Sie müde, schlecht gelaunt, einfach leer sind, dann machen Sie eine tierische Entzugskur für ihre Medienvergiftung. Geben Sie sich einen Tritt in den Allerwertesten und gehen mit Ihrem Hund raus, schlendern Sie durch Feld, Wald und Wiesen.

Sie sind eher ein Bewegungsmuffel? Auch dann können Sie wahrscheinlich von der förderlichen Wirkung von Tieren profitieren. Denn mittlerweile ist gut belegt, dass alleine die Anwesenheit eines ruhigen, entspannten Tieres den Blutdruck und die Herzfrequenz senkt.

Und die Vierbeiner beeinflussen nicht nur unseren Blutdruck, sondern ihr Anblick verändert auch unsere Hirnaktivität. Eine aufwendige Studie mittels Positronen-Emissions-Tomografie, mit der Stoffwechselvorgänge im Gehirn sichtbar gemacht werden können, wies nach, dass die Anwesenheit des Familienhundes vor allem Hirnareale deaktiviert, die für emotionalen Stress zuständig sind[17]. So ist es der Kontakt mit unseren Haustieren, wenn wir uns wirklich darauf einlassen, wie ein »Reset« des Körpers, psychisch und physisch. Dann können wir den Kopf durchlüften, achtsam sein und nicht an den Stress bei der Arbeit oder an die Zukunft denken.

Das war auch bei Alfred Hitchcock so, obwohl man sich kaum vorstellen kann, dass er Tiere als entspannend und angstmindernd ansah, vor allem, wenn man an den Film »Die Vögel« denkt. Doch Sarah war vermutlich das einzige Wesen in ganz Hollywood, das wagte, was sich Cary Grant und Grace Kelly & Co nicht trauten. Die Terrierhündin ignorierte Alfred Hitchcocks Anweisungen und schlief auf einem eigenen Kopfkissen zwischen Herrchen und Frauchen. Kaum zu glauben, aber wahr: Hitchcock zitterte bei Dunkelheit, litt unter Höhenangst und fürchtete sich vor anderen Menschen. Als er in die USA umsiedelte, hatte er Angst vor der Neuen Welt. Lediglich die Gelassenheit und Ruhe seiner Hündin verschafften ihm während der Überfahrt etwas Zuversicht und hielten seinen Stress in Schach.[18]

Aron Katcher und Alan Beck von der Pennsylvania-Universität haben die entspannende Wirkung von Tieren wissenschaftlich untersucht. Sie ließen Patienten in einem Wartezimmer warten, in dem es entweder ein Poster mit Bergansicht oder ein Aquarium zu sehen gab. Patienten, welche die Fische beobachten konnten, verspürten bei der folgenden Behandlung weniger Angst und empfanden sie als weniger unangenehm, als die Patienten, die das Bergbild betrachtet hatten. Warum können Fische solche Veränderungen auslösen? Alan Beck vermutet, dass die sanfte Bewegung der Fische einer Meditation ähnlich ist. Die sich sanft schwingenden Pflanzen und die ruhig dahinschwimmenden Fische sind, so Beck, ein Symbol des Friedens und der Harmonie, das tief in unserer Evolutionsgeschichte verwurzelt ist und uns in eine Form der tiefen Entspannung versetzt. Und das Ganze funktioniert auch, wenn man sich Filme mit Fischen, Vögeln oder auch Affen anschaut, schon entspannt man sich und Blutdruck und Puls sinken. Kein Wunder, dass Tierfilme so beliebt sind.

Eine mögliche Theorie dahinter hat das US-amerikanische Forscherpaar Rachel und Steven Kaplan entwickelt, die sogenannte *Attention Restoration Theory*. Im Alltag, so die Kaplans, fokussieren wir unsere Aufmerksamkeit gewöhnlich auf nur eine Aufgabe, beispielsweise das Lesen eines Dokumentes. Das können wir nur für kurze Zeit, dann erlahmt die Konzentration, und das geht umso schneller, wenn uns Anrufe, Textnachrichten oder Mails zusätzlich ablenken. Irgendwann sind unsere Aufmerksamkeitsreserven erschöpft, wie eine Batterie bei hoher Beanspruchung. In der Natur hingegen können wir unsere Aufmerksamkeitsspeicher wieder laden, ohne dass wir sie gezielt auf etwas richten, die Hirnareale, zuständig für Konzentration, können wieder regenerieren. Die Kaplans nannten diesen Prozess »soft fascination«. Und jeder, der schon einmal im Wald, im Gebirge oder am Meer seinen Blick absichtslos schweifen ließ, kennt diesen Zauber.

Aber nicht nur Landschaften können unsere Batterien aufladen, sondern auch entspannte Tiere. Sie signalisierten schon den Steinzeitjägern, es droht keine Gefahr. Ihr könnt entspannen, euch erholen. Und für uns Mammutjäger in der Metro ist dies heute nicht anders. Wer kennt nicht die von entspannten Tieren ausgehende tiefe Faszination?

Ein Grund mehr, warum in Büros immer öfter unsere Fellnasen einziehen. »We are a dog company« – mit diesem Selbstverständnis erklärt Google den Bürohund »zum integralen Bestandteil der Firmenkultur«. Mit dem Bekenntnis zum Hund ist Google aber längst nicht allein. Auch bei Amazon in Seattle oder der Mars Holding in Verden tummeln sich Hunde. An dem jährlich stattfindenden Aktionstag »Kollege Hund« nehmen bundesweit schon mehr als 1000 Unternehmen teil – vom Kleinstbetrieb bis zur großen Versicherung. Studien haben belegt, dass sich ein Hund im Büro positiv auf die Ergebnisse des Unternehmens auswirkt. Und der Wissenschaftler Randolph Barker, Professor für Management an der Virginia Commonwealth University, fand tatsächlich heraus, dass auch der Stresslevel deutlich sinkt, wenn ein Hund im Büro ist. Es ist schlicht gesundheitsförderlich, wenn Menschen Ruhe und Verbundenheit mit einem vertrauten Lebewesen spüren und mit ihm in einer für beide angenehmen Atmosphäre zusammen sind[19].

Unsere vierbeinigen Freunde können uns also helfen, akuten Stress zu mindern, sie wirken als Stressbremse, besser als jeder gute Freund. Ein Haustier zu halten und zu streicheln ist für viele Menschen beruhigend, auch für diejenigen, die eigentlich gar keinen Stress haben.

Rauchfrei durch Tiere

Menschen, die nur eine Zigarette pro Tag rauchen, haben bereits ein erheblich höheres Risiko, eine gefährliche Herzkrankheit zu entwickeln oder einen Schlaganfall zu erleiden. Und da lohnt sich die Frage, können Tiere helfen, mit dem Rauchen aufzuhören?

Die Antwort lautet: Viele Raucher sind motivierter, mit dem Rauchen aufzuhören, wenn sie zum Schutz ihrer Haustiere auf die Glimmstängel verzichten müssen. In einer im Magazin »British Journal Tobacco Control« veröffentlichten Umfrage gab gut jeder vierte Raucher an, dass er mit dem Rauchen aufhören würde, wenn sein Haustier dadurch vor Krebs geschützt würde[20]. Und sie werden es nicht glauben, nur 2 Prozent würden es ihren

Kindern zuliebe tun. Zusätzlich würden über 10 Prozent darüber nachdenken und weitere knapp 10 Prozent ihren rauchenden Partner immerhin bitten, zum Rauchen rauszugehen, um Hund, Katze oder Vogel vor dem Passivrauchen zu schützen. Also müssen Ärzte und Psychotherapeuten Fiffi und Fido ins Boot holen, um deren Besitzer zum Nichtrauchen zu motivieren.

Die Gefahren des Passivrauchens beim Menschen sind klar belegt, Studien zeigen bei Tieren gleichfalls eine Verbindung mit Krebserkrankungen. Dabei sind bei Katzen Lymphdrüsenkrebs häufig, bei Hunden Lungen- und Nasenkrebs. Zudem gibt es bei Hunden auch klare Hinweise auf allergische Reaktionen und bei Vögeln auf Augenkrankheiten. Gleichzeitig sind sich aber nur wenige Raucher bewusst, dass ihr Verhalten ihre Haustiere einer Gesundheitsgefahr aussetzt. Also, liebe Raucher, eine weitere Motivation, mit dem Rauchen aufzuhören.

Natur, Biophilie und das Wohlfühlen

Über 90 Prozent der erwachsenen Deutschen brauchen Natur und Tiere, um sich wohlzufühlen, neben freundschaftlichen Beziehungen, sinnvoller Arbeit und einem spannenden Hobby. Dies scheint so selbstverständlich, dass die Wissenschaft den Einfluss von Natur und Tieren fast übersehen hätte. Sucht man nach empirischen Erkenntnissen, landet man schnell bei einer der frühesten Untersuchungen zum Thema Heilung durch Natur. Sie erschien 1984 in dem Wissenschaftsmagazin »Science« und wurde unter Fachleuten als »Blick-aus-dem-Fenster-Studie« berühmt[21]. In ihr wurde der Heilungsverlauf von 46 Frischoperierten verglichen. Die eine Hälfte guckte vom Krankenhausbett gegen eine Backsteinmauer, die andere auf Bäume. Die Baum-Blick-Patienten brauchten geringere Dosen Schmerzmittel als ihre Leidensgenossen in den Mauer-Blick-Betten, auch hatten sie weniger Komplikationen und wurden früher entlassen.

In einer späteren Studie von 2008 zeigte der Mediziner Qing Li nach einer Analyse von Gesundheitsdaten der japanischen Bevölkerung, dass in unbewaldeten Gebieten deutlich mehr Menschen an Krebserkrankungen sterben als in Waldgebieten – und das, nachdem viele andere mögliche Einflussfaktoren auf das Sterberisiko herausgerechnet worden waren[22]. Auch die Produktivität am Arbeitsplatz steigt und Mitarbeiter fühlen sich wohler, wenn durch die Fenster Bäume, Wiesen und Tiere zu sehen sind statt Mauern oder Straßen[23]. Natur taugt also besser als unsere urbanen Landschaften dazu, uns vom alltäglichen Stress zu erholen, und Menschen, die Zugang zur Natur und Umgang mit Tieren haben, sind einfach gesünder und zufriedener mit ihrem Leben.

Tiere sind Balsam für die Seele

Während unserer Recherchen zu diesem Buch lernten wir Sabine Kerner kennen. Sie hat sich bei uns gemeldet, da wir über befreundete Hundeschulen Menschen mit einer besonderen Beziehung zu ihren Fellnasen suchten. Wir trafen Sie in einem Café in Baden-Baden.

Viereinhalb Jahre ist es her, dass die heute 48-Jährige den Westie-Terrier Henry zu sich holte. Sie wollte unbedingt wieder einen Hund, weil sie Angst hatte, depressiv zu werden. Sie hatte durch Mobbing ihren Job verloren und brauchte dringend eine neue Aufgabe und vor allem mehr Struktur in ihrem Alltag. »So kam Henry in mein Leben«, erzählt uns Sabine, »und durch ihn wurde es wieder sonniger. Er gab mir Halt und Lebensfreude zurück, da er mir seine ganze Zuneigung schenkte.« Gleichzeitig forderte er ihre Aufmerksamkeit und vermittelte ihr das Gefühl, gebraucht zu werden. Wer ein Haustier hat, kommt nicht umhin, es zu versorgen. Und man trägt nicht mehr nur für sich selbst die Verantwortung, sondern auch für den Hund. Besonders die Verantwortung gegenüber einem anderen Lebewesen und die Aufgaben, die das mit sich bringt, können helfen, Depressionen vorzubeugen. »Seitdem Henry bei mir ist, schlafe ich wieder regelmäßig und gut.« Und Sabine muss jetzt jeden Morgen raus und mit Henry Gassi gehen. »Ob mir das passt oder nicht, ob ich liegen bleiben möchte oder nicht«, sagt sie. Morgens überhaupt aufzustehen ist für Menschen, die zu Depressionen neigen, meist schwierig. Aber Sabine widerspricht: »Nach dem kleinen Spaziergang – bei jedem Wetter – bin ich wach und bereit für meinen Tag.« Henry verschönert Sabines Leben auf die unterschiedlichste Art und Weise. Er ist treu, menschenbezogen, kuschelt gerne und ist für Sabine sowieso der liebste Hund der Welt. Durch den Einzug von Henry war Sabine gezwungen, ihren Alltag zu strukturieren, und wenn ihr Gedankenkarussell mal wieder anfängt, dann bringt Henry sie ganz schnell wieder in die Realität. »Henry liebt mich so, wie ich bin, egal wie es mir geht«, erzählt Sabine weiter. »Und gerade wenn es mir mal schlechter geht, bleibt er bei mir und zeigt mir, dass er da ist.«

Tiere können noch mehr, sie können nicht nur Depressionen vorbeugen, sondern sie auch lindern. Als Rainer beim Zahnarzt saß und durch die bunten Illustrierten blätterte, entdeckte er eine Geschichte, die wundervoll zum Thema Tiere und psychische Krankheiten passt. Kennen Sie Leia, die rebellische, schießfreudige Prinzessin aus »Star Wars«? Dann kennen Sie auch

Carrie Fisher, die in dieser Rolle Filmgeschichte schrieb. Aber wissen Sie auch, dass sie nicht allein war, als sie im Dezember 2016 starb? Ihre Dogge Gary, die schon vorher immer treu an ihrer Seite war, wachte an ihrem Bett. »Ich bin psychisch krank. So viel kann ich sagen. Ich schäme mich nicht dafür. Ich habe das überlebt, ich überlebe es weiter«, erzählte Carrie Fisher in einem Interview mit dem »People«-Magazin im Jahr 2013. Der Hollywoodstar litt an einer bipolaren Störung, mit der sie bemerkenswert offen umging. Weniger bekannt ist, dass sie ihre schwierigen Lebensphasen meist nur mit Hilfe ihrer Bulldogge Gary überstehen konnte. »Gary ist wie mein Herz«, sagte sie einmal, »Gary gehört zu mir, und er hilft mir runterzukommen, mich zu beruhigen und zu mir zu finden.« Sie war überzeugt, dass sie Alkoholismus, Drogenabhängigkeit und Depressionen nur durchgestanden hatte, weil Gary ihr zur Seite gestanden hatte.

Neben der Linderung von Depressionen hilft die Anwesenheit von Tieren auch dabei, Ängste zu mindern, übrigens auch bei stahlharten Männern wie Superman. Superman kann schneller fliegen als eine rasende Kugel, aber der britische Schauspieler, der den Superhelden spielt, braucht einen Hund, um in ein Flugzeug zu steigen. Es ist schon eine ungewöhnliche Kombination, ein Schauspieler, der Superman spielt und Flugangst hat, aber genau dies trifft auf den britischen Schauspieler Henry Cavill zu. Mit seinem markanten Kiefer und seiner selbstbewussten Art ist er der perfekte Superman. Trotzdem setzt er nur in Begleitung seines Akitarüden namens »Kal-El« einen Fuß an Bord eines Flugzeuges. Cavill braucht den emotionalen Beistand seines Hundes, um in der Luft keine Panikattacke zu bekommen. Wenn er durch das weiche und flauschige Fell des Hundes streichelt, kann er sich beruhigen und sich von seinen ängstigenden Gedanken ablenken[24].

Wir selbst wissen es, viele Prominente wissen es, und auch

die Wissenschaft weiß es: Tiere tun unserer Seele gut. Besitzen wir Tiere, dann leiden wir weniger häufig an depressiven Verstimmungen und fühlen uns insgesamt seelisch gesünder. So fanden sich zum Beispiel bei hundelosen HIV-Erkrankten dreimal häufiger Depressionen im Vergleich zu HIV Patienten mit Hund. Die Hundebesitzer waren zudem gegenüber Belastungen widerstandsfähiger[25].

»Als HIV-Positiver und Hundebesitzer sind diese Ergebnisse für mich nicht überraschend«, sagt Gunner Friesen, ein führender Vertreter der AIDS-Bewegung in den USA. »Mein Hund Castro gibt mir Trost, Liebe und Wohlbefinden. Er hilft mir vor allem in stressigen Zeiten, wenn er mit mir im Büro ist. Ein Hund, der auf dem Schoß sitzt und den ich knuddeln kann, ist so viel besser, als einen ›Stressball‹ zu kneten! Castro hat mir auch geholfen, Kontakte zu knüpfen und mich so aus meiner sozialen Angst herauszuwinden.«

Besonders bei älteren Menschen haben Tiere eine wohltuende Wirkung. Reinhold Bergler, emeritierter Psychologieprofessor der Universität Bonn, und sein Team stellten sich die Frage, wie sich das Leben älterer Menschen verändert, wenn sie einen tierischen Zimmergenossen bekommen. Zunächst stellten die Forscher zahlreiche Fragen an die Bewohner eines Altenheims: allgemein nach ihrem Leben, ihrer Lebensqualität und ihrem Gesundheitsstatus. Am Ende des Gespräches wurde dann noch gefragt, ob die Bewohner sich vorstellen könnten, für acht Wochen einen Wellensittich zu versorgen. Und siehe da: Alle Befragten wollten unbedingt einen zwitschernden Zimmergenossen. Da die Forscher jedoch eine Vergleichsgruppe benötigten, musste das Los entscheiden.

In der ersten Befragungsrunde erzählten die Bewohner eher negativ über ihr Leben. Sie berichteten von niedergedrückter

Stimmung und nur wenigen sozialen Kontakten. Dann zogen die zwitschernden Genossen ein. Die Forscher waren gespannt, ob sich diese wirklich zu einem »Medikament ohne Nebenwirkungen« entwickeln würden? Nach acht Wochen war die Antwort ganz eindeutig: Die Bewohner waren motivierter, sich zu bewegen, waren wieder gefordert und damit natürlich auch gefördert. Soziale Aktivitäten und brachliegende Kontakte wurden wiederbelebt, so besuchten sich die Senioren öfter, denn sie hatten sich nun viel Neues und Erfreuliches zu erzählen – das Gesprächsthema Krankheit trat in den Hintergrund. Und dies führte auch dazu, dass Kontakte zu Bekannten und Familie häufiger wurden, man konnte ja über den neuen gefiederten Zimmergenossen berichten. Es gab viele weitere Veränderungen: Das Erleben von Einsamkeit und Verlassenheit nahm deutlich ab. Die Bewohner erlebten mehr Freude, Spaß und Glück, wie auch ihr Ärger schneller verflog. Die Heimbewohner benötigten auch seltener einen Arzt und nahmen weniger Tabletten ein. Und am Ende der Studie wollten alle Altenheimbewohner, die einen Vogel erhalten hatten, ihren Wellensittich unbedingt behalten – sogar auf eigene Kosten.

Wie sehr Tiere die Atmosphäre in einem Heim oder einer Klinik verändern, zeigt auch das Beispiel einer psychiatrischen Klinik in Basel. Patienten, auf deren Station eine Katze lebte, waren unbeschwerter als Patienten auf einer katzenlosen Station. Aber mehr noch, sie waren auch mit ihrer Behandlung zufriedener, fanden die Klinik insgesamt besser und bewerteten ihre Freizeitmöglichkeiten, die Gemeinschaftsräume und die Zusammenarbeit mit Pflege und Therapeuten deutlich besser. Nur das Verhältnis zum Arzt blieb durch die Katzen unbeeinflusst[26].

Wir haben gesehen, dass Hunde, Wellensittiche und Katzen die Stimmung verbessern, da klingt es nicht scherzhaft oder selbstironisch, wenn die Schauspielerin Nadeshda Brennicke, bekannt aus »Manta Manta« oder »Banklady«, den Satz fallen lässt: »Mein Pferd ist mein Psychotherapeut.«[27] Doch hinter diesem Slogan steckt mehr als Koketterie, dies haben Wissenschaftlerinnen mit einer Studie im Fachmagazin »Medical Anthropology Quarterly« belegt.[28] Sie führten sogenannte Tiefeninterviews mit 50 Pferdebesitzerinnen durch, und siehe da: Ohne jeden ironischen Unterton stellten die Frauen fest, ihr Pferd sei für sie wie Psychotherapie: »Es ist Freude. Es ist Therapie.« Reiten sei ihre »Art, zum Psychiater oder Psychologen zu gehen«. »Ohne Pferd war mein Leben schrecklich, und es war keine Freude, mit mir zusammen zu sein.« »Wenn ich das Pferd nicht hätte, hätte ich wahrscheinlich schon einen psychischen Zusammenbruch gehabt.« Klar ist, Pferde haben eine besondere Wirkung auf Menschen, der Pferdemensch ist mit sich im Reinen, wenn er bei seinem Pferd ist. Lara Wassermann, die Redakteurin der Zeitschrift »Mein Pferd«, schreibt in ihrem Blog: »Ich stelle mein Auto auf dem Hof ab und öffne die Fahrertür. Sofort umgibt mich der typische Stallgeruch, und meine letzten Gedanken an Arbeit und Stress werden, genau wie meine bis dato gut sitzende Frisur, hinweggeweht. Spätestens der Blick meines Pferdes, welches aus seinem Fenster wiehert, holt mich in die Ponyhof-Welt und lässt mich alles andere vergessen. Es ist wie eine Therapie für die Seele.«[29]

Warum sind Tiere eine Therapie für unsere Seele? Die Antwort liegt auf der Hand. In unserem Alltag sind wir vor allem von Technik umgeben, ganze Tage verbringen wir vor dem Bildschirm, unser Smartphone begleitet uns überallhin, und unsere Gefühle drücken wir durch Emojis aus. Keine Therapie für unsere Seele. Unsere Haustiere dagegen zeigen ihre Gefühle direkt und unmittelbar, schenken ihre Zuneigung vorurteilsfrei und unbedingt, ohne Gegenleistung. Sie besitzen eine besondere Beziehungsfähigkeit, wodurch sie uns eine Tür aufstoßen zur Welt der Gefühle, zu Liebe und Wohlfühlen.

Tierische Sozialarbeiter

An einem kalten Winterabend saßen wir am Kachelofen unserer Stube und sprachen mit Rainers Mutter über Menschen und Tiere. Er redete über wissenschaftliche Studien, seine 90-jährige Mutter über ihre Lebenserfahrung.

»Ich weiß schon lange, dass Tiere gut auf die Seele wirken, auch dass Bäume Kraft geben können! Umarme mal einen Baum, wenn es dir schlecht geht, lege deinen Kopf an seinen Stamm, und du spürst die Kraft, die von ihm ausgeht. Auch meine Pferde spürten, wenn es mir nicht gut ging. Wie oft habe ich meinen Kopf an Zunas Hals gelegt. Wie oft hat sie mir mit ihrer Zunge zu verstehen gegeben, dass alles nicht so schlimm ist, wie es aussieht. Ich hätte ohne Birke oder Apfelbaum und ohne die Pferde nicht die Kraft gehabt, mein Leben zu meistern. Ich war oft nahe daran, aufzugeben, aber sie gaben mir Kraft, weiterzumachen. Nicht Menschen haben mir geholfen, sondern die Pferde und die Bäume.«

Tiere als Dialogpartner

Schon für Rainers Mutter waren ihre Pferde wichtige emotionale Unterstützer. Sie ließ sich auf die nicht-sprachliche Welt der Tiere ein und konnte so mit ihnen in einen echten Austausch treten. Im Kontakt mit Tieren war ein Verstellen oder ein Verbergen ihrer Stimmungen nicht möglich. Ihren Pferden konnte – und musste – sie nichts vormachen. Sie fühlten zwar ihre Niedergeschlagenheit, wenn es familiäre Konflikte gab, aber die Pferde kannten sie nicht als Versagerin oder Schwächling. Auch ein Grund, weshalb Rainers Mutter im Verhalten ihrer Pferde bedingungslose Liebe und Nachsichtigkeit erkannte. Da die Tiere ohne Worte mit ihr sprachen, vermittelten sie ihr etwas Aufrichtiges und Ehrliches, und das fehlt oft bei zwischenmenschlichen Beziehungen.

Tiere verlangen, so der verstorbene Psychologieprofessor Erhard Olbrich, dass wir mit ihnen in eine stimmige Beziehung treten.[30] Und das ist hilfreich: Je feinfühliger wir auf Tiere eingehen, desto mehr müssen wir uns mit eigenen Gefühlen und Stimmungen auseinandersetzen, desto mehr unser Empfinden und unser Verhalten in Einklang bringen. Es ist der Weg vom »Wer man meint zu sein« zum »Wer man ist«.

Der enge Kontakt zu einem Tier erfordert ein hohes Maß an Einfühlungsvermögen und Sensibilität für dessen Körpersprache. Diese Fähigkeit ist aus unserer Erfahrung Fluch und Segen zugleich. Denn was wir mit unseren Tieren gelernt haben, setzen wir unbewusst auch in unserem Alltag ein, und wir machen uns daher mehr Gedanken als andere Menschen um Zwischenmenschliches, das Klima in der Klinik und die Kommunikation mit anderen Menschen. Doch das ist oft anstrengend und führt nur manchmal zum Erfolg, denn unsere Kollegen oder Freunde kommunizieren kompliziert und sagen nur selten klar und eindeutig, was sie zum Glücklichsein brauchen, so lässt uns der Wust der menschlichen Kommunikation oft ratlos zurück.

Ganz anders bei den Tieren – ihre Körpersprache ist einfacher zu lesen, denn Tiere haben weniger Facetten als Menschen, die wir erkennen müssen. Zudem zeigen sie klar und eindeutig ihre Bedürfnisse und lassen so weniger Handlungsspielräume zu. So macht die echte, offene Art der Tiere, die ihre Bedürfnisse eindeutig äußern, uns zufrieden und glücklich.

Auch für Rainers Mutter war es einfacher, mit ihren Pferden in Dialog zu treten als mit Menschen. Warum ist das so? Erstens, Tiere leben in der Gegenwart, und das ist gut so, denn es ist die gegenwärtige Situation entscheidend und nicht Vergangenes. Zweitens zeigen sozial lebende Tiere von Natur aus wirkliches Interesse an uns und sind bereit, sich einzufühlen. Drittens, wenn sich das Tier als Lebewesen mit eigenen Bedürfnissen, Gefühlen und Schwächen offenbart, dann lernen auch wir, uns so anzunehmen, wie wir sind, auch unsere vermeintlich schlechten Eigenschaften und Gefühle. Viertens, Tiere bringen uns Wertschätzung entgegen, und so lernen wir, uns selbst wertzuschätzen.

Doch nicht das Tier an sich, sondern der Dialog mit ihm ist hilfreich. Denn das Sprechen mit einem Tier ist im Grunde ein Sprechen mit uns selbst, wenn auch hier eben mit einem lebendigen Gegenüber. Und dies ist ein wichtiger Moment für die Klärung der eigenen Gefühle und Gedanken[31]. Und das ist heilsam.

Tiere – Teil der Familie

Kein Wunder also, dass heute unsere tierischen Hausgenossen oft die wichtigsten, für viele sogar die einzigen engen Sozialpartner sind. Man kann beinahe sagen: Sie sind ein Familienmitglied, das zufällig ein Tier ist.

Und wie für ein Familienmitglied, so stehen wir auch für unsere Tiere ein. Fast die Hälfte der Hunde- und nahezu 40 Prozent der Katzenbesitzer würden sich von ihren gesamten Besitztümern trennen, um ihrem Haustier eine teure Behandlung zu finanzieren. Und über 42 Prozent würden für den tierischen

Gefährten sogar ihr Leben riskieren. Noch risikofreudiger sind Hundefreunde, von denen sich sogar fast drei Viertel in tückische Fluten stürzen und ihr Ertrinken riskieren würden, um ihren Liebling zu retten[32].

Da geht es übrigens berühmten Menschen nicht anders als uns Normalbürgern. We Are the Champions! Tiffany, Dorothy, Delilah, Goliath, Lily, Miko, Oscar und Romeo waren die Champions von Freddie Mercury. Für seine Katzen hätte er alles gegeben. »Sie waren seine Familie«, schrieb Peter Freestone, Freddies persönlicher Assistent, in seiner Autobiografie. Zu Weihnachten habe Mercury jeder Katze einen eigenen Strumpf mit Leckereien und Spielzeug gefüllt. Und Jim Hutton, ein enger Freund des Musikers, ergänzte: »Freddie behandelte die Katzen wie seine eigenen Kinder. Er kümmerte sich ständig um sie, und sollte einer von ihnen etwas passieren, wenn Freddie einmal nicht da war – Gott möge uns behüten. Tagsüber liefen die Katzen in Haus und Garten herum, nur nachts sammelten wir sie ein und brachten sie rein.«[33]

Hutton erinnerte sich auch an einen alarmierenden Vorfall, als Goliath einmal vom Grundstück verschwand. »Freddie wurde fuchsteufelswild, er war tief verzweifelt und ärgerlich zugleich und schleuderte einen wunderschönen japanischen Grill durch das Fenster des Gästezimmers.« Als Goliath endlich wiedergefunden worden war, sei Freddie überglücklich gewesen. Für einige Minuten sei er wie tief versunken mit dem Kätzchen gewesen, habe es unentwegt gestreichelt. Dann habe er – wie eine Mutter ihr Kind – den winzigen Goliath getadelt und zornig gesagt: »Du sollst den Garten nicht verlassen!« Der dunkle Pelzball habe aber nur dagesessen, Freddies Ausbruch ruhig und gelassen mitangehört und laut geschnurrt.

Nicht nur für den Weltstar bedeuteten seine Haustiere Halt

und Lebensfreude. Sie sind für viele von uns unverzichtbar geworden als Begleiter, Lehrer, Vertraute, Freunde, Kindersatz und auch Heiler. Manchmal sind Tiere sogar Lebensinhalt, unser Ein und Alles.

Fast alle Amerikaner (und bei uns Deutschen dürfte dies nicht anders sein) sehen ihren Hund als Familienmitglied[34], und die Hälfte sogar als ähnlich wichtig wie Sohn oder Tochter.[35] Und obwohl Pferde nicht mit uns im Haus wohnen, wobei manche Minipferde das, nebenbei bemerkt, tatsächlich tun sollen, sehen 80 Prozent der Pferdebesitzer ihre Pferde als Teil der Familie, oft als ähnlich wichtig wie Kinder, Brüder oder Schwestern an[36]. Ist die Mensch-Tier-Beziehung vielleicht sogar enger als die familiären Bindungen? Für immerhin fast 40 Prozent der Hundebesitzer sieht es danach aus, denn sie geben an, dass sie zu ihrem Hund – bezogen auf alle anderen Familienmitglieder – die engste Verbundenheit spüren[37]. Und ein Viertel der Befragten, die in einer Partnerschaft leben, sagen, dass das Haustier ein besserer Zuhörer ist als der menschliche Partner.

Tiere sind also oft wie Kinder für uns. Aber ist tatsächlich die Liebe zum Tier der Liebe zum eigenen Kind ähnlich? Der Neuropsychologe Luke Stoeckel und seine Kollegen vom Massachusetts General Hospital in Boston schoben vierzehn Mütter in einen speziellen Scanner, um ihrem Gehirn bei der Arbeit zuzuschauen. So konnten sie analysieren, welche Gehirnbereiche aktiv waren, wenn die Frauen auf Fotos von Kindern oder Hunden blickten – entweder von ihren eigenen oder von fremden[38]. Beim Betrachten der menschlichen und tierischen Familienmitglieder ähnelten sich die Hirnaktivitätsmuster, sie unterschieden sich aber deutlich von denen mit fremden Menschen oder Tieren. Dies bedeutet, dass Hunde die Hirnchemie von Müttern auf eine ähnliche Art anregen, wie es ihre eigenen Kinder vermögen. Die Fürsorge für einen Hund fußt also auf neuronalen Grundlagen. Und nichts deutet darauf hin, dass es für Pferd oder Katze anders sein sollte. Wir können daher gar nicht anders, als unsere Haustiere wie unsere Kinder zu lieben.

Daher sind auch die »typischen« Hundenamen heute out. »Hasso«, »Rex« und »Fiffi« gibt es nicht mehr. In sind heute vielmehr »ganz normale« Männer- und Frauennamen[39].

Und so ist es auch nicht verwunderlich, dass über die Hälfte der tierischen Lieblinge mit im Bett schlafen, mehr als ein Drittel auf einem Familienfoto nicht fehlen dürfen und ebenso ein Drittel den tierischen Hausgenossen bei den Grüßen aus dem Urlaub nicht vergessen wollen. Etwa zwei Drittel unserer Haustiere bekommen regelmäßig Geschenke – und das nicht nur zur Weihnachtszeit. Wir sprechen hier nicht von kleinen Mitbringseln, denn der durchschnittliche Wert eines Geschenks fürs Tier lag im Jahr 2007 bei 15 Euro[40]. Heute liegt er sicherlich deutlich darüber.

In unserer durchtechnisierten Gesellschaft werden soziale Kontakte immer mehr durch das Internet bestimmt, mal eine Mail, einige Posts auf Facebook oder ein WhatsApp-Telefonat. Doch scheint dies unser Bedürfnis nach Nähe und sozialer Unterstützung nicht wirklich zu befriedigen. Fast die Hälfte der Haustierbesitzer gaben in einer Befragung an, dass ihr Tier ihnen intensiver und besser zuhöre als der Lebenspartner oder andere Familienmitglieder. Mehr als 40 Prozent denken mehrmals am Tag an ihr Tier, wenn sie nicht mit ihm zusammen sind, und fast die Hälfte schreiben ihrem Liebling menschliche Persönlichkeitszüge zu. Da die Anzahl der Singlehaushalte stetig wächst, wird das Haustier für viele immer mehr zum wichtigsten Sozialpartner. Auch tut ein tierischer Partner gut, der immer um uns herum ist und Beständigkeit in unsicheren Zeiten vermittelt. Wir können ihnen ähnlich wie kleinen Kindern unsere

Fürsorge zukommen lassen. Sie brauchen Futter, Sicherheit, Pflege und Gesundheitsfürsorge – ihr gesamtes Leben lang.

Manchmal sehen wir unser Tier sogar als *den* idealen Lebenspartner. Kaum verwunderlich also, dass in einer Umfrage des American Kernel Clubs weit über ein Drittel der befragten Frauen der Aussage zustimmten: »Wenn mein Hund ein Mann wäre, wäre er mein Lebensgefährte (boy friend).« Denn ihre Hunde, anders als ihre Ehemänner, so die befragten Frauen, sind immer guter Laune, möchten immer zusammen mit ihnen etwas unternehmen, genießen es, gestreichelt und geknuddelt zu werden, bewegen sich gerne und sind beim Essen nicht wählerisch. In den USA würde sogar jede zweite verheiratete Hundebesitzerin eher mit ihrem Tier auf eine einsame Insel auswandern als mit ihrem Partner.

Betrachtet man die andere Seite der Medaille, dann lässt auch dies aufhorchen. Denn Männer gaben an, dass ihre Hunde gerne mit ihnen zuhause rumhängen, sich freuen, wenn sie nach der Arbeit nach Hause kommen, es ihnen egal ist, wie viel Sport sie im Fernsehen schauen oder wie viel Bier sie trinken, keine Kritik an der Kleidung üben und auch nicht dauernd wissen wollen, was man gerade denkt oder fühlt. Augenscheinlich projizieren wir auf unsere Haustiere alle unsere Wünsche und Sehnsüchte, die wir eigentlich an eine menschliche Partnerschaft haben.

Diese Einschätzungen mögen auf den ersten Blick etwas skurril wirken, und möglicherweise fragen Sie sich jetzt: Was hat das alles mit unserer Gesundheit zu tun? Die Antwort lautet: eine ganze Menge, denn je mehr wir Tiere als Familienmitglieder sehen, desto größer ist unser Wohlbefinden. Schaut man sich die wissenschaftlichen Daten etwas genauer an, dann zeigt sich ein interessanter Zusammenhang: Je mehr menschliche Gefühle und Eigenschaften Haustierbesitzer ihrem tierischen Genossen zuschrieben, desto mehr fühlten sie sich von ihm unterstützt, je mehr sie sich unterstützt glaubten, umso wohler fühlten sie sich und umso besser war ihre Stimmung[41].

Unterm Strich sind Haustiere also dann ein besonders guter Balsam für unsere Seele, wenn wir sie als Teil der Familie betrachten und sie auch so behandeln. Dann können sie ihre Kraft als soziale Unterstützer besonders gut entfalten und unsere Gesundheit und unser Wohlbefinden besonders gut stärken. Deshalb werden wir im folgenden Kapitel die Funktion unserer Haustiere als sozialer Unterstützer noch näher beleuchten.

Tiere als emotionale Stütze

Wie wir gesehen haben, hilft es schon, unsere Haustiere als Teil der Familie zu sehen, um unser Wohlbefinden zu stärken. Besonders heilsam wirken Tiere jedoch, wenn wir uns zusätzlich von ihnen unterstützt fühlen.

Denn ein stabiles soziales Netz, das wir auch als ein solches wahrnehmen, hilft uns beim Erhalt unserer psychischen wie körperlichen Gesundheit. Es hat sich gezeigt, dass es uns sogar schützt, wenn wir uns belastenden Situationen gegenübersehen, denn es puffert die Stressfolgen ab. Soziale Unterstützung zeigt sich vor allem an folgenden drei Aspekten: dem Gefühl, dass meine Umwelt ein sorgendes Interesse an mir hat; dem Eindruck von Wertschätzung, Achtung und emotionaler Wärme durch meine Mitmenschen und der Überzeugung, Teil eines Netzwerkes wechselseitiger Zuwendungen zu sein. Soziale Unterstützung beeinflusst, wie wir unsere momentane Situation bewerten, stärkt unser Selbstbewusstsein und das Gefühl von Kontrolle. So ist es einfacher, dem zu begegnen, was uns manchmal im Weg steht.

Der römische Philosoph Cicero (106–43 v. Chr.) bringt dies auf den Punkt, wenn er fragt: »Wie kann ein Leben lebenswert sein, das nicht in gegenseitigem Wohlwollen von Freunden ruht?« Und er ergänzt: »Was kann schöner sein, als irgendjemanden zu haben, mit dem du alles besprechen kannst wie mit dir selbst?« Das Schöne, Hohe und Wertvolle wird erst zu dem, was es ist, wenn man es mit einem anderen teilt und von ihm wiederum beschenkt wird – durch seine Wertschätzung, sein uneigennütziges Interesse und vorbehaltloses Vertrauen. Warum sollte der andere, der Freund nicht eine flauschige Wonneproppen-Maine-Coone-Katze oder ein treuer Labrador sein?

Wer meint, dass nur Menschen zu echter, tiefer Freundschaft fähig seien, hat noch nie mit Hunden oder Katzen sein Zuhause geteilt. Denn unsere Haustiere sind wie der Mensch hungrig nach sozialem Kontakt. Miteinander etwas tun, tolerant sein, das Ankurbeln von wechselseitiger Fürsorge – das machen Hunde und Katzen auch gegenüber dem Menschen. Da wird geleckt und geschleckt. Wenn eine Katze nach dem Putzen bei ihrem Herrchen gleich damit weitermacht, ist das eine »kätzische« Art zu sagen: Ich hab dich zum Schlecken gern. Du bist mein Freund.

Echte menschliche Freunde sind selten, wahre Freundschaften rar. Wenn man die Freundschaft eines Tieres errungen hat, seine Wertschätzung und Zuneigung, dann begleitet sie uns oft ein Leben lang, und das ist ein kostbares Gut, für das wir nicht genug danken können. Denn unsere tierischen Freunde freuen sich, wenn wir für sie da sind, sie haben Zeit für uns, hören uns zu und trösten uns. Sie trauern mit uns und gehen mit uns durch dick und dünn.

Kein Wunder also, dass der Schriftsteller Mark Twain den Hund als besten Freund des Menschen bezeichnete. Und der

US-Präsident Harry Truman sagte: »Wenn du in Washington einen Freund brauchst, dann kauf dir einen Hund.« Der bekannte Modedesigner Marc Jacobs sagt über seinen Hund Neville sogar: »Er erfüllt mein Herz mit höchstem Glück und größter Freude, er erinnert mich immer daran, dass reine Güte und wahre Liebe wirklich existieren.«[42]

Katze und Hund reichen uns auch dann noch die Pfote, wenn alle anderen uns schon abgeschrieben haben – wie dies auch Mickey Rourke erlebte. Er gewann den Golden Globe Award 2009 als bester Schauspieler in »The Wrestler«. Wenn Schauspieler bei solchen Anlässen Dankesreden halten, danken sie meist Gott und ihrer Familie. Mickey Rourke dankte seinen Hunden. Wenn es sie nicht gegeben hätte, wäre Mickey Rourke womöglich nicht mehr am Leben und hätte diesen Preis nie gewonnen.

Rourke war in den 80er-Jahren ein Superstar. Doch Rourke war keine einfache Persönlichkeit und seine Entscheidungen oft exzentrisch. Regisseure wie Alan Parker fanden es daher schwierig, mit ihm zusammenzuarbeiten. Für Parker war die Arbeit mit Mickey ein Albtraum. Am Set sei er unbeherrscht, weiß Parker, man wisse nie, was er gleich tun werde. Nach und nach überschattete Rourkes Drogenmissbrauch auch seine Schauspielerei, und schließlich schloss er sich einer Motorradgang an – kein Wunder, dass er beschuldigt wurde, Körperverletzungen begangen zu haben.

Mickey wurde drogenabhängig, depressiv und litt unter Panikattacken. Aus dem Filmbusiness verschwand er völlig. »Ich habe eine wirklich schwierige Zeit durchgemacht. Ich habe mich selbst verletzt«, gibt Rourke zu. Schließlich war sein Leben für ihn nicht mehr zu ertragen, und er entschied sich, dem Leben ein Ende zu setzen. Mit seinem geliebten Hund Beau Jack schloss er sich in einem Wandschrank ein und setzte sich eine Waffe an die Schläfe. »Da sah ich«, berichtete Rourke später, »dass Beau Jack weinte und mit seinen Augen mir sagte: Wer soll auf mich aufpassen, wenn du nicht mehr da bist?«[43] Rourke legte die Waffe weg und entschloss sich, sein Leben wieder selbst in die Hand zu nehmen. »Dieser Hund hat mein Leben gerettet.« Und tatsächlich nahm seine Karriere wieder Fahrt auf, ob in »Once Upon a Time in Mexico« von 2003 oder in »Sin City« von 2005, jedes Mal lieferte Rourke eine unvergessliche schauspielerische Performance ab, mal abgebrüht, mal amüsant, und erhielt schließlich 2009 den Golden Globe – ohne seine nun fünf Hunde für Rourke unvorstellbar. Sie gaben ihm Nähe, Geborgenheit und Zuwendung – ganz essentielle menschliche Grundbedürfnisse. Und so kam bei Mickey Rourke der Glaube zurück, dass die Welt voller Möglichkeiten steckt.

Zuwendung spüren wir, wenn Thimba schon an der Haustüre schwanzwedelnd auf uns wartet und sich freut, dass wir nach Hause kommen. Oder wenn Lilly uns geduldig zuhört, wenn wir ihr unser Herz ausschütten. Sozialwissenschaftler nennen das emotionale Unterstützung. Im Gegensatz dazu stehen andere Formen sozialen Rückhaltes, die Haustiere nicht leisten können. »Natürlich kann mir meine Katze keinen Ratschlag geben. Mein Hund kann mir auch kein Geld leihen oder mich zum Flughafen fahren«, sagt die Sozialwissenschaftlerin und Professorin Sandra Wesenberg aus Berlin, die sich mit der Mensch-Tier-Beziehung beschäftigt. Die Forscher wissen inzwischen jedoch, dass emotionale Unterstützung für das Einsamkeitsempfinden viel entscheidender ist. »Und da sind für viele Halter ihre Haustiere unschlagbar, in bestimmten Situationen laut Forschungsergebnissen sogar wichtiger als zwischenmenschliche Partner«, fasst Wesenberg zusammen.

Dass wir Tiere als Stützen erleben, hat vor allem drei Gründe: Erstens, das Leben mit Katze, Hund oder Wellensittich steigert das Selbstwertgefühl und baut Ängste ab. Zweitens, sie ergänzen unser soziales Netz, und drittens, alleine der Gedanke an unsere flauschigen und gefiederten Mitbewohner mindert negative Gedanken und lindert das Gefühl der sozialen Ablehnung.

Und das gilt besonders für Männer! Wird nicht immer wieder behauptet, dass der Hund der beste Freund des Mannes sei? Gut, meist wird das eher ironisch und mit einem leichten Schmunzeln auf den Lippen gesagt. Doch für Männer könnte dieser Spruch näher an der Wahrheit liegen, als wir gemeinhin annehmen. Der US-amerikanische Psychologe Chris Blazina fand nämlich heraus, dass über 40 Prozent der Männer zwischen 30 und 50 Jahren dazu neigen, in schwierigen Zeiten statt bei Freunden oder Bekannten eher bei ihrem Hund Beistand zu suchen. Augenscheinlich ist es für Männer leichter, tierische emotionale Hilfe und Unterstützung anzunehmen als von Menschen.

Jetzt haben wir viel von Hunden als soziale Unterstützer berichtet, und das hat seinen Grund. Denn der Sinn des Lebens eines Hundes liegt, auch neuesten wissenschaftlichen Erkenntnissen zufolge, in guten Beziehungen, und daher sind sie uns, etwas überspitzt formuliert – ähnlich wie der liebe Gott, bedingungslos zugewandt.

Doch nicht nur Hunde können Unterstützer sein, manchmal ist das auch das liebe Borstenvieh – wie etwa bei George Clooney. Für Frauen ist George Clooney der Traummann schlechthin. Schade nur, dass er lieber mit seinem 150 Kilogramm schweren vietnamesischen Schwarzbauch-Schwein Max das Schlafzimmer teilte[44]. »Seine Freundinnen spielten immer die zweite Geige«, meint zumindest Elizabeth Daily, eine von Clooneys Verflossenen. Clooney hatte Max vor vielen Jahren seiner damalige Freundin Kelly Preston gekauft. Als ihre Beziehung zerbrach und sie John Travolta heiratete, ließ sie das Schwein zurück. Seitdem war Max der treueste Begleiter von Clooney. »Sie waren wie Vater und Sohn«, sagt Daily. »Er hat dieses Schwein wie nichts anderes geliebt. Es schlief meist auf dem Boden neben ihm, aber manchmal auch im Bett.« Clooney selbst bekannte, Max, der 2006 im schweinischen Greisenalter von 19 Jahren starb, sei die längste und intensivste Beziehung gewesen, die er je gehabt habe. Und angesichts seiner häufig wechselnden Liebesbeziehungen war das kaum scherzhaft gemeint.

Aber gilt das nur für George Clooney? Seien Sie einmal ehrlich, liebe Hunde- und Katzenbesitzerinnen, wen begrüßen Sie zuallererst, wenn sie nach einem stressigen Arbeitstag nach Hause kommen? Genau, ihren Hund oder ihre Katze, erst dann kommt ihr Partner an die Reihe. Das Haustier bietet offenbar mehr emotionale Stütze, da es unsere Bedürfnisse nach Nähe, Kommunikation und Zuwendung besser erfüllt. Dabei schließt eine enge Beziehung zu Tieren eine enge Beziehung zu Menschen nicht aus. So zeigte sich in einer Studie mit HIV-positiven Männern, die ihre Haustiere als wichtige Partner beschrieben, dass neben der Beziehung zu den Tieren auch ein gutes soziales Netz aus Freunden und Familie bestand. Die Tiere ergänzten also den Halt durch Familie und Freunde[45].

Dabei scheint die erlebte soziale Unterstützung auch davon abzuhängen, wie gut das Tier in das alltägliche Leben integriert werden kann. So nehmen schwer erkrankte Männer Katzen eher als soziale Stützen wahr als Hunde. Die Katzenbesitzer hatten zu ihren schnurrenden Haustieren eine engere Beziehung als die Hundebesitzer zu ihren bellenden Vierbeinern. Anscheinend riefen Katzen bei den schwer beeinträchtigten Patienten eher Gefühle der Zuwendung, emotionalen Nähe und Zuneigung hervor. Die Patienten meinten, von ihren Katzen eher gebraucht zu werden, da es wichtig sei, für sie beständig zu sorgen. Hunde dagegen fordern eher gemeinsame Aktivitäten, die körperlich anstrengend sein können und die von den Patienten nicht geleistet werden konnten. Katzen dagegen konnten sie gut in der Wohnung halten, und das Zusammenleben war eher ruhig, mehr von Streicheln, Kuscheln und weniger körperlich anstrengenden Spielen geprägt.

Man kann die Frage, ob Tiere eine soziale Stütze sein können, auch aus der gegenteiligen Perspektive betrachten: Wie verändert sich das Gefühl, emotional unterstützt zu werden, wenn das Tier stirbt? Um diese Frage zu beantworten, wurden nach dem Hurrikan Katrina Überlebende befragt, deren Tier bei den Stürmen vermisst oder ums Leben gekommen war. Durch den Verlust des Haustieres nahm vor allem bei Menschen, die schon vorher nur wenig sozialen Rückhalt hatten, dieser noch weiter ab[46].

Warum werden unsere Haustiere als besondere Hilfe erlebt? Die Antwort lautet: Sie werten nicht, sind ständig erreichbar, und ihre Reaktionen sind in der Regel vorhersehbar. Und durch ihre konstante Zuwendung vermitteln sie uns oft mehr Unterstützung und Nähe, als dies Menschen tun. Jeder Hundebesitzer kann eine Geschichte erzählen, die etwa so geht: Nach einem langen, stressigen Arbeitstag komme ich endlich nach Hause, lasse mich in den Sessel fallen und stoße einen tiefen Verzweiflungsschrei aus, und genau in diesem Moment leckt mir mein Hund über das Gesicht.

Und Tiere sind Vertraute oft bis in den Tod hinein[47]. 1992 ließ es sich nicht mehr verheimlichen, dass der französische Ex-Präsident François Mitterand unheilbar an Krebs erkrankt war. Außer seinem Arzt und seiner Labradorhündin Baltique ließ er niemanden an sein Krankenbett. Sein Biograf Franz-Olivier Giesbert erzählt: »Seine Hündin wich ihm nicht von der Seite. ›Wenn alle Welt mich verraten, fallengelassen oder verkauft hat‹, sagte er, ›wird sie immer noch da sein, sie ist meine letzte Vertraute.‹ Manchmal schrie er vor Schmerzen, dann schmiegte sich die Hündin stillschweigend an ihn, als wollte sie seine Qual lindern. Stunden und Tage vergingen. Mitterand sah dem Tod ins Auge, in Begleitung von Baltique.«

Und die Wissenschaft dahinter? Vor allem in Krisensituationen kann der Kontakt mit Hunden eine kleine Oase der Ruhe und des Wohlfühlens sein. »Hunde sind soziale Wesen, die sehr sensibel auf uns reagieren, und sie scheinen auch unsere Emotionen zu verstehen«, erläutert Psychologin Debbie Custance vom Goldsmiths College, University of London. Die Forscherin führte eine Studie durch, um zu sehen, ob Hunde Empathie zeigen. Sie bat Freiwillige, entweder so zu tun, als ob sie weinen würden, oder einfach auf eine seltsame Weise zu summen. Würden die Hunde den Unterschied bemerken? Die Reaktion der Hunde war außergewöhnlich. Fast alle Hunde kamen zu der weinenden Person und schnüffelten, leckten oder ließen sich knuddeln – ob es der Besitzer oder ein Fremder war. Dagegen schenkten sie den summenden Menschen nur wenig Aufmerksamkeit[48].

Aber da ist noch mehr, denn Forscher der Johns-Hopkins-Universität in Maryland fanden, dass Hunde nicht nur spüren, was ihre Menschen fühlen, sondern auch nach Wegen suchen, ihnen zu helfen, ja sogar Hindernisse überwinden, um ihnen Hilfe und Trost zu spenden. Vielleicht war der Fernsehhund Lassie doch kein Mythos, sondern knallharte wissenschaftliche Realität. Die Idee für das Experiment kam Julia Meyers-Manor, als sie mit ihren Kindern spielte. Die Kinder hatten sie im Spiel unter Kissen vergraben, worauf sie dann laut um Hilfe rief. »Mein Mann ist nicht gekommen, aber mein Border Collie hat innerhalb von Sekunden die Kissen weggebuddelt und mich gerettet«, sagte sie. »Da kam mir sofort der Gedanke, das wissenschaftlich zu prüfen[49].«

Dazu setzten die Forscher die Hundebesitzer nacheinander hinter eine nur mit Magneten verschlossene Glastür, sodass die Hunde sie sehen und hören konnten. Die Besitzer summten entweder ein Kinderlied oder weinten. Bei den weinenden Versuchspersonen öffneten die Hunde die Türe zwar nicht öfter, dafür aber umso schneller. Und es zeigte sich, dass einige Hunde vom Weinen so beunruhigt und gestresst waren, dass sie nicht mehr fähig waren zu reagieren. Sie bekamen die Türe nur nicht auf, weil sie es zu sehr wollten. Die Ergebnisse bestätigen, dass nicht nur Lassie, sondern unsere Hunde generell erkennen können, dass ihre Menschen in Schwierigkeiten stecken, und eilen ihnen aktiv zu Hilfe.

Zusammenfassend können wir festhalten: Soziale Unterstützung stellt eine wichtige Ressource dar, um gesundheitsschädlichen Stress zu bewältigen. Unsere Tiere sind für viele von uns eine wertvolle emotionale Stütze und ermöglichen uns ein intensives Sozialleben. Besonders in einer Welt, in der wir zunehmend mit sozialer Isolation und Einsamkeit zu kämpfen haben und unsere sozialen Beziehungen und Bindungen mehr und mehr schwinden, sind Natur und Tiere wahre Seelentröster und ihre gesundheitsförderliche Wirkung offensichtlich.

Tierische Wege aus der Einsamkeit

Wir treffen Sandra Bär auf der Hundewiese in der Nähe des Freiburger Flugplatzes, um mit ihr über das Thema Einsamkeit zu sprechen. Eigentlich kein guter Ort, oder gerade doch. Denn hier ist Einsamkeit kein Thema. Die Menschen stehen in kleinen Grüppchen zusammen, unterhalten sich angeregt und fachsimpeln, Themen gibt es viele: die Ernährung der Hunde, der beste Tierarzt, die neuesten Malaisen der Fellnasen, Erziehungstipps, hundefreundliche Urlaubsdestinationen oder die nächste Hundewanderung.

Sandra Bär, eine quirlige 63-jährige Freiburgerin ist Single. Mit dem Alleinsein hatte die Frau mit dem kurzen Pagenschnitt nach dem Tod des Ehemanns nur für kurze Zeit Probleme. Da waren immer ihr Sohn, die Schwiegertochter und die Enkelkinder, die ihr über die schwere Zeit hinweghalfen und auch später für sie da waren. Das Gefühl der Einsamkeit breitete sich erst aus, als ihr Sohn ein tolles Jobangebot bekam und mit seiner Familie nach Hamburg übersiedelte. Da spürte sie eine große Lücke und fühlte sich alleine. Vor allem die Enkelkinder fehlten ihr, sie hatte niemanden mehr, den sie umsorgen konnte. »Ich wollte wieder jemanden zum Bemuttern«, erzählt sie, »eine Aufgabe haben, für jemanden da sein.« Und sie fand Bella, eine kleine, lebhafte Bichon-Frisé-Hundedame. »Es war Liebe auf den ersten Blick, und ich glaube von beiden Seiten«, sagt Sandra lachend. »Bella musste von ihrer Besitzerin abgegeben werden, da sie die Versorgung nicht mehr schaffte.« Nun teilt Sandra seit zwei Jahren ihren Alltag mit Bella, und sie wurde zu ihrer wichtigsten Bezugsperson. »Hätte ich meine Enkelkinder hier, würden sie natürlich an erster Stelle kommen«, betont die 63-Jährige. »Aber ich habe sie nicht hier, und so ist Bella meine Liebste.«

Die Zahl der Einpersonenhaushalte in Deutschland ist so hoch wie nie. Unter 41 Millionen Haushalten in Deutschland finden sich 17 Millionen Singlehaushalte, und die Zahl wird nach allen Vorhersagen weiter zunehmen. Doch bedeutet die Tatsache, dass man Single ist, noch nicht, dass man gleichzeitig auch einsam sein muss. Denn allein leben, allein sein und einsam sein, sind drei verschiedene Dinge.

Einsamkeit ist eine Erfahrung, die zum Menschsein gehört. Sie ist Teil unseres Seelenlebens wie Trauer, Schmerz und Freude. Und in gewissem Sinne ist sie sogar sinnvoll, denn in der Einsamkeit können wir uns selbst begegnen. Einsamkeit, so John Cacioppo, Psychologe von der University of Chicago und einer der versiertesten Einsamkeitsforscher der Welt, ist nicht an die An- und Abwesenheit von Menschen gebunden. Sie sei auch nicht an die Anzahl von Menschen gebunden, die man kennt. Wer einsam sei, dem fehlten nicht einfach Menschen, sondern das Gefühl, von ihnen beachtet zu werden, anerkannt und gebraucht. Und lassen sie uns das hier schon einmal sagen, Tiere geben uns dieses Gefühl oft intensiver als andere Menschen.

Und heute nimmt Einsamkeit zu und wird immer mehr ein bedeutendes gesellschaftliches Problem nicht nur von älteren Menschen. Zwei von drei Menschen in Deutschland fühlen sich mehr oder weniger einsam, hat das Marktforschungsinstitut Harris Interactive 2014 herausgefunden. Nur jeder Dritte sagte, er oder sie sei »überhaupt nicht einsam«. In einer vergleichbaren Untersuchung von 1993 sagte das noch die Hälfte der Befragten. Heute fühlen sich ein Fünftel der Studienteilnehmer »leicht«, wenig mehr »mittel« und auch wieder ein Fünftel »stark einsam«[50].

Einige sind es eine Zeitlang, andere nur in bestimmten Situationen, wieder andere immerzu. Einige, weil sie das Haus nicht mehr verlassen können, andere sind einsam, obwohl sie viele Bekannte haben, wieder andere haben keine Kontakte, niemand ruft an, keiner fragt, wie es ihnen geht. Und auch Instagram und

Facebook scheinen unser Bedürfnis nach Miteinander und Verbundenheit nicht wirklich zu stillen.

Immer mehr wissenschaftliche Studien betonen, wie stark Freundschaften die körperliche und seelische Gesundheit des sozialen Tieres Mensch beeinflussen. Und das Fazit lautet: Einsamkeit macht krank. Ob es tatsächlich eine Krankheit ist, wie Manfred Spitzer, Professor für Psychiatrie an der Universität Ulm in seinem Buch »Einsamkeit« postuliert, mag dahingestellt bleiben. Fakt ist jedoch, Einsamkeit grassiert, ist ein gesellschaftliches Problem und kann uns krank machen. Und für viele ist Einsamkeit schmerzhafter als eine körperliche Erkrankung.

Der Gedanke, dass ein Haustier einen Partner oder ein Kind wirklich ersetzen kann, kommt manchem erst einmal abwegig vor. Doch inzwischen haben Wissenschaftler in zahlreichen Studien belegt, dass Haustiere als vollwertige Familienmitglieder wahrgenommen werden – aber können sie auch Einsamkeit lindern?

Ganz unwissenschaftlich können wir diese Frage zunächst schlicht mit Gegenfragen beantworten: Kann ein Mensch überhaupt allein sein, wenn er jeden Tag buchstäblich hunderte Male von seinem Hund angeschaut und beachtet wird? Wenn der tierische Hausbewohner ihn zum Leben braucht? Wenn er in Zwiesprache mit seinem gefiederten Freund ist? Und achtet dieser Mensch nicht auch häufig auf seinen vierbeinigen Begleiter und seinen zwitschernden Hausgenossen? Wird er nicht von Menschen, die er beim täglichen Hundespaziergang trifft, häufiger angelächelt, angesprochen und durch den Hund zu Kommunikation und Beziehung geradezu gedrängt? Wahrscheinlich haben Sie bei jeder Frage genickt und innerlich mit »ja« geantwortet.

Auch Sandra Bär erlebt dies jedes Mal, wenn sie mit Bella in der Straßenbahn sitzt, im Freiburger Seepark spazieren geht oder wie jetzt auf der Hundewiese steht: »Ein Bichon sieht einfach süß aus und spricht die Menschen sofort an«, sagt Sandra. »Da kommt immer irgendein Kommentar, wie ›Ach, ist die süß‹ oder ›Schau mal, das Wollknäuel‹. Und daraus ergibt sich häufig ein Gespräch.«

Wenn wir morgens mit Bus oder Bahn unterwegs sind, um zu einem Vortrag oder Seminar zu fahren, dann sehen wir vor uns vor allem Menschen, die verschlafen auf ihr Handy starren oder den Blick ins Leere richten. Worte werden kaum gewechselt. »Muffzeit«[51] nennt das die Autorin Anja Rützel treffend. Doch was ändert sich, wenn wir von Thimba begleitet werden? Ganz einfach, sie knipst den Ton an. Wir werden dann gelobt, wie brav sie zu unseren Füßen liegt, oder gefragt, wie alt sie denn sei, ob man sie streicheln dürfe oder wie die Süße denn heiße. Und dann beginnen die Menschen oft, von sich zu erzählen. Eine ältere Dame mit schlohweißen Haaren erzählte uns, während sie Thimbas weiches Fell streichelte, von ihrem schwarzen Pudel, der ihr geholfen habe, den Tod ihres Kindes zu überstehen. Und etwas Weiteres geschieht. Viele mürrische Menschen, die einem mit dem »Sprich-mich-nicht-an-Blick« begegnen, lächeln plötzlich unsere Hündin Thimba an, wenn sie schwanzwedelnd und mit einem Strahlen im Gesicht neben uns durch Freiburg läuft. Und dann rutscht das Lächeln, wie es Anja Rützel plastisch beschreibt, höher, und man wird in die Begegnung einbezogen.

Tatsächlich ist es so, dass viele Menschen geradezu darauf warten, einen Vorwand zu finden, um über den Hund in Kontakt zu kommen. Während die Barriere, einen Menschen anzusprechen, oft unüberwindlich scheint, wird der Wuschel mit Nettigkeiten überschüttet. Und manchmal bekommt sogar der menschliche Begleiter eine kleine Portion davon ab.

Die Idee, dass Tiere es erleichtern, soziale Kontakte aufzubauen und Freundschaften zu schließen, hat erst spät wissenschaftliche Aufmerksamkeit gefunden. Ein Team um Lisa Wood von der School of Population Health der University of Western Australia kam dann jedoch zu eindeutigen Ergebnissen: Tierhalter kannten mehr Menschen in ihrer Nachbarschaft. Zwar schloss die Befragung auch Besitzer von Katzen, Kaninchen, Vögeln und Fischen ein, jedoch lagen die Hundebesitzer klar vorne, was die Anzahl ihrer sozialen Kontakte betraf. Sie kannten fünf Mal mehr Menschen in ihrer Umgebung als andere Haustierbesitzer. Der Grund liegt auf der Hand, denn Hundebesitzer müssen bei jedem Wetter raus und mit ihrem Hund eine Runde laufen. Und tatsächlich kannten Hundebesitzer, die regelmäßig mit ihrem Hund spazieren gehen, auch deutlich mehr Menschen in ihrer Wohngegend[52].

Warum ein Hund das Gefühl der sozialen Isolation und Einsamkeit besser lindern kann als eine Katze, liegt auf der Hand[53]. Rainer ging heute mit Thimba spazieren, als er Manfred traf, der mit seinem Goldendoodle spazieren ging. Sie plauderten einige Minuten, und Manfred brachte ihn auf den neuesten Stand, was gerade im Gemeinderat besprochen wurde. Dann tauschten sie sich noch ein wenig über den neuesten Klatsch und Tratsch aus – auch Männer können das. Zumindest für diesen kurzen Moment fühlte er sich in die Gesellschaft und sein soziales Umfeld eingebunden. Als er weiterging, wurde ihm klar, dass dieses Gespräch niemals stattgefunden hätte, wenn sein einziges Haustier eine Katze gewesen wäre. Das einfache Bedürfnis eines Hundes nach Bewegung zwingt einen, das Haus zu verlassen, und so ergeben sich Begegnungen und Gespräche. Katzen dagegen bewegen sich selten mit einem zusammen aus der Tür, wo wir dann Kontakt mit dem Rest der Welt aufnehmen können.

Wir sind uns sicher, jeder Hundebesitzer wurde schon von Wildfremden auf die Rasse, das Alter oder das Aussehen seines Hundes angesprochen. Besonders andere Hundebesitzer sind immer für ein kurzes Schwätzchen zu haben, zumal Hunde ein unverfängliches Gesprächsthema darstellen. Das Thema Hund erleichtert den Gesprächseinstieg. Der Hund öffnet die Tür, und zwei sich noch Fremde können entscheiden, hindurchzugehen, sich näher kennenzulernen und vielleicht Freunde zu werden. Und natürlich gibt es in vielen Städten spezielle Wiesen, damit Hundefans sich treffen und ihre Hunde toben lassen können. Beliebt sind auch die vielen Hunderunden, bei denen sich Hundefreunde zu gemeinsamen Spaziergängen verabreden.

Aber damit ist noch nicht ausgesagt, dass zufällige Begegnungen auch tatsächlich zu längerfristigen Bekanntschaften oder sogar Freundschaften führen. Es gibt keine empirischen Daten dazu, doch unsere eigene Erfahrung zeigt, dass dies sehr wohl möglich ist.

An einem sonnigen Frühlingsmorgen treffen sich Bettina und Karin am Alde-Gott-Bildstock oberhalb von Sasbachwalden. Nachdem die beiden Hunde Ayla und Kasper ausgiebig miteinander über die Wiese toben durften, gibt es auch für die beiden Frauen noch viel zu bereden. Neu in Sasbachwalden, haben wir zuerst Hundebesitzer mit ähnlichen Morgenrunden getroffen. Schnell kamen wir ins Gespräch und verabredeten uns für gemeinsame Aktivitäten mit den Vierbeinern. Nach und nach lernten wir auch andere Familienmitglieder kennen, hüteten gegenseitig unsere Hunde, die Wohnung oder das Haus. Und irgendwann waren wir dann befreundet und Teil einer hilfsbereiten Nachbarschaft – und das nur aufgrund einer informellen Begegnung beim Gassigehen mit unserem Hund.

Ähnliches erlebte Sandra Bär. Durch ihren Hund fand sie

einen kleinen, aber feinen Kreis von vier Frauen, alle um die sechzig, alle mit kleinen Hunden. Sie verabreden sich zu Hundespaziergängen, zum Kaffeetrinken und gehen auch mal gemeinsam aus. »Aber nur in Cafés und Restaurants, in die wir auch unsere Hunde mitnehmen können«, sagt Sandra Bär schmunzelnd.

Erstaunlicherweise beschränken sich diese Effekte aber nicht auf Hund oder Katze. Eine der ersten Studien dazu haben zwei englische Forscher in den 1970er-Jahren durchgeführt. Sie teilten alleinstehenden Rentnern nach dem Zufallsprinzip entweder eine Begonie oder einen Wellensittich zu. Und siehe da, nach einiger Zeit hatten die Vogelhalter mehr Freunde und erhielten mehr Besuch als die Pflanzenbesitzer. Sie fühlten sich glücklicher und gesünder. Eine alte Dame hatte ihrem Vogel sogar die Namen der Kinder aus der Nachbarschaft beigebracht. Und kaum verwunderlich: Ihre Wohnung wurde zum Treffpunkt der Buben und Mädchen.

Tatsächlich berichten Tierbesitzer deutlich seltener über ein Gefühl der Einsamkeit, insgesamt reduziert sich laut einer Studie die Wahrscheinlichkeit, sich mit einem Haustier einsam zu fühlen, um mehr als ein Drittel[54]. Ganz so einfach ist es jedoch nicht, denn einige wissenschaftliche Studien stellen in Frage, dass Haustiere tatsächlich Einsamkeit mindern[55]. Letztlich fehlt ein überzeugender empirischer Beweis[56], da das Thema wissenschaftlich sehr schwierig in den Griff zu bekommen ist. Ein Grund dafür ist, dass die Begriffe »Alleinsein« und »Einsamkeit« Unterschiedliches meinen und unscharf sind. Auch erhöhen sehr viele Faktoren das Risiko, sich einsam zu fühlen, wie zum Beispiel der allgemeine Gesundheitszustand, das Alter, die finanziellen Möglichkeiten oder das soziale Netz.

Und Studien legen nahe, dass es das soziale Netz ist, das hier entscheidend einwirkt: Denn Alleinlebende profitieren dann am meisten von ihren Haustieren, wenn sie auch ausreichend menschliche Unterstützung erfahren und nicht nur auf ihr Haustier angewiesen sind[57]. Sich nur auf das Haustier zu fokussieren und menschliche Kontakte zu meiden scheint nicht besonders heilsam zu sein, es braucht beides, um sich wirklich glücklich zu fühlen. Wer einsam ist, dem fehlen nicht einfach Menschen, sondern das Gefühl, von ihnen emotional unterstützt, beachtet, anerkannt und gebraucht zu werden. Alles Eigenschaften, die man sich von Menschen wünscht, die einen lieben. Vielleicht liegt dort der Schlüssel, warum Tiere unsere Einsamkeit vertreiben.

Tiere als Kontaktstifter

Soziale Kontakte sind für unsere Gesundheit genauso wichtig wie eine gesunde Ernährung und regelmäßiger Sport. »Für ein Mitglied unserer sozial lebenden Art besteht die schlimmste Strafe in der sozialen Isolierung«, sagen auch der Psychiater Randolph M. Nesse und der Biologe George C. Williams[58]. Kontakte verringern den Hang zum Übergewicht sowie die Neigung zu Entzündungen und hohem Blutdruck. Je älter der Mensch, desto deutlicher sind die Folgen einer mangelnden sozialen Integration in jungen Jahren erkennbar. Dabei kommt es interessanterweise weniger auf die Qualität der Kontakte an, sondern vielmehr darauf, möglichst viele Kontakte zu haben.

Heute bieten zahlreiche Plattformen im Internet die Möglichkeit, nette Kontakte zu schließen. Doch wie kommt man überhaupt mit anderen Leuten ins Gespräch? Und wie erreichen Männer bei Tinder & Co. eine 99-prozentige Antwortquote?

Die Antwort ist zumindest für Männer ziemlich einfach. Männer sollten ihr Profil um ein Foto mit ihrem Hund ergänzen, dann garantieren wir viele super Likes. Wenn es zum Chat kommt, ist ihre erste Frage: »Katze oder Hund?« Wenn ihr Flirt »Hund« antwortet, dann schreiben sie: »Wow, du hast mein Profil aber supergenau angeschaut.« Wenn »Katze« zurückkommt: »Oh, schade, ich bin Hundefreund und du Katzenlady.« Okay, eigentlich ist die Antwort egal, denn das Tier gibt schon mal einen Sympathiebonus. Wenn die Chatpartnerin ihre Tierliebe erwidert, und die meisten Frauen tun das, dann wird sie weiter mitspielen. Leider ist uns nicht bekannt, ob das auch umgekehrt funktioniert, also ob auch Frauen mit Tieren viele super Likes erhalten.

Jedoch kann man es vermuten, denn Frauen mit Hunden wird zugeschrieben, dass sie schneller Gesprächskontakt fänden, zufriedener mit ihrem Leben seien, mehr Freunde hätten, lebhafter, optimistischer und sympathischer seien. Alles Eigenschaften, die uns im Alltag schneller Kontakte finden lassen. So zumindest das Ergebnis einer Studie, bei der 420 repräsentativ ausgewählte männliche und weibliche Befragte Bilder vorgelegt bekamen, auf denen eine Frau jeweils mit und ohne Hund abgebildet war.

Also lichten Sie sich am besten mit einem Hund ab, dann werden Sie als entspannt, zugänglich und glücklich beurteilt[59] – alles wünschenswerte Eigenschaften für ein Profilbild, wenn Sie auf einer Dating-Plattform unterwegs sind. Besonders jüngere Frauen fühlen sich, so weisen Befragungen nach, von Männern mit einem Tierfoto auf der Profilseite angezogen[60]. Und Hunde sind bei Frauen besonders beliebt: Über 30 Prozent finden Männer mit Hund attraktiv, Männer mit Kaninchen, Hamster und Meerschweinchen kommen dagegen nicht so gut an.

Und dieses Phänomen ist in der gesamten 2-D-Welt präsent. Werden Menschen mit Tieren abgebildet, werden sie niemals negativ eingeschätzt, auch nicht von Nicht-Tierhaltern oder Menschen, die negative Erfahrungen mit Tieren gemacht haben. Dabei macht es keinen Unterschied, ob der Beurteiler ein Tier besitzt oder nicht[61]. Das gilt aber nur für freundlich wirkende Tiere. Bilder von Schlangen, Ratten und anderem kulturbedingt furchteinflößendem Getier lösen dagegen eher negative Gefühle und oft auch körperliche Stressreaktionen aus[62].

Hier einige weitere aufschlussreiche Zahlen: Mehr als 30 Prozent der Frauen und mehr als 25 Prozent der Männer geben an, dass sie sich von jemandem angezogen fühlen, wenn er oder sie mit einem Tier zusammenlebt. Und drei Viertel der Frauen sowie über die Hälfte der Männer sagen, sie würden nur mit jemandem ausgehen, der Haustiere mag.

Und wie sieht es mit der Reaktion des Dates auf das Haustier aus? Für über 70 Prozent der Frauen und über 50 Prozent der Männer ist es wichtig, dass auf das Tier positiv reagiert wird.

So auch für Sarah. Die Mittzwanzigerin trafen wir bei unserer Rechercheresie in Hamburg. Sie erzählte uns, dass sie vor einigen Monaten einen netten jungen Mann kennengelernt hatte. »Ich hatte mit Marcel schon zwei sehr gute Dates«, berichtet Sarah, »mal in einer Bar und mal im Kino. War echt mein Typ – sympathisch, lustig und höflich.« Marcel gefiel Sarah gut. Besser geht es eigentlich nicht, dachte sie. Bei einem der folgenden Treffen, schrieb Marcel, dass er zum nächsten Treffen Lucky, den Golden Retriever seiner Eltern, mitbringen müsse. »Macht nichts«, schrieb Sarah zurück. »Bin zwar eher ein Katzenfan, aber wird schon werden.« Sarah freute sich auf das Treffen. Sie malte sich aus, wie sie mit Lucky an der Alster langspazieren – Arm in Arm. Aber das Rendezvous fing für Sarah schon gruselig an. »Obwohl Lucky schwanzwedelnd vor mir stand und mich begrüßen wollte«, beschreibt sie die Situation, »durfte ich ihn nicht ansprechen, nicht anfassen und auch nicht streicheln.« Als Lucky eine zufällig vorbeikommende Person begrüßen wollte, brüllte Marcel den Hund an: »Hey, stopp! Nein, du weißt doch, dass du das nicht sollst!«, und er zerrte an der Leine rum, um ihn zurückzuziehen. Entsetzt verfolgte Sarah das Geschehen. »Hey, was soll das denn. So kannst du doch mit dem Hund nicht umgehen. Das geht ja mal gar nicht«, motzte sie ihn an. Darauf motzte Marcel zurück. Dass das doch wohl sein Hund sei und er mit ihm machen könne, was er wolle. Und das war's dann auch mit dem lauschigen Spaziergang an der Alster.

Was Sarah empfand, spiegelt einen allgemeinen Trend wider: Haustiere werden als Familienmitglieder angesehen. Und dies bedeutet, man beurteilt das Date danach, wie sich sein tierisches Kind benimmt und wie die beiden harmonieren. Unbewusst, aber messerscharf schließen wir daraus, welchen Typus wir da vor uns haben. Geht ein Mann fürsorglich und verantwortungsbewusst mit seinem Haustier um (das gilt mit Sicherheit auch für das Haustier der Frau!), dann folgern Frauen, dass er die künftigen Kinder ebenso umsorgen wird. Geschieht das Gegenteil, dann halten Frauen den Mann auch für keinen guten Vater. Man kann vermuten, dass dies evolutionäre Gründe hat, nämlich, dass Frauen sich bei der Partnersuche eher daran orientieren, ob jemand Elternqualitäten besitzt.

Dies hat auch eine Umfrage des Dating-Portals EliteSingle unter 1000 Briten vom Februar 2017 bestätigt. Dort gaben mehr als die Hälfte der Befragten an, dass ein Haustier die Attraktivität eines Menschen steigert, Hundebesitzer waren deutlich attraktiver als Katzenbesitzer.[63] Neu daran ist, dass die Befragten glaubten, nach einem Rendezvous die Persönlichkeit von Hundebesitzern besser einschätzen zu können als die von Katzenbesitzern. Hunde scheinen also ein besserer Maßstab zu sein, um die Persönlichkeit des Traumpartners beurteilen zu können. Wahrscheinlich kommt dies daher, dass Hunde mehr Teil unseres Alltags sind und wir sie eher zu einem Rendezvous mitnehmen, oder kennen Sie jemanden, der seine Katze zum Treffen mitgenommen hat? Hat das Date sein Tier dabei, kann gut beobachtet werden, wie sich der Mensch zu seinem Vierbeiner verhält, man kann also sofort erkennen, ob der Angebetete nicht nur vorgibt, fürsorglich zu sein, sondern es tatsächlich ist.

Zudem unterscheiden sich Hunde- und Katzenbesitzer erheblich darin, wie sie ein Treffen überhaupt angehen. Hundeliebhaber scheinen viel von ihrem Hund abgeschaut zu haben, denn sie gehen das Rendezvous eher hündisch an: Sie sind spendabel, engagierter und enthusiastischer und auch einem One-Night-Stand nicht abgeneigt. Katzenliebhaber dagegen sind auch bei einem Treffen eher wie eine Katze: distanzierter, ein wenig knausrig und greifen nach einem Treffen seltener zum Handy, um den Kontakt zu intensivieren. Wahrscheinlich schimmert in der Beziehung zum Haustier die allgemeine Einstellung zu sozialen Beziehungen durch: Eine Katze braucht nicht viel, und man muss nicht viel an der Beziehung arbeiten, um mit einer Katze zu leben. Als Hundeliebhaber muss man viel mehr in die Beziehung investieren, muss mit dem Hund etwas unternehmen, ihn erziehen und umsorgen. Hunde sind auf das soziale Miteinander viel mehr angewiesen als Katzen.

Vielleicht fragen Sie sich jetzt, ist das nicht nur ein Phänomen von Dating-Portalen? Oder ein urbaner Liebesmythos, getragen von hübschen Geschichten wie der von Autorin und Hundebesitzerin Katharina von der Leyen[64]. Deren Mops hob einst angeblich das Bein an einem Mann, der daraufhin lachte und sagte: »Ich bin nicht böse. Nur ein bisschen angepisst.« Woraus dann ein nächtlicher Spaziergang mit ganz viel Romantik wurde. Sieht es im wahren Leben auch so aus? Und auch mit Menschen, die nicht tindern?

Hinaus in den Alltag einer englischen Universitätsstadt: In einer Feldstudie wurde eine junge Frau an fünf Tagen alleine oder mit einem freundlichen Labrador in ihrem Alltag beobachtet. Mit dem Hund an ihrer Seite hatte die Frau insgesamt dreimal so viele soziale Interaktionen als ohne Hund – sowohl mit Freunden wie mit Fremden[65].

Auch wenn die Forscher die Versuchsperson mit ihrem Hund in eine unbekannte Gegend schickten, hatte sie viel mehr positive Sozialkontakte, als wenn sie alleine unterwegs war. Man kann sagen: Menschen mit Tieren haben einen »Sympathiebonus«. Nicht nur, dass Menschen in Begleitung von Hunden häufiger angeschaut, angelächelt, angesprochen werden, Passanten verlangsamen häufiger ihren Schritt, bleiben gelegentlich stehen, sprechen mit dem Hund, berühren ihn und sprechen natürlich auch mit dem Hundebesitzer[66]. Ja, manchmal gleitet der Blick tatsächlich nach oben, und der Mensch wird in den Kontakt einbezogen.

Es ist ein lauer Augustvormittag, Rainer war mit Thimba auf der üblichen Morgenrunde unterwegs, die ihn an einem Altenheim vorbeiführt. Sie waren schon an dem kleinen Zugang vorbei, als eine weibliche Stimme rief: »Das ist der Feine, der feine Hund mit dem feinen Fell!« Rainer ging die wenigen Schritte nochmals zurück, und da kam auch schon eine ältere Dame mit ihrem Rollstuhl bis an die Absperrung gerollt. »Das ist doch der Hund mit dem feinen Fell«, sagte sie, und ein Lächeln huschte über ihr Gesicht. Thimba stand schwanzwedelnd vor der Absperrung. »Okay, du kannst Hallo sagen!« Sie zwängte sich durch die Gitterstäbe und begrüßte die ältere Dame begeistert. »Och, hat die ein feines Fell. Ich hatte früher einen Rauhaardackel, dem sein Fell war ganz borstig. Der hieß Oskar.« Und schon waren sie in ein nettes Gespräch verstrickt. Als Rainer sich verabschiedete, meinte die ältere Dame: »Danke, dass sie nochmals zurückgekommen sind, das war jetzt doch sehr schön, und sie dürfen mir den Hund immer bringen, wenn sie keine Zeit haben, ich passe gut auf sie auf!«

Hunde als soziale Katalysatoren – auch Rollstuhlfahrer kennen dieses Phänomen. Schon 1988 beobachtete Lynette Hart, Professorin für Tiermedizin in Kalifornien, gemeinsam mit ihren Studenten Rollstuhlfahrer in Einkaufszentren und auf dem Campus der Universität – jeweils mit und ohne Hund. Waren die Rollstuhlfahrer mit Hunden unterwegs, wurden sie häufiger angelächelt, öfter in Gespräche verwickelt und bekamen auch häufiger Hilfe angeboten[67]. Die Studie verdeutlicht, dass Hunde wohl die übliche Hemmung, andere Menschen anzusprechen, mindern. Menschen sind Menschen gegenüber oft gleichgültig, nicht jedoch gegenüber Tieren. Daher werden meist auch zunächst die Hunde und erst dann die Menschen begrüßt.

Aber was ist, wenn ich schon attraktiv und stylisch gekleidet bin? Kann ein Hund meine Attraktivität noch weiter steigern? Um diese Frage zu beantworten, ließen Forscher einen Mann in unterschiedlichen Outfits eine englische Kleinstadt durchstreifen: modisch gekleidet mit Kragenhemd, Krawatte, Sportjacke, korrekt gebügelter Hose oder eher schäbig mit altem T-Shirt, fleckiger Jacke, zerrissenen und schmutzigen Jeans. Begleitet wurde der Mann von einem nett aussehenden, gepflegten Hund mit modisch passender Leine und Halsband oder einem ungepflegten Hund mit zerfledderter Leine. Zusätzlich war der Mann in seinen zwei Outfits auch jeweils ohne Hund unterwegs. Überraschenderweise spielte es keine Rolle, ob der Hund gepflegt aussah oder nicht. War der Mann gut angezogen und hatte einen Hund dabei, dann waren ihm die meisten netten Begegnungen gewiss. Für Männer gibt es daher nur einen wirklich guten Tipp für das nächste Date: Kleiden Sie sich stylisch und nehmen Sie ihren Hund mit, dann fliegen Ihnen die Herzen zu[68].

Wirklich? Ja, wirklich. Französische Forscher bewiesen dies im ganz normalen Leben[69]. An der idyllischen Küste der Bretagne verbrachte ein hübscher Franzose namens Antoine die warmen Tage des Sommers damit, Menschen an einer Bushaltestelle anzusprechen. Zunächst bat er Männer und Frauen um Geld für eine Fahrkarte. Und tatsächlich waren 35 Prozent der Angesprochenen bereit, ihm Geld zu geben, wenn der junge Mann einen Hund dabeihatte, ohne Hund waren es nur 11 Prozent. Okay, dachten die Forscher, dann legen wir noch eins drauf. Nun sprach Antonie nur noch Frauen an: »Hallo! Mein Name ist Antoine. Ich finde Sie wirklich hübsch. Leider muss ich heute Nachmittag arbeiten, aber ich habe mich gefragt, ob Sie mir Ihre Telefonnummer geben würden. Ich rufe Sie später an, und wir können irgendwo zusammen etwas trinken gehen.« Vorangegangene Untersuchungen hatten gezeigt, dass es ziemlich schwierig ist, auf diese Weise an Telefonnummern zu kommen. Aber Antoine hatte (natürlich mit Hilfe der Forscher) eine geniale Idee, seine Chancen dramatisch zu verbessern: einen liebenswerten schwarzen Köter mit unbestreitbarer Ausstrahlung. Antoine wandte sich im Laufe der Studie an 240 Frauen. Alleine lag seine Erfolgsquote bei 1 zu 10, als der Hund anwesend war, sprangen seine Chancen auf 1 zu 3. Nicht schlecht, oder? Und noch ein Tipp: Wenn man ins Gespräch mit anderen Menschen kommen möchte, so ist nichts effektiver, als sich mit einem knuffigen Welpen in einen Park zu setzen.

Die Studien sind eindeutig: Ein Hund entscheidet über den

ersten Eindruck – und der ist am wichtigsten –, nicht unsere Kleidung, nicht unser Aussehen. Ob ein Hund gepflegt oder ungepflegt ist, ist unbedeutend. Wichtig erscheint jedoch die Hunderasse: Ein freundlicher Labrador verschafft mehr positive Aufmerksamkeit als ein kräftiger Pitbull. Das mag ungerecht erscheinen, wurde aber wissenschaftlich überprüft[70].

Ähnliches gilt übrigens auch im Vergleich von Hund und Katze, wie eine Studie von Beth Daly von der University of Windsor in Kanada ergeben hat. Die Psychologin ließ 450 Studierende einen Professor beurteilen, den sie zuvor nie gesehen hatten. Dem Professor wurde entweder ein schlafender Hund oder eine schlafende Katze neben sein Pult gelegt. Und siehe da: Der vermeintlich hundeliebe Professor wurde wesentlich sympathischer, freundlicher, friedlicher, klüger und erfolgreicher eingeschätzt. Der Katzen-Professor hingegen schnitt schlechter ab.

Aber Achtung! Schauen Sie immer genau hin, denn Hunde können auch die unlauteren Absichten ihrer Besitzer verschleiern. Die Psychologin Sigal Tifferet und ihre Kollegen vom Ruppin Academic Center in Israel gaben Frauen Beschreibungen von zwei verschiedenen Männern zu lesen[71]. Die Frauen sollten angeben, welcher eher für eine Affäre taugt und welchen sie eher heiraten würden. Die Beschreibungen der Männer fielen in zwei klassische Typologien. Der »Vater«: nett, einfühlend, romantisch, eher an einer langfristigen Beziehung, der passenden Ehefrau und Kindern interessiert. Und der »böse Junge«: schön, leidenschaftlich, wagemutig, der sich mal schnell verabredet, ein paar heiße Nächte verbringt, um sich dann wieder aus dem Staub zu machen.

Und was fanden die Forscher heraus? Klar, für die meisten Frauen war der böse Junge höchst attraktiv, wenigstens für eine kleine Affäre, heiraten würden sie ihn dagegen eher nicht, da war der Vatertyp eindeutig im Vorteil. Aber Achtung: Wurde der Beschreibung ein Hund hinzugefügt, dann drehte sich das Ergebnis plötzlich um. Der »böse Junge« war nun nicht nur als Romanze, sondern auch als Ehemann attraktiver, für den »Vatertyp« änderte sich dagegen nichts. Die Frauen ließen sich wohl von dem Hundbild unbewusst in die Irre führen, denn der Hund signalisierte, mein Besitzer kümmert sich um mich und ist fürsorglich. Und plötzlich waren die Fakten nicht mehr wichtig. Nun mutmaßten die Frauen, beim »bösen Jungen« beides zu bekommen, den Verführer und den sorgenden Vater.

Wir haben nun viel über die sozialen Effekte von Hunden geschrieben, leider gibt es nur wenige wissenschaftliche Studien, ob und wie andere Tierarten soziale Kontakte fördern. Es ist jedoch offensichtlich, dass auch Pferde sie unterstützen, zumindest wenn man sie in einer Stallgemeinschaft hält, denn dann ist man in stetigem Austausch mit den anderen Pferdebesitzern und lässt oft den Stallbesuch mit einem gemeinsamen Getränk in der Sonne vor der Stalltür ausklingen.

Auch wenn wir mit unseren Eseln beim Trekking unterwegs sind, bleiben die Wanderer stehen, wollen die Esel streicheln, fragen nach deren Namen, ob die Esel gerne wandern und wohin es geht. Schnell sind wir in ein Gespräch verstrickt, und die Tour dauert mit unseren gemächlich dahinschreitenden Eseln dann deutlich länger.

Mit unserem Haustier machen wir also ein symbolisches Statement über unsere Persönlichkeit und unser Selbstbild – ob absichtlich oder unabsichtlich. Das Gegenüber wird unsere Persönlichkeit oder, wie es wissenschaftlicher ausgedrückt wird, unser »soziales Selbst« anhand des Tieres und wie wir mit ihm umgehen, bewerten. Sind wir Tierliebhaber und gehen feinfühlig mit unserem Tier um, dann werden wir mehr soziale Kontakte haben, mehr Small Talk, gemeinsames Lachen und Feiern, was dazu beiträgt, dass wir gesund bleiben.

Die Macht der Hormone

Es ist einfach Balsam für unsere Seele, wenn uns Thimba mit treuen Augen anschaut, ihren Kopf schief legt, mit ihrem Schwanz wedelt. Dann schmelzen wir einfach dahin. Und dagegen ist kein Kraut gewachsen. Warum das so ist? Die Antwort: Durch den Augenkontakt wird der Popstar der körpereigenen Substanzen ausgeschüttet: das Hormon, das uns vertrauen lässt. Sein Künstlername lautet: »Kuschelhormon«. Es sorgt für Vertrauen, wärmere Beziehungen, macht uns empfänglicher für zwischenmenschliche Signale. Sein pharmakologischer Name lautet: Oxytocin.

Jeder Aufbau von Gemeinsamkeit, Vertrauen, Beziehung und Wohlbefinden ist bei Menschen und Tieren nach unserem heutigen Wissensstand ohne das Hormon Oxytocin kaum vorstellbar[72]. Oxytocin verstärkt die Aufmerksamkeit für soziale Reize, reduziert gleichzeitig Stress und aktiviert das Belohnungssystem – ein Elixier des Miteinanders. Daher ist es, nach Kerstin Uvnäs Moberg, eine der führenden Biochemikerinnen und Oxytocinforscherin aus Schweden, ein kleines Wunderhormon. Oxytocin treibt ein koordinierendes und modulierendes »calm and connecting«-System in unserem Körper an, das durch den Blutkreislauf und durch viele Nervenverbindungen wirkt, die mit wichtigen Kontrollzentren im Gehirn verbunden sind. So kann unser Körper eigene Nährstoffe besser nutzen, die wir benötigen, um zu regenerieren und seelisch zu wachsen.

Dieses System wird durch Augenkontakt und durch Berührung, wie zum Beispiel das Streicheln von Tieren, aktiviert. Angestoßen wird es auch durch Situationen, die wir als ruhig, freundlich und sicher wahrnehmen, etwa die Gegenwart einer geliebten und vertrauten Person oder eines Tieres. Dann empfinden wir Gelassenheit, Wohlbefinden und Entspanntheit. Zusätzlich werden unsere Antennen für Positives empfindlicher, unsere Empathiefähigkeit und unser Interesse am sozialen Austausch steigen.

So sind Testpersonen nach einer Extraportion Oxytocin weniger alarmbereit und interpretieren angstbesetzte Gesichter eher neutral als ängstlich. Sie bleiben insgesamt gelassener. Ihre Hirnbilder zeigen: Oxytocin dämpft die Aktivität unseres Emotionszentrums. Vermutlich ein Grund, warum wir dann kontaktfreudiger und weniger ängstlich sind. Menschen, denen Oxytocin als Nasenspray verabreicht wurde, erkennen den Gemütszustand anderer Personen besser, reagieren freundlicher, verhalten sich großzügiger, vertrauensseliger und kooperativer. Tierbesitzer benötigen wahrscheinlich gar kein Nasenspray, sie bekommen alles kostenlos von ihren Tieren, der Kontakt mit ihnen flutet ihr Gehirn mit Oxytocin.

Oxytocin ist auch eng mit dem Bindungssystem assoziiert, das uns nach Nähe, nach dem Erleben von Sicherheit und Behaglichkeit sowie nach dem Gefühl von emotionaler Verbundenheit streben lässt. Ist zwischen zwei Individuen erst einmal eine enge Beziehung entstanden, dann wird Oxytocin nicht mehr nur bei körperlicher Nähe ausgeschüttet, dann reicht schon der Anblick der Person, ein Gedanke an sie oder Sinneseindrücke wie der Geruch oder die Stimme, die mit dieser Person eng verbunden sind.

Tiere helfen, Arztkosten zu sparen

Wenn uns Tiere körperlich und seelisch gesünder machen, dann müsste sich dies doch auch in nackten Zahlen niederschlagen, zum Beispiel wie häufig ältere Tierbesitzer verglichen mit Nicht-Tierbesitzern das Gesundheitssystem beanspruchen? Oder ob Tierbesitzer ihre Krankenkasse tatsächlich weniger kosten.

In der Tat fand eine Studie aus Kanada heraus, dass Tierbesitzer während des Untersuchungszeitraums durchschnittlich 30-mal Pflegedienst, Arzt oder Krankenhaus in Anspruch nahmen – tierlose Menschen dagegen 37-mal. Tierbesitzer mussten etwa gleich häufig ins Krankenhaus wie Nicht-Tierbesitzer, allerdings blieben sie durchschnittlich kürzer in der Klinik als jene ohne ein Tier. Wahrscheinlich war es das Wissen, vom Tier gebraucht und von ihm erwartet zu werden, das die Patienten aktivierte und schneller nach Hause trieb.

Auch die Leistungen der Krankenkasse, also die durchschnittlichen Behandlungs- und Arzneikosten von Tierbesitzern, beliefen sich laut dieser Studie insgesamt auf 53.000 US-Dollar, für die Nicht-Tierbesitzer waren es 69.400 US-Dollar[73]. Eine stolze Summe. Doch der finanzielle Vorteil, den Haustierbesitzer dem Gesundheitssystem bringen, scheint noch größer zu sein. Eine deutsch-australische Forschergruppe fasste die Kosten für Arztbesuche, Klinikaufenthalte, Medikamente, Lohnfortzahlung und Krankengeld zusammen. Und sie kamen zum Schluss, dass Tierbesitzer dem Gesundheitssystem die unglaubliche Summe von 988 Millionen Dollar ersparen[74]. Eine weitere Studie kam sogar auf über 3,8 Milliarden Dollar für Australien. Natürlich haben Sie, liebe Leser, vollkommen recht, dieser Summe müsste man ehrlicherweise die Kosten, die unsere Haustiere verursachen, gegenrechnen. Aber immerhin können die Zahlen uns eine Ahnung davon verschaffen, welches finanzielle und gesundheitliche Potenzial in unseren Haustieren schlummert. Fühlt sich ein Mensch durch sein Haustier körperlich wie seelisch gewärmt, gehalten und geschützt, kann er mit dem Vierbeiner knuddeln, dann wird die Fellnase sehr viel erfolgreicher den körperlichen wie seelischen Schmerz lindern als ein Arzt, der mit dem Rücken zum Patienten sitzt und seine Angaben lustlos in den Computer tippt.

Hund, Pferd oder Katze?

Es besteht ein ausgeprägtes Missverhältnis zwischen Hund, Pferd und Katze, wenn es um die Forschung zu Tierbesitz und Gesundheit geht. Zahlreiche Studien haben den Einfluss von Hunden auf die Gesundheit und Zufriedenheit ihrer Besitzer dokumentiert. Bei Hundebesitzern fanden sich in der Summe der Studien weniger häufig Depressionen, Angst oder Einsamkeit. Sie waren fröhlicher, geselliger, entspannter und hatten das Gefühl, ihr Leben selbst im Griff zu haben.[75]

Im Gegensatz dazu wurde der Einfluss von Pferde- oder Katzenbesitz auf das menschliche Wohlbefinden kaum untersucht. Eine kleine qualitative Studie fand bei Pferdebesitzerinnen eine bessere körperliche Fitness, mehr Selbstvertrauen, häufigere soziale Kontakte und intensivere emotionale Unterstützung.[76] Die

Pferde-Enthusiastinnen berichteten auch über mehr Sinnhaftigkeit in ihrem Leben. Doch es gab auch negative Effekte: Die Beschäftigung mit dem Pferd wurde als Sucht und als Obsession beschrieben, durch die es zu Konflikten in der Familien kam. Gestritten wurde häufig über den Stellenwert des vierbeinigen Freundes und die hohen Ausgaben, die in manchen Fällen sogar zu erheblichen finanziellen Schwierigkeiten führten. Auch kommen Verletzungen durch Pferde häufiger vor, als ihre Liebhaber wahrhaben möchten.

Für Katzen zeigen sich sehr unterschiedliche Ergebnisse – über die positiven haben wir schon berichtet. Hier nur die schlechten Nachrichten: Eine australische Studie bei älteren Katzenbesitzern fand mehr depressive Beschwerden, eine schlechtere körperliche Gesundheit und eine vermehrte Einnahme von Schmerzmitteln. Auch eine deutsche Studie fand bei älteren Haustierbesitzern ab 60 Jahren überwiegend eine – wenn auch nur geringfügig – schlechtere mentale und physische Gesundheit. Die gesundheitlichen Nachteile der Katzenbesitzer erklärten die Forscher durch ausgeprägte Einsamkeitsgefühle.

Auch niederländische Forscher stellten fest, dass Katzenbesitzer häufiger psychiatrische Dienste in Anspruch nahmen und weniger bewegungsfreudig waren als ältere Menschen ohne Haustiere[77]. Katzenbesitzer mit Herzerkrankungen sollen eher sterben und werden öfter wieder ins Krankenhaus eingewiesen als katzenlose[78]. Auch gibt es Hinweise, dass Frauen, die Katzen besitzen, eher mal ein Gläschen Wein oder Bier trinken[79]. Und schließlich berichten Forscher, dass das Leben mit einer Katze mit mehr chronischen Erkrankungen und einem weniger erfolgreichen Leben assoziiert ist[80].

Wie sind diese Unterschiede zu erklären? Hunde, Katzen und Pferde sind anders. Hunde nehmen uns anders wahr als sich selbst und ihre Artgenossen: Sobald sie einen Menschen sehen, ändern sie ihr Verhalten. So spielen Hunde zum Beispiel mit Menschen vollkommen anders als mit ihren Artgenossen. Bei Katzen, so John Bradshaw, Verhaltensforscher an der britischen Universität Bristol und Autor des Buchs »Cat Sense«, sei bisher noch kein Verhalten festgestellt worden, das darauf schließen lasse, dass Katzen uns im Kontakt in eine andere Schublade stecken würden als ihre Artgenossen. Sie würden natürlich wissen, dass wir größer seien als sie, aber ihr soziales Verhalten scheine nicht besonders angepasst. Sie würden ihre Schwänze heben, um unsere Beine schleichen und neben uns sitzen genau so, wie sie es untereinander tun würden[81]. Katzen faszinieren durch ihre Ambivalenz. Sie gelten zugleich als Schmusekater und kleiner Tiger. Unabhängig, divenhaft bis unnahbar und doch voller Hingabe, wenn sie eine bestimmte Person lieben, eigenwillig und doch extrem anpassungsfähig, besonders sauber und kultiviert, aber doch unbeeinflussbar, ihren wilden Instinkten folgend: Das Leben mit Katzen ist nie langweilig. Bei ihnen weiß man nie so genau, woran man ist. Mal ist sie das Samtpfötchen, mal die Wildkatze. Katzen haben ihren eigenen Kopf. Hunde dagegen sind eher treue Weggefährten. Sie gehen auf den Menschen ein, achten auf ihre Besitzer, sind zumeist freundlich, nicht nachtragend und belohnen Aufmerksamkeit mit Freude und Zuneigung – eben zuverlässige Partner im Leben. »Hunde haben Herrchen, Katzen haben Personal« – soll der Schriftsteller und Satiriker Kurt Tucholsky einmal gesagt haben.

Und das färbt wohl auch auf ihre Besitzer ab, denn Hunde- und Katzenbesitzer sind anders. Hundetypen sind einer Studie zufolge temperamentvoller, energiegeladener und kontaktfreudiger als Katzentypen. Diese wiederum sind introvertierter, empfindsamer, aber auch unvoreingenommener. Die Hundefraktion tendiert dazu, Regeln eher zu befolgen als Katzenanhänger, die sich nonkonformistischer verhalten. Auch sind Katzenbesitzer häufiger körperlich eingeschränkt, sind einsamer und fühlen sich insgesamt nicht so wohl.[82] Möglicherweise nehmen Menschen, die schon von vorneherein eher gebrechlich sind, eher eine Katze zu sich. Über Pferdemenschen weiß man wenig, Pferdebesitzerinnen sollen eher gelassen und nicht aggressiv sein, Männer mit Pferden dagegen herrisch und eher impulsiv[83]. Möglicherweise erklären die unterschiedlichen Typologien zumindest teilweise die widerstreitenden Ergebnisse von Hund, Katze und Pferd.

Und noch etwas gilt es zu bedenken: Wenn Forscher, also zum Beispiel in einer Studie mit Tausenden Menschen, herausfinden, dass Hunde Depressionen um 50 Prozent reduzieren und ein »ewiges Leben« bescheren, dann gilt das wahrscheinlich nur für den absoluten Durchschnittshundehalter. Es ist so ähnlich wie mit Schuhen: Nur weil Frauen im Durchschnitt eine Größe von 39 tragen, passt diese noch lang nicht allen. Häufig handelt sich auch um epidemiologische Studien. Mit Hilfe von solchen Studien untersucht man die Häufigkeit von Erkrankungen in der Bevölkerung. Gleichzeitig wird ein Zusammenhang dieser Erkrankungen mit möglichen Risikofaktoren geprüft, die diese begünstigen könnten, oder umgekehrt wird nach Resilienzfaktoren gesucht, die Krankheiten vorbeugen, wie zum Beispiel Tierbesitz. Bei solchen Studien hängt das Ergebnis stark davon ab, welche Bevölkerungsgruppen untersucht werden und ob in den beiden Teilgruppen, ähnlich viele Menschen mit vergleichbarem Einkommen, Wohnsituation, Alter und Gesundheitszustand vor Beginn der Studie eingeschlossen wurden. Daher sind solche Studien meist mit einem hohen Unsicherheitsfaktor behaftet. Nur wenn mehrere Studien in eine ähnliche Richtung weisen, kann man davon ausgehen, dass die Ergebnisse auch tatsächlich valide sind. Vielleicht sind die eher negativen wissenschaftlichen Befunde zu Katzen daher einfach ein wissenschaftliches Artefakt.

Tiere im Alter – geht das?

Seien wir ehrlich: Älter werden kann ganz schön einsam machen. Der Partner stirbt, Freunde gehen ins Altenheim und oft ist auch die Familie nicht mehr vor Ort. Zunehmend wird es schwieriger, das Haus zu verlassen und an einstmals gewohnten Aktivitäten oder Treffen teilzunehmen. Aber es gibt eine einmalige Quelle für Freundschaft, Nähe und Fürsorge, die Senioren auf vielfältige Art und Weise unterstützen kann: Haustiere. Es wäre zu einfach, Tiere als Allheilmittel gegen die Unannehmlichkeiten des Alters zu empfehlen, aber in vielen Fällen kann ein Tier helfen, besser mit Unsicherheit oder Einsamkeit zurechtzukommen.

Der Schritt in den Ruhestand ist oft der beste Zeitpunkt, um ein Haustier aufzunehmen. Viele ältere Menschen sind hervorragende Tierhalter, denn sie bringen ideale Bedingungen mit: Sie haben Zeit und Lebenserfahrung, und viele sind auch körperlich fit.

In Deutschland haben sich geschätzte 1,5 Millionen Menschen über sechzig für ein Zusammenleben mit einem Hund entschieden, die Zahl der Seniorenhaushalte, in denen sich eine oder mehrere Samtpfoten aufhalten, liegt sogar noch etwas darüber. Ungezählt sind die Haushalte, in denen Vögel, Fische und Kleintiere zu Hause sind. Es gibt gute Gründe, sich im Alter für einen tierischen Mitbewohner zu entscheiden. Haustiere vermitteln ihren Besitzern, geliebt und gebraucht zu werden. Sie können im Alter eine wichtige Stütze sein, bringen Freude und Abwechslung ins Leben, sind soziale Gefährten und emotionale Partner, erheitern und bringen Menschen zum Lachen. Das Zusammenleben mit Tieren steigert das Wohlbefinden und die Lebensfreude. Es sind vor allem die alltäglichen positiven und auf den ersten Blick wenig spektakulären Effekte, die Senioren guttun. Nehmen wir zum Beispiel Katzen, sie suchen den Kontakt zu Menschen und möchten gestreichelt werden. Sie kümmern sich nicht darum, ob ihre Menschen langsamer oder ungeschickter werden. Sie nehmen ihnen auch nichts aus der Hand, um es schnell fertig zu machen. Sie warten geduldig, wenn es länger dauert, Dose oder Sack zu öffnen und das Essen in den Napf zu füllen. Ihre Dankbarkeit wird nicht geringer, und dies erhält Stolz und Selbstwert.

Doch sollte sehr genau geschaut werden, welches Tier zu einem passt – vor allem im Alter. Ihrem Opa Fritz, einem 78-jährigen Bekannten von Bettinas Mutter, wollten die Enkel etwas Gutes tun und ihm das Leben verschönern, deshalb schenkten sie ihm eine Malteserhündin namens Emma. Sie dachten, er wäre dann nicht mehr so alleine und hätte Beschäftigung. Na ja, vielleicht hatten die Angehörigen auch nicht genug Zeit, sich selbst um ihn zu kümmern, und sahen den Hund als eine Art Ersatz.

Doch schnell zeigte sich, dass der Senior mit der Fürsorge für Emma völlig überfordert war. Er brauchte zwar für sich selbst noch keine ständige Betreuung, es reichte, wenn ab und zu jemand nach ihm schaute. Aber Gassigehen, nicht zu viel, aber auch nicht zu wenig füttern, das Wasser nicht zu vergessen und auch den Hund noch zu erziehen, das überforderte ihn total – was sich in Missmut und Verdruss ausdrückte. »Ich war noch nie ein großer Hundefreund«, sagte er uns bei einem Besuch, als wir retten sollten, was nicht zu retten war, »was soll ich jetzt in meinem Alter noch mit einem Köter.« Ein Tier zu haben, heißt Verantwortung dafür zu übernehmen bzw. übernehmen zu können: regelmäßig spazieren zu gehen, füttern, pflegen, baden, Tierarztbesuche. Fritz konnte dies aufgrund seiner beginnenden Demenz nicht mehr. Leider hatten die Angehörigen, obwohl sie es gut meinten, weder ihm noch dem Tier einen Gefallen getan, im Gegenteil. Fritz war überfordert, seine Pflegerin war überfordert, und die arme Emma musste leiden. Gott sei Dank fand sie schnell eine nette Familie, die sie übernehmen konnte. Sie sehen, ein Tier muss im Alter nicht unbedingt heilsam wirken, vielmehr kommt es immer auf die Umstände an.

Daher müssen körperliche Einschränkungen durch chronische Krankheiten auch kein Ausschlusskriterium für die Tierhaltung im Alter sein. Die Betreuung von Katzen, Kleintieren oder Zierfischen erfordert beispielsweise viel weniger körperliche Aktivitäten als ein Hund.

Neben der Überforderung durch ein Tier taucht bei älteren Menschen ein weiteres Problem auf: Ihre Tierliebe ist so ausgeprägt, dass sie sich selbst vernachlässigen. So scheuen sich ältere Tierbesitzer eher davor, sich gründlich untersuchen zu lassen, da sie fürchten, ins Krankenhaus eingewiesen zu werden, oft nicht zu wissen, wer sich um ihr Haustier kümmert, und es dann vielleicht ins Tierheim kommt. Hier gibt es – aus unserer Sicht – dringenden Handlungsbedarf. In einer alternden Gesellschaft, in der immer mehr Senioren Haustiere besitzen, sollten nachbarschaftliche Netzwerke aufgebaut werden, und Pflegedienste sollten sich Gedanken machen, wie die Tiere ihrer Patienten zum Beispiel über Pflegestellen mit Bleibeoption versorgt werden können. Und das gemeinsame Wohnen von Mensch und Tier in einem Altenheim sollte heute eigentlich schon zum Standard gehören.

Davon abgesehen haben Haustiere kaum echte nachteilige Auswirkungen auf ältere Menschen. Das Gefährlichste an einer Katze oder einem Hund, neben einer Überforderung bei der Versorgung, ist, dass sie einen Menschen zu Fall bringen können, vor allem Menschen über 75 Jahren sind gefährdet. Das Sturzrisiko ist bei Senioren, die mit einem Tier zusammenleben, deutlich erhöht. Dabei passieren die meisten Unfälle mit Hunden, so etwa beim Überqueren der Straße, oder wenn einen der Hund die Treppe hinunterzerrt. Häufig verletzen sich Senioren auch, da sie über schlafende Tiere stolpern und dann stürzen. Kein Grund zur Panik. Es hört sich bedrohlicher an, als es tatsächlich ist: Das persönliche Risiko, wegen Hund oder Katze zu stürzen, beträgt zumindest in den USA nur 0,03 Prozent pro Jahr.

Auch für die Psyche gibt es eine Schattenseite zu beachten: Wenn das Tier stirbt, ist das für den Halter oft sehr traurig – einzelne Fallberichte beschreiben ausgeprägte depressive Episoden, und manche Tierliebhaber scheiden dann sogar freiwillig aus dem Leben. Ganz frei von Risiken und Nebenwirkungen sind also selbst Tiere nicht.

Ein hervorragendes Beispiel für die förderliche Wirkung unserer Haustiere auf unsere Gesundheit ist Jupp Heynckes, der mit über 70 Jahren immer noch fit für den Job war und den FC Bayern München in gerade mal drei Monaten wieder richtig in die Erfolgsspur brachte[84]. Jupp Heynckes lebt in Fischeln, einem Ortsteil von Schwalmtal, ein bisschen am Ende der kleinen niederrheinischen Welt. Er verbringt viel Zeit mit seinem Hund Cando, seinem treuesten Freund, und seinen zwei Katzen, die sehr schmusig und liebesbedürftig sind, wie Jupp Heyneckes sagt. »Das sind Tiere, die gehören zur Familie.«

Heynckes ist kein Einzelfall, das zeigen die vielen wissenschaftlichen Studien. Insgesamt ist die Erklärung für die schützende Wirkung durch unsere besten Freunde recht simpel: Hundebesitzer sind körperlich aktiver und halten so ihr Herz-Kreislauf-System gesund. Es ist dabei sofort einsichtig, dass es gesundheitsförderlicher ist, mit dem Jagdhund durch Wiesen und Wälder zu streifen, als einen übergewichtigen Schoßhund zu halten. Ein verträglicher Retriever wird ihnen eher guttun als ein nervöser belgischer Schäferhund oder ein sozial unverträglicher Pitbull. Oder vielleicht ist es eher eine Katze, da man nicht mehr so viel nach draußen gehen kann.

Dass es nicht nur um Ausdauertraining geht, sondern auch um die enge Beziehung zwischen Mensch und Tier, hat wiederum Heynckes deutlich gemacht, als er erzählte, dass morgendliche Ausflüge mit Cando zu seiner täglichen Routine gehören. »Der ist zwölf Jahre alt und vier Monate, das ist schon ein biblisches Alter. Wir sind da langgezottelt und haben uns unterhalten«, erzählte Heynckes einmal im Bayern-Trainingslager in Katar.

Und ihre Wirksamkeit beruht paradoxerweise darauf, dass sie Tiere sind und außerhalb des menschlichen Denk- und Erlebensraums stehen. Wir entdecken in ihnen das Vertraute und im Vertrauten doch das Fremdartige. Zwischen diesen beiden Polen spannt sich das Grundmotiv der heilsamen Wirkung von Tieren. Wir erleben eine intensive Nähe und Vertrautheit, und zugleich spüren wir eine Andersartigkeit und Fremdheit. Gerade, weil sie anders als Menschen denken und fühlen, weil sie unbeirrbar nur ihren eigenen Bedürfnissen folgen, ahnen wir, dass wir in den Tieren etwas von uns selbst wiedererkennen können, und das kann heilsam sein.

Dabei gilt eine wichtige Maxime: Tiere helfen nur, wenn man sie mag, und noch besser, wenn man sie schon immer gemocht hat. Wer schon immer ein Biophiliac, ein Naturmensch, oder noch besser ein Animaliac, ein Tierfan, war, der kann besser von der heilsamen Wirkung von Tieren profitieren. Wer jedoch früher nie die Beziehung zu Tieren gesucht hat und auch nie Tiere besessen hat, der wird wenig gewinnen, wenn er sich einen Hund oder eine Katze anschafft. Aber nicht immer ist alles verloren, wie auch bei dem bekannten Psychoanalytiker Sigmund Freud, der Tiere lange Jahre seines Lebens verachtet hat. Erst mit 72 Jahren bekam er seinen ersten Hund, und dann entbrannte eine innige Liebe, die bis zu seinem Tod anhielt. Aus einem Tierverächter wurde ein echter Tierfreund.

Der Verhaltensforscher und Biologe Kurt Kotrschal von der Uni Wien hat dies so auf den Punkt gebracht: »Wenn man sich ansieht, was eine gute Beziehung, speziell zu Hunden und anderen ›Kumpan-Tieren‹ für unser Wohlbefinden und unsere Gesundheit tun kann, könnte man auf die Idee kommen, dass Menschen ohne die Tier-Beziehung nicht ganz vollständig sind!«

Die Nebenwirkungen

Tiere können heilsame Wirkung entfalten und somit – auch wenn es wie ein Gebrauchsgegenstand klingt – als alternatives medizinisches Heilmittel bezeichnet werden. Nun könnte man meinen, dass ein Haustier wie eine Wunderdroge wirkt, die Sie zuhause statt im Krankenhaus einnehmen können, die alleine durch ihre Anwesenheit, durch Streicheln, Kuscheln oder Versorgen uns gesünder hält. Und diese Wunderdroge steht Ihnen sogar rund um die Uhr zur Verfügung, Sie müssen dafür weder zum Arzt noch in eine Klinik.

Leider müssen wir Ihnen sagen, so einfach ist es nicht. Denn unsere Tiere sind keine lebendigen Pillen, welche man gleichsam auf Krankenschein verordnen kann, vielmehr sind es Lebewesen mit ganz eigenen Bedürfnissen. Sie kosten uns Zeit und Geld und haben, man glaubt es kaum, auch Nebenwirkungen. Zu Risiken und Nebenwirkungen lesen Sie deshalb die folgenden Zeilen oder fragen Sie einen Experten zur Mensch-Tier-Beziehung.

Tiere können auch krank machen

Sicherlich, Tiere sind heilsam, doch das ist nicht die ganze Wahrheit: Wer seine Tiere zu innig liebt, muss damit rechnen, sich fiese Bakterien oder Parasiten einzufangen – und das hat nicht immer etwas damit zu tun, ob das Tier krank oder dreckig ist, auch ihr Futter kann voller Keime stecken. Wer sich die Hände nicht wäscht, nachdem er das getrocknete Schweineohr aus der Verpackung gepult hat, steckt sich leicht mit Salmonellen an. Im sauber geleckten Napf, in der Tränke, der Futterraufe, im schlabberigen Kuss und natürlich auch im Kot lauern sie: unsichtbare Erreger.

Angst davor, ein Tier zu halten, müssen Sie aber deshalb nicht haben. Ganz im Gegenteil, denn der Nutzen überwiegt das Risiko bei Weitem. Auch wenn es keine genauen Studien gibt, die zeigen, wie häufig sich Tierhalter hierzulande gefährliche Krankheiten bei ihrem Tier holen, wir sind überzeugt, dass die Gefahr nicht besonders hoch ist.

Und drakonische Maßnahmen muss man auch nicht ergreifen, um sich die Keime der eigenen Tiere vom Leib zu halten. Es genügen eine Handvoll Impfungen und einfache Hygienemaßnahmen: Hände waschen, nachdem man mit dem Tier Kontakt hatte. Hund und Katze aus dem eigenen Bett scheuchen. Den Kot aus dem Garten aufsammeln bzw. regelmäßig die Wiese abäpfeln und Tiernahrung nicht im Küchenschrank, sondern getrennt aufbewahren. Und natürlich sollte man sich sein Tier regelmäßig genau anschauen. Hat es zum Beispiel juckende Stellen, an denen die Haare ausfallen, oder Durchfall? Dann ab zum Tierarzt.

Abgöttische Liebe schadet

Im Oktober 1968 nahmen die Beatles ihr White Album auf, darauf findet sich ein Liebeslied »Martha, My Dear«. Die meisten Leute dachten, es wäre eine posthume Botschaft an Paul McCartneys langjährige Freundin, Jane Asher, die ihm einige Monate zuvor den Laufpass gegeben hatte. Falsch. Es war eine Liebeserklärung an seine geliebte »Martha« – eine Bearded-Collie-Hündin.

Wie McCartney lieben wir unsere Tiere. Liebe zum Tier hat aber immer einen egozentrischen Touch, da sie vor allem den Menschen befriedigt, auch intensive Fürsorglichkeit ist letztlich immer selbstbezogen. Aber das muss für uns nicht hinderlich und für unsere Tiere kein Schaden sein.

Liebe kann allerdings blind machen und abgöttisch werden, das ist dann nur noch Pseudoliebe. Die über alles geliebten Tiere werden vergöttert, werden zum Inbegriff des eigenen Daseins und aller Seligkeit. Einziger Dreh- und Angelpunkt im Leben ist die Sorge um das Wohlergehen der kleinen Fellnasen und Piepmätze. Die Gefahr ist offensichtlich, dass sie dann zu kleinen Leuten mit Fell oder Gefieder werden. Mit ihnen wird wie mit Menschen gesprochen, und in träumerischen Gedanken sprechen sie Worte wie »Mama« oder »Papa«. Sie bekommen Hochzeitskleider und werden in Kinderwagen durch die Gegend gefahren.

Manche Paare nehmen sich mehr Zeit für ihre Tiere als für sich selbst oder ihre Kinder, und vor allem Frauen sind lieber mit ihrem Tier zusammen als mit ihrem Partner – das kann Partnerschaft und Familie schnell gefährden[85].

In der abgöttischen Liebe verliert der Mensch sich völlig, verliert das Gefühl der eigenen Stärke und der eigenen Identität. Dies geschieht vor allem dann, wenn es einem nicht gelungen ist, seinem Leben einen Sinn zu geben. Dann versucht man, den Lebenssinn im Leben seines geliebten Tieres zu finden. Das Tier wird zur Sucht. Und das kann Ihre und deren Gesundheit ernsthaft gefährden.

Wenn wir abgöttisch lieben, sehen wir nur unsere Projektionen und nicht das Tier, das tatsächlich vor uns steht. Etwa jeder fünfte Hundehalter gilt hierzulande als »prestigeorientiert und vermenschlichend«, hat die Psychologin Silke Wechsung in einer Studie für die Universität Bonn herausgefunden[86]. Der Hund dient diesem Typus zur Stärkung des Selbstwerts, und das hat manchmal böse Nebenwirkungen. Wenn beispielsweise Hundehalter, die mit ihren Lieblingen die verschiedensten Kurse machen, gestresst sind, weil der Hund es blöd findet und nicht die gewünschte Leistung bringt. Sie tun sich und dem Tier damit nicht unbedingt Gutes. Die häufigste Form der Tierquälerei ist heute, dass wir unsere Tiere zu Tode lieben. Wir misshandeln und quälen sie nicht mehr, stattdessen leiden sie unter unserer Zuneigung und egoistischen Liebe. Etwa, wenn wir sie in Louis-Vuitton-Mops-Tragetaschen zum Stückpreis von 1400 Euro mit zum Shoppen nehmen, Designermäntelchen kaufen oder ihnen Halsbänder mit Swarovski-Kristallen umhängen. Für unser Haustier wäre es das Beste, es könnte bleiben, was es ist: einfach nur ein Tier. Und darin besteht auch das Heilsame: es nicht unseren Erwartungen und Bedürfnissen anzupassen, sondern in vollem Umfang zu genießen, wie und wer es ist.

Manche Tiere sind garstig

In der Gesundheitsforschung stellt sich oft die Frage, ob allgemeine Weisheiten auch gelten, wenn die Umstände schwierig sind. So zeigen, wie wir beschrieben haben, viele Untersuchungen, dass Tiere sich positiv auf unsere Gesundheit auswirken, sicherlich werden einige frustrierte Tierbesitzer bezweifeln, dass dies auch auf sie zutrifft. Wird der Nutzen eines Tieres also überschätzt, wenn das Tier seinem Besitzer gegenüber garstig ist und das Zusammenleben eine Qual? Oder überwiegen die positiven Seiten die negativen?

Wir haben uns das einmal in einer eigenen Studie angeschaut und fanden keinen Zusammenhang zwischen problematischem Hundeverhalten und der Gesundheit der Besitzer. Mag der Hund auch an der Leine zerren, Einrichtung zerstören, bellend den Briefträger vertreiben oder sich auf andere Hunde stürzen, eigentlich ist er der liebste Hund auf Erden. Sie kennen das: »Der will doch nur spielen« – doch er bellt, knurrt und zerrt mit voller Kraft an der Leine, dass Sie einen Bogen machen.

Hundehalter sind mit ihrer getrübten Wahrnehmung nicht allein, auch Pferdebesitzer neigen dazu, problematisches Verhalten ihres Pferdes zu entschuldigen. Sie stellen ihren Liebling nur im positivsten Licht dar, wobei sie ignorieren, dass dies für Mensch und Tier gefährlich werden kann. Es ist eben nicht das

»objektive« Verhalten des Tieres, das zuträglich für uns ist, sondern wie wir es »subjektiv« wahrnehmen.

Wir wissen aus eigener Erfahrung, dass ein Hund einen ganz schön stressen kann: Ayla, unsere Schafpudelhündin, hatte einen sehr kreativen Charakter. Waren wir mit ihr in unserem Wohnmobil unterwegs, mussten wir auf dem Campingplatz sehr genau schauen, wo die anderen Leute an unserem Camper vorbeigehen und ob sie einen Hund dabeihaben. Wir wussten nie, wen Ayla als bedrohlich einschätzte, um dann wild kläffend unter dem Wohnmobil hervorzuschießen. Manchmal flogen dabei auch Stühle und Tische durch die Luft. Ganz abschalten konnten wir da nie, und jede Attacke jagte unseren Puls und Blutdruck in die Höhe. Jedes Mal versetzte uns dies in eine klassische Alarmreaktion, was wenig förderlich für unsere Gesundheit war. Anderen Campern ging es mit ihren wild kläffenden Hunden ganz anders als uns. Sie blieben ruhig und sagten, der will doch nur spielen. Vielleicht hätten wir uns das damals auch einreden sollen, dann wäre ihr Verhalten wahrscheinlich für uns deutlich weniger belastend gewesen. Was zeigt, dass es eben immer auf den Blickwinkel ankommt, ob Tiere krank machen oder heilsam sind.

Klar gibt es unter Tieren auch Individuen mit so problematischem Verhalten, dass es für uns direkt gesundheitsschädlich ist. Es ist der Hund, der beißt, die Katze, die kratzt, oder das Pferd, das tritt, aber die sind Gott sei Dank selten.

Heilsam und doch nicht artgerecht

Wir haben früher angenommen, Tiere wirken nur dann heilsam, wenn eine konstante, intensive, positive und partnerschaftliche Beziehung zwischen Mensch und Tier besteht. Heute wissen wir, auch gestresste Tiere oder Tiere, die ihren Menschen keine Beachtung schenken, werden von vielen Menschen als heilsam wahrgenommen. Warum ist das so? Weil Menschen das herausfordernde Verhalten ihres Hundes oft falsch einschätzen.

Verdeutlichen wird das an einem Beispiel: Kommt Manfred nach zwölf Stunden harter Arbeit nach Hause, da begrüßt ihn Snoopy schon an der Haustüre mit einem gewaltigen Sprung gegen den dicken Bauch. »Jetzt freut sich mein Snoopy,« denkt Manfred, »dass ich wieder da bin.« Vielleicht aber wollte Snoopy mit dem Anspringen was ganz anderes sagen: »Alter Sack, wo warst du? Warum hast du mich alleine gelassen, du Scheißkerl!«

Denken wir einen Schritt weiter, dann drängt sich ein aberwitziger Gedanke auf: Vielleicht ist es gar nicht das Tier an sich, das heilsam ist, sondern nur die warmherzige Vorstellung, die wir von ihm haben.

Auch wenn unglückliche Tiere von manchen als heilsam wahrgenommen werden, sollten wir sorgfältig darüber nachdenken, wie wir unsere Haustiere behandeln. Für uns ist fraglos, dass unsere Tiere ein Anrecht auf ein art- und tiergerechtes Leben haben. Und damit meinen wir nicht, wie viele Strass-Halsbänder oder Designer-Liegekissen der Hund, welche wertvollen Kratzbäume die Katze oder welche Hightechdecke das Pferd hat. Nein, wir meinen, was wir mit unserem und für unser Tier tun, damit es ihm wirklich gut geht. Unser Appell daher: Beschäftigen Sie sich intensiv mit den wirklichen Bedürfnissen Ihres Haustieres. Welche Haltungsbedingungen entsprechen der Tierart? Was und wie oft sollte das Tier fressen? Wie viele Ruhe- und Aktivitätszeiten braucht es? Und vor allem, was ist eine sinnvolle Aktivität?

Wir möchten deshalb nicht unerwähnt lassen, dass sich auf

dem Markt der Tiererziehung etliche selbsternannte Trainer und Berater tummeln, die angeblich tolle Erfolge erzielen, dabei aber oft nicht wirklich tiergerechte Methoden anwenden. Manche Methoden hören sich nett und harmlos an, sind es aber nicht. Es würde an dieser Stelle den Rahmen sprengen – alleine bei Pferden und Hunden –, auf einzelne Erziehungshilfen einzugehen. Wir möchten Sie aber bitten, genau zu überlegen, was der Einsatz bestimmter Erziehungsmittel und -methoden für Ihr Tier wirklich bedeutet und wie sie sich auf Ihre Beziehung auswirken könnten. Denn eine nicht tier- und rassegerechte Haltung hat für Ihr Tier erhebliche psychische und körperliche Auswirkungen. Und das wirkt sich wiederum auf den Tierhalter aus. In einer Studie wurden depressive Hundehalter angeleitet, wie sie mit ihrem Hund artgerechter umgehen können. Schon nach wenigen Wochen änderte sich das Verhalten der Hunde, die Beziehung zwischen Mensch und Hund wurde besser, und die depressiven Beschwerden der Hundehalter nahmen merklich ab.

Tiere wirken nicht immer – und nicht bei jedem

Perfektion gibt es bei Lebewesen nicht. Und so gibt es das perfekte Tier ebenso wenig wie den perfekten Menschen. Jedes Tier hat, wie ein Mensch auch, das Recht, einmal einen schlechten Tag zu haben, einmal nicht heilsam zu sein. Wir können von einem Lebewesen nicht erwarten, dass es in allen Bereichen immer so funktioniert, wie es unseren Erwartungen entspricht. Wir sollten einfach annehmen, was Tiere uns anbieten.

Auch ein Jagdhund macht nicht aus jedem Bewegungsmuffel einen enthusiastischen Wanderer. Und nicht jeder Wellensittich sorgt dafür, dass die Wohnung rauchfrei bleibt. Wer noch nie etwas mit Tieren anfangen konnte, wird auch durch die neue Katze nicht von seiner schlechten Stimmung befreit. Und jedem ist einsichtig, dass nicht jedes Tier bei Pferdemädchen, Katzenladys oder Hundepapas wirklich ein gesundheitsförderliches Ergebnis erzielt, sondern es auf die Passung ankommt.

Zumindest bei Hunden wissen wir, dass eine enge Beziehung zwischen der Persönlichkeit des Besitzers und dem Hundeverhalten besteht. Dies bedeutet: Wie der Hundehalter auf bestimmte Situationen reagiert, kann das Verhalten und schließlich auch die Persönlichkeit des Vierbeiners beeinflussen. So zeigen Hunde von Menschen, welche selbst eher einen unsicher-vermeidenden Bindungsstil aufweisen, häufiger Trennungsangst[87]. Hunde von eher pessimistischen oder neurotischen Besitzern verhalten sich öfter vorsichtig und ängstlich. Warum das so ist? Das wissen wir nicht genau, wahrscheinlich ist aber, dass die Hunde die Emotionen ihrer Herrchen und Frauchen genau lesen. Sie sehen mehrfach täglich einen ängstlichen Gesichtsausdruck und denken sich, wenn mein Herrchen Angst hat, dann ist die Welt wahrscheinlich gefährlich. Die Hunde lauern nun, wo überall Gefahren drohen könnten, und sind ständig gestresst. Pessimistische Hundebesitzer haben daher meist Hunde, die schlecht mit Stress zu Rande kommen, was wiederum auf den Besitzer abfärbt[88]. So entsteht eine Wechselbeziehung zwischen Persönlichkeit des Besitzers und Verhalten des Hundes, und dies wirkt sich wiederum darauf aus, ob das Tier als gesundheitsförderlich wahrgenommen wird.

Für einen Tango braucht es eben immer zwei. Daher sollten wir nicht darauf hoffen, dass unsere tierischen Hausgenossen schon alles richten werden, sondern selbst einiges dafür tun, dass wir körperlich wie seelisch gesund bleiben.

Wenn Tiere krank sind oder sterben

»Normalerweise bedeutet der Tod einer Katze wenig für die meisten Männer, aber der Tod dieser Katze – und das ist keine Lüge – war wie der Tod meines kleinen Bruders – ich liebte Tyke von ganzem Herzen«, sagte Jack Kerouac[89]. Vor 60 Jahren erschien sein »On the Road«. Der Beatnik-Schriftsteller hat mit seiner Tramper-Bibel Literaturgeschichte geschrieben. Und er war Katzenfan: »Tyke war mein Baby, das als Kätzchen nur in meiner Hand geschlafen hatte, während sein kleiner Kopf stundenlang herunterhing oder er nur schnurrte. Der Tod des ›kleinen Bruders‹ Tyke hinterließ mich in der Tat total niedergeschlagen, und ein Freund sagte: ›Vielleicht solltest du noch ein paar Wochen in deine Hütte zurückkehren – oder du betrinkst dich einfach‹ – Ja und ich habe mich betrunken!«

Wie bei Jack Kerouac sind Tiere manchmal kein Balsam für unsere Seele, zum Beispiel wenn sie krank sind, dann machen wir uns große Sorgen um sie. Wenn Tiere leiden, leiden wir auch. Ein Forscherteam unter der Leitung von Mary Beth Spitznagel von der Kent State University in Ohio fand bei Besitzern kranker Tiere deutlich mehr Stress, ausgeprägte Depression und Angst sowie eine deutlich schlechtere Lebensqualität[90]. Sie interessierten sich auch weniger für soziale Kontakte und hatten mehr soziale Schwierigkeiten.

Da sich unser Verhältnis zu unseren Haustieren in den letzten Jahrzehnten erheblich verändert hat, überrascht es nicht, dass Menschen tief traurig werden, wenn ihr Haustier krank ist oder gar stirbt. Der geliebte Hausgenosse war ein treues Familienmitglied, und um ihn wird genauso getrauert wie um einen menschlichen Angehörigen.

So auch bei Bettina: Die ganze Familie saß in Tränen aufgelöst im Wohnzimmer, als Zwergkaninchen Sarah im hohen Alter von sechs Jahren eingeschläfert werden musste. Selbst Bettinas Vater, der mit Tieren so gut wie nichts am Hut hatte, schluchzte wie ein Schlosshund. Eine Zeitlang liefen alle auf dem Weg zum Bad noch um den imaginären Käfig herum.

Oft ist die Trauer grenzenlos, und der Verlust kann traumatischer sein als der eines Menschen. Nach dem Tod ihres Haustieres sagen über 90 Prozent aller Tierbesitzer, dass der Tod sie mehr bedrückt als der Verlust der Mutter oder der Oma. Warum ist das so? Mit unseren Haustieren haben wir oft sehr innige Beziehungen – wir sind mit ihnen Tag und Nacht zusammen, und sie sind von unserer Fürsorge abhängig. Und durch ihren Tod sind wir meist zum ersten Mal ganz persönlich und ganz konkret mit Tod und Sterben konfrontiert. Für die Sterbebegleitung und die Bestattung von Menschen gibt es Rituale, und wir müssen uns normalerweise nicht mit Leichen befassen. Beim Sterben unseres Tieres werden wir dagegen alleine gelassen. Wir müssen entscheiden, ob Sterbehilfe nötig ist, der Tierkörper entsorgt oder bestattet werden soll. Auch fühlen sich viele Tierbesitzer nach dem Tod ihres Tieres sozial isoliert, da ihre Trauer nicht verstanden wird, die Reaktion vielmehr häufig lautet: »War doch nur ein Hund!«

Und vielen Menschen ist nicht bewusst, dass der Tod des Vierbeiners eine tiefe Trauer hervorrufen und diese lange anhalten kann. Oft sind Menschen ganz überrascht und können sich zunächst keinen Reim auf ihre intensiven Gefühle machen. Und das soziale Stigma schmerzt zusätzlich. Vielleicht ist die Trauer daher auch so tief, weil wir das Gefühl haben, wir dürfen nicht trauern, da wir unsere Mitmenschen mit unserer Trauer nerven. Dann aber sind wir mit ihr allein, und das ist schlecht.

Denn wir wissen, je mehr wir über den Verlust sprechen, desto mehr normalisiert sich unsere Traurigkeit.

Gott sei Dank ändert sich langsam die Einstellung in unserer Gesellschaft, und es wird mehr und mehr akzeptiert, dass man um ein Haustier trauern darf.

4 Hunde als Lebenshelfer

Bisher haben wir uns damit beschäftigt, wie Haustiere unser körperliches und seelisches Wohlbefinden stärken. Bevor wir nun beschreiben, wie Tiere unsere therapeutische Arbeit unterstützen, möchten wir Ihnen noch eine ganz besondere Art tierischer Helfer vorstellen: die Assistenzhunde.

Ein Assistenzhund ist zunächst einmal ein ganz normaler Familienhund, und der fungiert – wie beschrieben – als sozialer Mittler, steigert Selbstwertgefühl und Selbstbewusstsein und vermittelt das Gefühl gebraucht zu werden. Doch für manche Menschen sind Hunde nicht nur treue Gefährten, sondern auch Helfer im Alltag. Sie übernehmen ganz bestimmte Aufgaben und helfen ihren Menschen so, den Alltag besser zu meistern.

Begonnen hat alles 1890 mit einer Idee von Jean Bungartz und dem »Deutschen Verein für Sanitätshunde«. Dieser sollte Hunde ausbilden, die verwundete Soldaten im Gelände finden, Gegenstände apportieren und vor allem körperlich versehrten Soldaten helfen können. Aber eine andere Idee zündete mehr: der Einsatz von Hunden als Führer von Blinden. 1916 gründete Heinrich Stalling in Oldenburg die erste Blindenführhundeschule der Welt. Zwar ist die Idee, Hunde als Führer einzusetzen, keine Erfindung der Neuzeit: Schon auf einem Wandgemälde im altrömischen Herculaneum aus dem ersten Jahrhundert vor Christus findet sich das Motiv eines Hundes, der vermutlich einem

Blinden beisteht. Aber die Idee, die Tiere systematisch als Unterstützung für Blinde auszubilden, entstand erst nach Ausbruch des Ersten Weltkriegs. Schon im Oktober 1916 wurde der erste nach zeitgenössischen Maßstäben ausgebildete Führhund an den Soldaten Paul Feyen übergeben[1]. Feyen hatte im 91. Oldenburgischen Infanterieregiment gekämpft und war erblindet heimgekehrt. Knapp zehn Jahre danach gab es schon tausend Führhunde. Heute führen in Deutschland etwa 2500 ausgebildete und geprüfte Hunde ihre blinden Besitzer.

Blinde führen können nicht nur Hunde. In den USA wird die kleinste Pferderasse der Welt, das Falabella, erfolgreich eingesetzt und genießt einen ähnlichen Status. Geschätzt werden vor allem ihre ausgeprägte Stressresistenz, das große Sichtfeld und die hohe Lebenserwartung von bis zu 30 Jahren. Blindenpferde werden von Blinden mit Hundehaarallergie wie auch von Sehbehinderten aus dem arabischen Kulturkreis geschätzt, da dort Hunde als unrein gelten.

Nach und nach weiteten sich die Einsatzgebiete weiter aus. Heute warnen die Hunde vor epileptischen Anfällen, vor Über- oder Unterzuckerung, oder sie weisen hörbehinderte Menschen durch Berührung auf das Klingeln des Telefons, das Klopfen an der Tür oder andere Geräuschquellen hin.

Das Bild von Sully, dem Assistenzhund des verstorbenen Ex-Präsidenten George H. W. Bush, vor dem Sarg seines Herrchens, ging 2018 um die Welt. Bush litt an Parkinson. Der Labrador-Retriever war sein »Assistenzhund«. Er half, heruntergefallene Sachen aufzuheben oder Türen zu öffnen und zu schließen. Wir nennen diese Hunde heute LPF-Hunde, Unterstützer für lebenspraktische Fertigkeiten. Es sind Assistenten im Alltag, um Menschen mit Handicap eine weitgehend selbstständige Lebensgestaltung und aktive Teilhabe am Leben zu ermöglichen.

Wie für den ehemaligen US-Präsidenten können diese Hunde nicht nur für behinderte Menschen, sondern auch deren Familien sehr wertvoll sein. Bei gehörlosen Kindern hatte der Hund nach einer Studie nicht nur positive Auswirkungen auf das Kind, sondern auf die ganze Familie. Die Kinder fanden leichter in den Schlaf, hatten ein besseres Selbstbewusstsein, ein größeres Sprachvermögen, und die Eltern sorgten sich weniger um die Sicherheit ihres Kindes. Das gesamte Familienleben entspannte sich.

Einen Assistenzhund anschaffen, und alles wird gut? Leichter gesagt als getan: Nicht nur der Behinderte, sondern die gesamte Familie muss den Hund in- und auswendig kennen. Nach einer umfangreichen Grundausbildung muss ausreichend Zeit sein, um den Hund in die Familie zu integrieren und unter fachlicher Anleitung zu erziehen. Und da darf der Spaß am Training nie verloren gehen. Um die Servicefunktion bestmöglich zu erfüllen, braucht der Hund zudem eine intensive, enge Beziehung zum Behinderten. Was aber wiederum den Nachteil hat, dass häufiger Trennungsangst beim Hund auftritt, wenn seine Bezugsperson mal nicht anwesend ist. Mal ein Wochenende mit anderen wegfahren, ein hundeloser Urlaub – alles nicht mehr so einfach. Auch Flugreisen oder Urlaubsdestinationen, an denen Hunde nicht erwünscht sind, fallen bei der Ferienplanung weg. Geht es gar nicht anders, da ein Klinikaufenthalt ansteht, ist eine verlässliche Pflegestelle unabdingbar. Allen in der Familie muss glasklar sein, dass der Hund zwar eine wichtige Aufgabe hat, darüber hinaus aber ein Familienmitglied mit eigenen, artspezifischen Bedürfnissen ist.

Ein Spezialfall stellen sogenannte »Psychiatric service dogs« dar. Sie werden speziell unter anderem für die individuellen Bedürfnisse von Menschen mit Autismus oder Posttraumatischen Belastungsstörungen ausgewählt und ausgebildet.

Wenn Daniel draußen unterwegs ist, überkommt ihn manchmal Panik. Alles wird eng. Sein Herz rast, er fängt an zu zittern. Er fühlt sich bedroht. Fünf Jahre lang traute sich der junge Mann kaum aus dem Haus. Heute aber kann Daniel wieder durch Freiburg spazieren gehen. Der Grund: Rocky ist bei ihm.

Rocky ist hoch konzentriert. Aufmerksam geht der Hund durch die Fußgängerzone, die Ohren gespitzt, seine Rute wedelt kaum merklich. Die Passanten hat er immer im Blick, während er andere Hunde keines Blickes würdigt. Rocky ist im Arbeitsmodus. Er stellt sicher, dass Daniel nicht ins Gedränge gerät. Ohne Rocky wäre Daniel jetzt nicht hier, denn der schwarze Hovawart-Rüde gibt ihm Sicherheit. Rocky ist ein Assistenzhund für Menschen mit Posttraumatischer Belastungsstörung (PTBS), in diesem Fall für Daniel Lucke. Er war als Soldat in Afghanistan. Bilder von weggesprengten Armen, blutenden Wunden, schreienden Menschen sammelten sich bei ihm im Kopf. Man sieht dem energischen Mann nicht an, dass er unter Schlafstörungen, Albträumen und schmerzhaften Verspannungen leidet. Er hat Panikattacken und kann Menschenansammlungen nur schwer ertragen.

Mit Rocky hat sich Daniel ins Leben zurückgekämpft. Früher war alleine schon der Gang zum Bankautomaten höchst bedrohlich, denn während er sich auf Bildschirm und Tasten konzentriert, kann er nicht beobachten, was hinter seinem Rücken passiert. Heute erledigt das Rocky für ihn. Er liegt ruhig neben ihm, mit der Schnauze zum Gang. Tritt jemand an den Nachbarautomaten, steht der Hund auf und folgt der Person mit dem Kopf – so signalisiert er seinem Besitzer, was um ihn herum passiert. Rocky und Daniel sind ein perfekt eingespieltes Team. Rocky kann Daniels Körpersprache lesen und spürt seine Stimmung. Wenn sich ein Mann von hinten nähert, erfasst der Hovawart instinktiv, dass Daniel sich bedrängt fühlt, und stellt sich zwischen den Passanten und Daniel, das gibt Daniel Sicherheit.

PTBS-Assistenzhunde können ihre Menschen auch aus einem Flashback holen – also aus einem Zustand, in dem sie sich in die Gewaltsituation zurückversetzt fühlen. Daniel erlebt dann Angst, Panik und Ohnmacht wie im Einsatz und realisiert nicht mehr, dass er sich im Hier und Jetzt, in Freiburg befindet, wo alles sicher ist. Ausgelöst werden kann ein solcher Zustand durch ein Wort, einen Geruch oder eine Situation. Rocky bemerkt sofort, dass Daniel erstarrt, zittert, schneller atmet oder einfach anders riecht. Er stupst Daniel dann solange an, bis er macht, was er in der Psychotherapie gelernt hat: aus seiner Notfalltasche einen stacheligen Ball greifen oder auf eine Chilischote beißen. Alles, was körperlich weh tut, holt ihn in die Realität zurück.

In einer Studie der Psychiatric Service Dog Society berichteten über 80 Prozent der befragten PTBS-Patienten von einer Reduktion ihrer Symptome, 40 Prozent konnten mit Hilfe ihres Assistenzhundes die Einnahme von Medikamenten reduzieren.

Auch der Einsatz von Assistenzhunden für Menschen mit Autismus ist neu. Der erste Hund für ein autistisches Kind wurde 1997 von der kanadischen Organisation »National Service Dogs« ausgebildet.

Bewegt sich Candy, bewegt sich auch Noelia. Steht Candy still, bleibt auch Noelia stehen. Weicht Candy einem Hindernis aus, tut dies auch Noelia. Candy hat hierfür ein spezielles Arbeitsgeschirr, und Noelia ist durch einen Bauchgurt und einen Teil der Leine mit Candy verbunden. Mutter Nadja hält die Leine und führt den Hund. Durch den Bauchgurt ist es für die Eltern viel leichter, mit Noelia in die Stadt zu gehen. Wenn sie auf die

Straße rennen will und es für den Hund Zug auf dem Geschirr gibt, legt Candy sich sofort hin. So kann Noelia nicht mehr einfach wegrennen. Candy ist somit eine Unterstützung für die Eltern, ihr verlängerter Arm. Die Eltern müssen nicht nonstop die autistische Tochter im Auge behalten, müssen sie nicht dauernd am Arm halten. Sie können beim Einkaufen einpacken und zahlen und wissen, dass Noelia bei Candy bleibt. Doch mehr noch, wenn Noelia mit Candy spazieren geht, ist sie viel fröhlicher und weniger schnell überfordert.

Studien zeigen die positiven Effekte eines Autismus-Begleithundes: Die Eltern fanden, dass ihr Kind nun sicherer vor Umweltgefahren sei, die Mitmenschen mit mehr Respekt und Wohlwollen reagierten und sie sich selbst kompetenter im Umgang mit ihrem Kind fühlten. Auch das Verhalten der Kinder änderte sich: Angst und Wut nahmen ab, es gab mehr Ruhe- und Schlafenszeiten. Die Eltern hatten ein zusätzliches Sicherheitsgefühl, besonders nachts, was ihre Schlafqualität und -quantität und ihr Selbstwertgefühl verbesserte. Darüber hinaus verzeichneten alle Familienmitglieder dank des Begleithundes weniger Stress und mehr soziale Anerkennung[2].

»Snoopy tut nicht wirklich, für was er ausgebildet wurde, aber mit ihm fühle ich mich wohler, er macht mich einfach happy«, sagt Jenny, eine 16-jährige Autistin. »Ich fühle mich sicherer und habe weniger Angst.« Und Rollstuhlfahrerin Anna ergänzt: »Ich war eines Tages im Einkaufszentrum, und alle lächelten, als sie an mir vorbeigingen. Das kommt daher, dass Nala so freundlich ausschaut, wenn sie neben mir herläuft. Sie macht alle Leute im Laden glücklich. Die Leute sehen mich anders an, wenn ich einen Hund dabeihabe. Ich bin nicht mehr das Mädchen im Rollstuhl, sondern das Mädchen mit dem Hund. Und wenn mich die Leute anders sehen, kann ich mich auch anders sehen.«

Das ist jedoch nur die eine, positive Seite der Medaille. Die negative ist: Trotz einiger Studien fehlen eindeutige wissenschaftliche Belege, es wimmelt von Anekdoten und Einzelfällen – wissenschaftliche Fakten sind rar, und die wenigen nur bedingt aussagekräftig. Und die Tätigkeit eines Assistenzhundes ist äußert schwierig. Ein Autismus-Begleithund beispielsweise muss sich auf wechselnde Umgebungen einstellen und mit Kindern arbeiten, die laut schreien, sich unvorhersehbar bewegen, deren Emotionen schnell wechseln, manchmal wütend, ja aggressiv sind. All das ist nicht gerade dazu angetan, dass ein Hund mit einem autistischen Kind näheren Kontakt haben möchte[3]. Auch werden zahlreiche Schwierigkeiten berichtet, dem Hund ein gutes Hundeleben zu ermöglichen: keine ausreichende »Freizeit«, kaum Ruhezeiten, Übergewicht und durch das Kind verursachte, unbeabsichtigte Verletzungen wie Zerren am Fell, Schwanz festhalten, ins Gesicht greifen[4].

Kein Wunder, dass so mancher Assistenzhund nach wenigen Jahren seine Aufgabe nicht mehr zuverlässig erfüllt. Die Gründe hierfür sind vermehrtes aggressives Verhalten, das Auftreten von Krankheiten, die zunehmende Angst vor Fremden oder übermäßige Erregbarkeit. Das kann zu einer Last für die Familien werden[5]. Auch Stresserkrankungen wurden bei Assistenzhunden häufiger festgestellt, und die Lebenserwartung ist deutlich kürzer als bei Familienhunden. Ebenso werden die finanziellen und zeitlichen Belastungen kolossal unterschätzt. Es ist daher keine Überraschung, dass über 50 Prozent der Besitzer – über einen Beobachtungszeitraum von fünf Jahren – angaben, ihre Assistenzhunde seien zu einer Belastung geworden.

So hilfreich diese Hunde für behinderte Menschen sind, so müssen wir uns doch fragen, ob es ethisch vertretbar ist, Hunde diesem enormen Stress auszusetzen. Da Hunde einen Großteil des Tages schlafen oder ruhen, kommen einem Bedenken, ob ein hundegerechtes Leben möglich ist, wenn besonders Warnhunde rund um die Uhr aktiv sein sollen.

Die Vorstellung, dass Hunde einfach und problemlos als Assistenzhunde eingesetzt werden könnten, ist für uns Traumtänzerei. In mancher Hinsicht ist der gedankenlose Einsatz von Hunden für behinderte Menschen tierethisch bedenklich, manchmal auch Tierquälerei. Assistenzhunde sollten nur in begründeten Einzelfällen von dafür spezialisierten interdisziplinären Teams ausgebildet werden.

Letztlich besteht der sinnvollste Einsatz eines Assistenzhundes vor allem in seiner Funktion als zuverlässiger Begleiter, Kumpel oder Freund. So steigert der Hund das allgemeine Wohlbefinden und verbessert die Lebensqualität[6].

5 Tiere und Therapie

Haustiere wohnen, wie der Name schon sagt, in der Regel bei uns zuhause. Und so haben wir sie die meisten Stunden des Tages um uns herum. Therapie dagegen ist eine kontrollierte menschliche Beziehung, die meist nur wenige Stunden in der Woche stattfindet. Daran wird schon deutlich, dass das unbekannte Tier auf der Weide, das anhängliche Haustier oder ein Tier in einer Therapie sicherlich jeweils eine andere Wirkung haben. Und da taucht die Frage auf, wie kann ein Tier in der Therapie von besonderem Nutzen sein? Diese Frage lässt sich leichter beantworten, wenn wir zunächst die Anfänge der tiergestützten Therapie näher beleuchten. Dann werden wir beschreiben, welchen zusätzlichen Nutzen Tiere als Co-Therapeuten haben und bei welchen Krankheiten sie als zusätzliche Behandlungsoption besonders wertvoll sein können. Schließlich wenden wir uns der bekanntesten Form tiergestützter Therapie, der Delfintherapie, zu, um abschließend über die speziellen Fähigkeiten von Bauernhoftieren zu berichten.

Tiere als Therapeutikum – die Wurzeln

Vor allem vier Ereignisse heben sich aus den Anfängen der tiergestützten Therapie besonders hervor und geben schon einen guten Einblick, warum Tiere tolle Co-Therapeuten sein können. Da bekam zunächst einmal Sigmund Freud einen Chow-Chow geschenkt, dann trafen Boris Levinson und sein Hund »Jingles« den kleinen Johnny, und fast zur gleichen Zeit gaben Sam und Elizabeth Corson ein geplantes Forschungsvorhaben auf, und schließlich lernten Elaine Smith »Smoky« und Corporal William »Wynne« kennen. Alle vier Fälle wollen wir Ihnen im Folgenden vorstellen.

Vom Tierverächter zum Hundefreund

Schon der Urvater der Psychotherapie umgab sich mit Hunden, wenn auch erst im hohen Alter von 72 Jahren. So waren die beiden Chow-Chows »Lün« und »Jofie« in seinen letzten elf Lebensjahren treue Begleiter von Sigmund Freud, und dies, obwohl er über lange Jahre Tiere verachtete. Er sei nie ein Tierfreund gewesen, lässt Freud wissen. Dennoch holte er für seine Tochter Anna 1925 einen Schäferhund namens »Wolf« ins Haus, der sie auf ihren ausgedehnten Spaziergängen bewachen sollte. Freud war ihm in freundschaftlicher Abneigung verbunden und gewöhnte sich nur langsam an den neuen Mitbewohner. Anna Freud dagegen nahm ihren Hund sogar mit zu ihren Therapiesitzungen, doch Wolf war zwar ein guter Bewacher, aber »therapeutisch« eher weniger begabt, so neigte er dazu, Patienten anzuknurren und anzuspringen[1].

Trotz Freuds Abneigung schenkte ihm seine Tochter Anna 1928 die Chow-Chow-Hündin Lün und veränderte dadurch sein Leben und seine Arbeit. Denn Freud nahm Lün und, als diese bei einem Unfall ums Leben gekommen war, Jofie zu seinen Psychotherapie-Sitzungen mit. Und ihre große Sensibilität überzeugte ihn mehr und mehr davon, dass Jofie besser als er selbst Anspannung bei den Patienten erkennen konnte. Wenn Jofie direkt bei dem Patienten blieb, war klar, dass der Patient weitgehend ruhig und entspannt war. Verdrückte sich Jofie dagegen in das andere Ende des Therapiezimmers, dann konnte Freud sich sicher sein, dass der Patient angespannt war, auch wenn der ihm sein Pokerface zeigte. Freud erkannte zudem, dass Patienten sich vor allem zu Beginn einer Psychotherapie wohler fühlten, wenn der Hund im Zimmer war. Sie konnten »durch Jofie« mit Freud sprechen, bis sie sich sicherer fühlten, und erst dann begannen sie sich direkt mit ihm zu unterhalten. Der Kontakt mit dem Hund war also wie ein Türöffner, um schneller miteinander in Beziehung zu treten. Freud entwickelte sich so in seinen späten Lebensjahren vom Hundeverächter immer mehr zum enthusiastischen Hundefreund.

Tierische Türöffner

Es war in den späten 1950er-Jahren an einem grauen, verregneten Tag in Brooklyn, als der Kinderpsychotherapeut Boris Levinson seine Aufzeichnungen der Therapiesitzungen sortierte. Wie immer, wenn keine Patienten im Arbeitszimmer waren, lag sein Golden Retriever Jingles eingekuschelt zu seinen Füßen. Das Klingeln an seiner Praxistüre schreckte Boris Levinson aus seiner Arbeit auf. Er öffnete und war erstaunt, dass Johnny und seine Eltern schon vor der Türe standen. Viel zu früh waren sie zum vereinbarten Termin gekommen. Johnny war ein Junge mit ausgeprägter sozialer Angst. Seine Eltern waren verzweifelt, da keine der Behandlungen bisher anschlagen wollte und die Einweisung in ein Heim für psychisch kranke Kinder kurz bevorstand. Als Boris Levinson die Besucher hereinbat, stürmte Jingles unbemerkt zur Türe, begrüßte Johnny stürmisch, sprang an ihm hoch und leckte ihm das Gesicht. Boris Levinson wollte Jingles schon energisch zurückrufen, als er sah, dass Johnny nicht ängstlich reagierte, sondern den Hund umarmte und streichelte. Boris Levinson bat die Eltern in sein Sprechzimmer. Während er sich mit ihnen unterhielt, beschäftigte sich Johnny nur mit Jingles, die beiden hatten offensichtlich Spaß miteinander. Nach einer Weile fragte Johnny Boris Levinson, ob alle Kinder, die in seine Praxis kämen, mit Jingles spielen dürften. Auf die zustimmende Antwort des Psychologen erwiderte Johnny: »Dann komme ich auch wieder und spiele mit Jingles.« Und tatsächlich kam er regelmäßig und pünktlich zu den Terminen. Seine Eltern waren erstaunt, dass sie ihn plötzlich nicht mehr zur Therapie zwingen mussten. Kein Schreien, kein Weinen, kein Toben mehr. Johnny schenkte Levinson auch weiterhin kaum Beachtung, sondern war mit Jingles beschäftigt. Levinson nutzte die Zeit, um Johnny zu beobachten. Er stellte fest, dass dieser im Spiel mit Jingles seine eigene Welt mit eigenen Grenzen, eigener Bedeutung und letztlich einer eigenen Wirklichkeit begründete. Es dauerte geraume Zeit, bis Levinson in das gemeinsame Spiel von Johnny und Jingles einbezogen wurde und er an den gemeinsamen Abenteuern teilhaben durfte. So öffnete sich für den Therapeuten eine Tür in Johnnys Welt, in der sich der Junge sicher fühlte. Indem Levinson durch diese Türe hindurchtrat, war es ihm möglich, die Welt von Johnny zu verstehen. Dessen Zuneigung zu Jingles übertrug sich schließlich auch auf Levinson, und zwischen ihnen entstand eine vertrauensvolle Beziehung, in der Johnny über seine Probleme zu sprechen begann. Auch lernte Johnny, besser mit seinen Schwierigkeiten umzugehen, und so konnte schließlich die Therapie erfolgreich beendet werden. Levinson sprach Jingles einen wesentlichen Anteil an der erfolgreichen Behandlung von Johnny zu[2].

Nach dieser Erfahrung setzte Levinson Jingles auch bei seinen anderen Patienten als »Eisbrecher« ein und erreichte so, dass sich seine kleinen Patienten ihm mehr als je zuvor öffneten, ihre Reserviertheit und Zurückhaltung aufgaben. Obwohl er von vielen seiner Fachkollegen belächelt und verspottet wurde, blieb er fest davon überzeugt, dass Tiere bei der Behandlung von psychischen Störungen, vor allem bei Kindern, eine wertvolle Ergänzung sein können. Seine Erfahrungen beschrieb er 1969 in dem Buch »Pet-oriented child psychotherapy«, das als Ausgangspunkt der modernen tiergestützten Therapie gilt[3].

Die Sprachlosigkeit überwinden

Zur gleichen Zeit bauten Sam und Elizabeth Corson etwa 580 Kilometer westlich an der Psychiatrischen Klinik der Ohio State University ein Tierversuchslabor auf. Sam Corson war Professor für Psychiatrie und Biophysik, seine Frau Elizabeth seine wissenschaftliche Assistentin und Labormanagerin. Die beiden wollten das Verhalten von Hunden in verschiedenen experimentellen Lernsituationen beobachten, da sie davon ausgingen, das Verhalten der Hunde würde ihnen einen Einblick in das Verhalten von Kindern und Jugendlichen erlauben.

Der Zwinger, in dem die Hunde gehalten wurden, lag in einem

Seitentrakt der Klinik und war nicht lärmgeschützt. So hörte Jerry, ein 16-jähriger Jugendlicher, der seit Monaten nicht gesprochen hatte und völlig in sich zurückgezogen war, die Hunde immer wieder bellen. Zum Erstaunen seiner Pfleger fragte er eines Tages, ob er die Hunde sehen könne, vielleicht sie auch füttern und pflegen dürfe. Da die Hunde so häufig bellten, ginge es ihnen ja anscheinend nicht so gut. Er durfte. Bald schon wurde Jerry ein für seine Verhältnisse redseliger Junge, der begeistert über »seine« Hunde erzählte. Seine Euphorie steckte seine Mitpatienten an, und die Jugendlichen kümmerten sich von da an fürsorglich um die Hunde. Die Corsons waren überrascht: Jugendliche, die sich normalerweise nicht an Regeln und Absprachen hielten, kaum redeten, antriebslos und oft auch aggressiv waren, umsorgten die Vierbeiner, wurden ruhiger und zugänglicher. Noch viel mehr verblüffte die Corsons, wie sich die gesamte Atmosphäre auf der Station veränderte. Die Beziehung zwischen den Jugendlichen und dem Pflegepersonal wurde entspannter, auch die Pfleger gingen freundlicher miteinander um, es entstand ein neuer »Esprit de Corps« (Gemeinschaftsgeist), wie es die Corsons nannten. Der Kontakt zu den Hunden und die Fürsorge für sie führte dazu, dass sich – man sollte es kaum glauben – auf der Station eine menschlichere Atmosphäre entwickelte[4].

Diese überraschenden Veränderungen regten das Forscherpaar an, ihr bisheriges Projekt zu stoppen und ein neues zu starten, das wissenschaftlich belegen sollte, welche Wirkungen Hunde bei psychiatrischen Patienten haben können. Sie wählten dazu vor allem solche Patienten aus, die bisher nicht auf die herkömmlichen Behandlungsmethoden angesprochen hatten. Das unglaubliche Ergebnis dieser Pilotstudie war eine dramatische Verbesserung bei 28 von 47 Patienten. Sie zogen sich weniger in ihr Zimmer oder ihr Bett zurück, sie schienen zufriedener und suchten mehr Kontakt zu den Pflegern und Therapeuten.

In verschiedenen Fallstudien berichteten die Corsons über die positiven Entwicklungen einzelner Patienten. So auch über Marsha, eine 23-jährige Krankenschwester. Sie war bei ihrer Einlieferung in die Klinik verwirrt und stieß merkwürdige Laute aus. Es wurde bei ihr die Diagnose »katatone Schizophrenie« gestellt. Ihr brachten weder die Medikamente noch insgesamt 25 Behandlungen mit Elektroschocks eine Besserung. Im Gegenteil: Sie zog sich völlig in sich zurück und verstummte schließlich ganz. Auch im Kontakt mit den Hunden machte sie zunächst nur wenige Fortschritte. Erst nach einiger Zeit begann sie, sich vor allem für einen Hund zu interessieren und streichelte ihn. Schließlich begann sie sogar mit ihm zu sprechen, und später ging sie mit dem Hund den Klinikflur auf und ab. Nun konnten die Pfleger beobachten, dass Marsha Vorfreude auf den Besuch des Hundes zeigte und sogar mit ihren Mitpatienten über den Hund sprach. Auch ihrem Psychotherapeuten antwortete sie nun und zeigte dabei einen ausdrucksstarken Wortschatz. Die Fortschritte, welche sie machte, waren so erstaunlich, dass sie nach einiger Zeit sogar aus der Klinik entlassen werden konnte.

Wenn Jugendliche so sehr von dem Kontakt zu Hunden profitierten, dann müsste dies doch auch für ältere, einsame Menschen gelten. Um dies zu überprüfen, wechselte das Ehepaar Corson 1975 mit ihren vierbeinigen Helfern in das Altenpflegeheim »Castle Nursing Home« in Millersburg, Ohio. Für die Bewohner, die meist bettlägerig oder auf einen Rollstuhl angewiesen waren, stellten die Hunde eine willkommene Abwechslung dar. Die Hunde halfen, die oft abhängigen, infantilen, sich selbst vernachlässigenden Bewohner zu mehr Selbstverantwortung und Eigenfürsorge zu bewegen[5]. So wurde neben Boris Levinson Sam Corson zu einem der Urväter der tiergestützten Therapie.

Das Krankenhaus der Tiere

Mal kam Pastor Andrew Dickens alleine, mal brachte er seinen Golden Retriever Tucker zu seinen Krankenbesuchen ins Hospital mit, kritisch beäugt von der Krankenschwester Elaine Smith. Kranke und Hunde, das passte für Elaine nicht zusammen. Zu ihrer Verwunderung waren jedoch viele Patienten traurig, wenn der Pfarrer alleine zu Besuch kam. Hatte er seinen Hund dabei, waren sie gesprächiger, weniger mit ihren Beschwerden beschäftigt und anschließend bester Laune.

Eine zweite Begegnung sollte dann ihr Leben verändern. Nach dem Zweiten Weltkrieg traf sie auf Corporal William Wynne und seine Yorkshire-Terrier-Hündin Smoky. Wynne hatte Smoky im März 1944 während seines Kriegseinsatzes beim Army Air Corps in New Guinea am Straßenrand aufgelesen.[6] Obwohl verboten, begleitete sie William sogar bei Kampfeinsätzen. Er bemerkte, wie sie ihm Kraft gab und Trost spendete. Als er wegen einer Verwundung ins 233rd Station Hospital eingeliefert wurde, brachten seine Kameraden Smoky in die Klinik. Schnell wurde klar, Smoky heiterte nicht nur William auf, verzauberte die Krankenschwestern, sondern veränderte die gesamte Klinikatmosphäre. Auch die verwundeten Mitpatienten lachten und scherzten, wenn Smoky bei ihnen war oder bellend Fliegen jagte. Schließlich gab Kommandant Dr. Charles Mayo seinen Segen, und Smoky konnte frei in der Klinik herumrennen.

Beide Erlebnisse beeindruckten Elaine Smith tief, und in ihr wuchs die Idee, mit Hunden zur Heilung kranker Menschen beizutragen. 1976 setzte sie ihre Idee in die Tat um und gründete »Therapy Dogs International«, eine Organisation für ehrenamtliche Helfer. Mit nur fünf Deutschen Schäferhunden und ihren Besitzern startete sie ihr Besuchshundeprogramm. Heute sind über 20.000 zertifizierte Besuchshundeteams für die Organisation im Einsatz. Die kurz danach gegründete Institution »Pet Partners« führt mit ihren Besuchshundeteams sogar jährlich über 3 Millionen Besuche in Kliniken, Altenheimen und Behinderteneinrichtungen in den USA durch, um Patienten Freude, Spaß und eine unbeschwerte Zeit zu schenken.

Schon die Urväter und Urmütter der tiergestützten Therapie haben einige der wesentlichen Wirkmechanismen tierischer Co-Therapeuten erkannt: ihre Funktion als Türöffner oder Eisbrecher, als Motivatoren, als Projektionsflächen und als Quelle von Spaß und Freude. Doch Tiere können in der Therapie noch mehr, und dies möchten wir zusammen mit Ihnen nun erkunden.

Was können Hund und Esel, was der Doktor nicht kann?

Streicheln, Kuscheln, Nähe zulassen: Der Kontakt zu Tieren kann Menschen helfen, Ängste abzubauen und Nähe zuzulassen. Mit einem psychisch kranken Menschen Kontakt aufzunehmen ist selbst für uns Psychotherapeuten nicht so einfach. Wenn während der Sitzung jedoch ein netter Hund um den Klienten herumtollt, ihn aus braunen Knopfaugen anschaut und signalisiert: »Streichle mich«, kann dies die Situation deutlich entspannen. Im Folgenden möchten wir also näher beleuchten, was Hund, Esel und Co. für die Therapie so besonders macht und wie genau sie uns aufgrund ihrer tierischen Qualitäten bei der Arbeit helfen.

Positive Erfahrungen ändern Haltungen

Klara Baumann saß bei Rainer im Therapiezimmer und weinte. Die Tränen quollen nur so aus ihren Augen, der Blick ging ins Leere, der Kopf war gesenkt, und die Schultern hingen schlaff nach unten. Ein Häufchen Elend.

Dabei schien alles zum Besten: glückliche Ehe, der Mann gut verdienender Arzt, sie selbst hatte einen aufregenden Job in einem Hightechkonzern. Doch seit einiger Zeit fühlte sich Klara Baumann müde, erschöpft, ausgebrannt, konnte sich nicht mehr freuen. »Ich hatte keinen Antrieb zu gar nichts, alles war mir zu viel«, erzählte die attraktive blonde Frau mit tonloser Stimme. Gerade war sie 40 geworden, als sie spürte, dass ihr High-Potential-Leben aus den Fugen geriet. Projekt für Projekt ging es nach oben. Immer ehrgeizig, hatte sie rasch ein kleines eigenes Team, und da war immer der unbedingte Wille, jede Aufgabe perfekt zu erledigen. Die Alarmsignale übersah sie: Fehler, die sich häuften, das Kriseln in der Ehe, Streit wegen Nichtigkeiten, Schlafstörungen, und das Runterkommen gelang nur mit Alkohol. Als sie eines Morgens das Auto aus der Garage fahren wollte, ging plötzlich nichts mehr. Die einstmals agile Frau schüttelte den Kopf. »Ich habe bestimmt eine Stunde lang bloß dagesessen und das Lenkrad angestarrt. Ich konnte einfach nicht losfahren. Es war, als ob ein Stecker gezogen wurde.« Der Zusammenbruch erwischte die ehemalige Sportlerin kalt. »Ich war felsenfest davon überzeugt, dass mir so etwas nie passieren könnte.« Und die ruhelose Managerin muss erst mal weit weg von Familie und Firma. Um in der Ferne endlich das zu lernen, was alle lernen müssen, die ausbrennen: das Nein-Sagen und Grenzen-Setzen.

Und so kam sie zu Rainer in die Klinik, und dort war die Diagnose eindeutig: Burnout, oder medizinisch korrekt, »Schwere depressive Episode«.

Als Rainer sie zur tiergestützten Therapie mit unseren Eseln einlud, verdrehte sie die Augen: »Noch eine Therapie. Was soll das denn? Warum soll ich dafür Zeit verschwenden?« Doch er konnte sie schließlich davon überzeugen. Und was hat sie dort gelernt? Lesen Sie hier ihren kleinen Erfahrungsbericht:

• • •

Leicht hügelig, umsäumt von Weinbergen und einem Blick aufs Dorf werde ich von vier Eseln empfangen, die gemütlich auf der Weide stehen. Bei der ersten Kontaktaufnahme erfahre ich, dass sie mich gerne in ihren Kreis aufnehmen und sich gerne streicheln lassen. Das erfreut meine Seele. Ich werde willkommen geheißen. Ich darf einfach sein – just to be. Das Striegeln genießen die Langohren – wie ein Leckerli. Zunächst erhalte ich eine Gebrauchsanweisung für die Esel, dann geht es auf eine kleine Wanderung. Der Start verläuft prima. Ich bin zwar leicht angespannt, doch Leo folgt mir. Ganz easy, denke ich, klappt doch. Mit einem Mal bleibt der Esel stehen. Ich erfahre, dass Esel störrisch sein können oder es zumindest so scheint. Und ich erhalte einen Tipp: Der Esel bewegt seine Ohren wie ein Radar und will mir mitteilen, hier ist etwas Ungewöhnliches, bemerkst du es auch. Ich spüre die bekannte Hektik aufsteigen. Wir müssen doch weiter. Die anderen sind schon weit voraus. Ich versuche ruhig zu bleiben, mache Atemübungen.

Achtsam bleiben, schießt es mir durch den Kopf. Ich gehe auf Leo zu, gebe ihm ein Zeichen, und gemeinsam betrachten wir die Umgebung. Ich nehme mir die Zeit, die ich mir früher nie nahm. Ich versuche, ihm zu vermitteln: alles sicher. Alles in Ordnung. Alles gut. Okay, Bettina Mutschler hat mir gesagt, wenn ich meinen Weg gehen möchte, muss ich kommunikationsfähig bleiben und meinen Partner ernst nehmen. Indem ich ihn ernst nehme, schaffe ich Vertrauen. Okay, ich versuche, achtsam zu sein und Leos Bedenken ernst zu nehmen. Und irgendwie spüre ich, dass Leo darauf reagiert. Es wächst etwas zwischen Leo und mir: Vertrauen. Und ich spüre, nur wenn man sich gegenseitig vertraut, lässt sich ein gemeinsamer Weg gehen. Es verstreichen einige Minuten, dann können wir weitergehen. Leo fasst Vertrauen, und wir trotten im Einklang den schmalen Pfad entlang. In meinem Herzen bin ich berührt von dieser Kommunikation. Mein Verstand sagt, das wusstest du doch schon vorher. Aber wissen ist das eine, selbst erfahren das andere. Man kann wissen, wie Schokolade schmeckt, man kann es sich vor dem inneren Auge vorstellen, doch die Vorstellung alleine reicht nicht, manchmal braucht man ein Stück Schokolade, um zu wissen, wie sie wirklich schmeckt. Wenn die Erfahrung nicht da ist, wird es schwierig, etwas an seiner inneren Haltung zu ändern.

...

Was Klara Baumann beschreibt, sind wesentliche Bausteine, um gegen einen Burnout vorzugehen: achtsam sein, also die Aufmerksamkeit bewusst auf das Gegenwärtige, die eigene Person und das Gegenüber richten und sehr bewusst darauf achten, was man tut. Und das ist für Menschen oft schwierig. Menschen reicht es gewöhnlich nicht, einfach zu sein, sie bewerten, beurteilen, hinterfragen, wollen wissen und jagen so das Glück, um es damit zu verlieren. Unsere Esel naschten nicht vom Baum der Erkenntnis. Sie wurden daher auch nie aus dem Paradies vertrieben. Sie leben im Hier und Jetzt. Und mit unseren Eseln zu sein bedeutet, in ein kleines Paradies einzutreten, an dem sie Klara teilhaben ließen.

Natürlich reicht das noch nicht, um den Burnout loszuwerden, daher erarbeitete Rainer mit der Patientin noch weitere Gegenmittel, die alle recht simpel klingen: frische Luft, Bewegung, Genuss, Gelassenheit gegen den Perfektionismus, Interessen außerhalb des Berufs, stabile private Beziehungen und ganz wichtig: eigene Bedürfnisse wahrnehmen, Nein-Sagen und Grenzen-Setzen.

Die Geschichte von Klara Baumann illustriert, was geschehen muss, damit wir uns verändern können. Unser Denken, Fühlen und Handeln kann nur durch Erfahrungen verändert werden, es genügt nicht, nur darüber zu sprechen, was man gerne ändern würde, oder davon zu träumen, sondern wir müssen es ganz praktisch erfahren. Schon Konfuzius wusste: »Was du mir sagst, das vergesse ich. Was du mir zeigst, daran erinnere ich mich. Was du mich tun lässt, das verstehe ich.«

Aus der Neurobiologie wissen wir heute, dass diese neuen Erfahrungen in neuronalen Netzen, den Datenautobahnen unseres Gehirns, gespeichert werden und jede neue Erfahrung die Landkarte unseres Gehirns verändert. Und hier sind Tiere ganz besonders wirksam, denn sie schaffen einen kreativen Erfahrungsraum, der es erleichtert, neue Erfahrungen zu machen, gleichsam unsere neuronalen Netzwerke umzuprogrammieren und unsere individuellen Landkarten im Gehirn zu verändern.

Erfahrungen verdichten sich zu Haltungen

Ohne Erfahrungen gibt es keine Veränderung, denn sie sind der Treibstoff für Veränderungen, im Positiven wie im Negativen. Und nur was emotional bedeutsam oder bewegend ist, wird tatsächlich in unserem Gehirn abgespeichert, indem Verbindungen zwischen Nervenzellen neu geknüpft, durchlässiger oder gangbarer gemacht werden. Aus den neuen Erfahrungen entwickeln sich unbewusst innere Haltungen, welche wiederum unser Verhalten steuern.

Lassen Sie uns das kurz näher erläutern. Wir sind mit Klaus, einem 53-jährigen IT-Fachmann, und unserem Esel Paco unterwegs. Vor einer Brücke bleibt Paco störrisch stehen. Das Erlebnis aktiviert im Gehirn von Klaus gleichzeitig zwei Netzwerke. Ein kognitives, bisherige Erkenntnisse über sich tauchen auf, »ich kann keine Klarheit und Präsenz zeigen«, »ich bin nicht der geborene Chef«, und ein emotionales, er fühlt, wie es ihm dabei geht: »Ich fühle mich mies«, »ich bin ärgerlich und traurig«. Macht er ähnliche Erfahrungen immer wieder, werden sie zu Haltungen verdichtet, indem das emotionale Netzwerk sich mit dem kognitiven zu einer festen Struktur verknüpft. Und mit jeder Erfahrung wird das Netzwerk stabiler und natürlich auch bestimmender, so entsteht eine Haltung wie »Ich bin ein Versager«, »Ich kann mich nicht durchsetzen«.

Und diese Haltungen bestimmen, was Klaus über sich denkt, wie er Dinge bewertet, wie er handelt: »Ich bin schwach. Ich vermassle jedes Ding. Ich brauche mich nicht mehr zu bewerben, klappt ja eh nicht.« Und dies kann eine wesentliche Ursache sein, warum er sich in eine Sackgasse manövriert hat, dann bekommt er Panik, muss zwanghaft bestimmte Dinge tun oder ist mieser Stimmung und ohne Antrieb. Sein Gehirn ist dann wie blockiert.

Tiere lösen solche Blockaden, da sie sehr gute Resonanzböden für unsere Denk- und Verhaltensmuster sind. Sie regen gezielt neuronale Netze an, wodurch Umlernen möglich wird und Haltungen verändert werden.

Doch zurück zu unserer Geschichte. Wir stehen also mit dem Langohr vor der Brücke, und nichts geht mehr. Wenn Klaus nun zerrt, rührt der Esel sich nicht vom Fleck. Wenn er hingegen die Leine locker lässt, folgt er ihm nach einiger Zeit, aber erst, wenn er sich sicher fühlt. Um sein Vertrauen zu gewinnen, muss Klaus ihm ruhig, respektvoll und selbstbewusst begegnen. Und will Klaus Paco dazu bringen, über die Brücke zu gehen, muss er nicht nur genau wissen, was er will, er muss es dem Esel auch körpersprachlich zeigen. Und er muss sich auf ihn einlassen, denn ein Esel gehorcht nicht, sondern kooperiert aus freien Stücken. Und als Paco dann tatsächlich über die Brücke geht, macht Klaus eine begeisternde Erfahrung, etwas, das ihm ans Herz geht. Und genau dies ist eine Erfahrung, die Neuronen neue Verbindungen knüpfen lässt, oder alte, eingefahrene Netze im Gehirn überschreibt, sodass bei Klaus neue Einstellungen und Haltungen entstehen können.

Lassen Sie uns das an einer weiteren Fallgeschichte verdeutlichen. Margret Walser ist eine 35-jährige Lehrerin, die an einer schweren depressiven Episode erkrankt ist. Ihre Mutter hat von tiergestützter Therapie gelesen. Sie bringt, da Margret Esel mag, ihre Tochter zu uns. Zunächst sieht Margret uns nicht an, spricht nur ganz kurze Sätze. Schon bei der ersten Begegnung »verliebt« sie sich in Paco. Er kommt zu ihr, stupst seine Schnauze in ihre Seite, beginnt an den Bändeln ihres Anoraks zu knabbern – er macht Beziehungsangebote. Auch lässt er sich von ihr umarmen, und sie kann ihren Kopf an seine Seite kuscheln. Er ist entspannt und zufrieden, wenn sie ihn striegelt und putzt. Nach sechs Wochen redet Margret mit uns, schaut uns dabei an und kann manchmal sogar lachen. Als wir sie bitten, bei einer Veranstaltung Paco zu führen, stimmt sie zu. Und an diesem Tag geht sie selbstbewusst mit dem Esel durch eine größere Gruppe, obwohl sie vor Menschen Angst hat, wandert mit ihm durch den Wald, obwohl sie sich sonst vor dem Wald fürchtet. Sie hält die Mitwanderer freundlich, aber bestimmt davon ab, Paco allzu heftig zu streicheln, obwohl sie Probleme hat, Grenzen zu setzen. Ihre Mutter staunt: »Ich kenne meine Tochter nicht wieder!« Es sind solche Erfahrungen, die unter die Haut gehen, die die neuronalen Verbindungen im Gehirn umknüpfen. Da ist jemand, der mich nimmt, wie ich bin. Ich brauche vor anderen keine Angst zu haben. Wald, das sind nur viele Bäume, nichts, vor dem man sich fürchten muss. Ich kann selbstsicher auftreten, und keiner ist mir böse. Nach diesem Erlebnis sagt sie: »Jetzt muss ich nur noch den Esel in mir finden.«

Neuronale Netzwerke knüpfen sich dann, und nur dann, besonders gut um, wenn wir Verdichtungserlebnisse machen, also gleichzeitig mehrere Hirnareale angeregt werden. Und diese Erlebnisse sind dann besonders wirksam, wenn sie in einem positiven Kontext, also zum Beispiel in guten Beziehungen erfahrbar werden, wie sie Margret mit Paco erfahren hat. Dann aktivieren sie unsere emotionalen Zentren, es werden neuroplastische Botenstoffe freigesetzt, sodass die neue Erfahrung in Form von neu aufgebauten Netzwerken verankert wird. Die neuroplastischen Botenstoffe, die diese Umbauprozesse in Gang bringen, so kann man sagen, wirken wie Dünger im Hirn. Und dieser Dünger hat bei Margret ihre neuronalen Netze so wachsen lassen, dass sie heute wieder als Lehrerin tätig ist. Noch ist nicht alles in ihrem Leben stabil, aber vieles deutlich besser.

Aus der Sackgasse eingefahrener Haltungen können wir uns, wie das Beispiel von Margret anschaulich macht, nur herausmanövrieren, wenn wir zwei Punkte beherzigen:

Erstens, Veränderung ist nur möglich, wenn wir neue Erfahrungen machen, die mit positiven Gefühlen einhergehen, gar unter die Haut gehen, dann wird Veränderung wahrscheinlicher. Was nicht unter die Haut geht, bleibt nicht hängen. Angst, Trauer oder Wut dagegen führen zu Blockaden, zu Kampf oder Flucht und verstärken unsere Gewohnheiten, Kindheitsmuster oder Erfahrungen ohnmächtiger Erstarrung.

Zweitens, wir können Haltungen nicht einfach ändern. Weder Aufmunterungen durch Psychotherapeuten noch Belehrungen durch Ärzte, noch Belohnungen helfen uns dabei. Zum Beispiel, den Übergewichtigen darauf hinzuweisen, dass Übergewicht Lebenszeit kostet, wird nicht dazu führen, dass er plötzlich beginnt, Sport zu treiben. Denn es ist leblos, routiniert, uninspiriert, es lässt einen kalt und ist letztlich sinnlos. Begeisterung dagegen entzündet sich an der Sache und an der Freude am Tun. Gemeinsam mit einem bewegungsbegeisterten Hund über eine Wiese zu toben oder mit einem Esel achtsam zu wandern, das hilft aus unserer Erstarrung.

Tiere schaffen Erlebnisräume

Normalerweise arbeitet der Therapeut mit dem Klienten in einer Zweierbeziehung, das kann manchmal langweilig und ermüdend sein. Durch den Einbezug eines Tieres kann dies aufgebrochen werden, einfach deshalb, weil eine Dreierbeziehung entsteht. Und dies kann nicht zu gering geschätzt werden. Mit einem tierischen Co-Therapeuten tauchen wir in eine andere Atmosphäre im Therapieraum ein. Denn Tiere setzen die Klienten nicht unter Leistungsdruck, verurteilen sie nicht für ihre Probleme und Schwierigkeiten, für ihre Lebensweise und dass sie nicht der Norm entsprechen. Sie haben keine Meinung über sie. In der Erweiterung der Therapie um einen tierischen Kollegen entsteht ein neuer psychischer Raum, der die Therapie grundsätzlich verändert. Denn der neu entstandene Raum wird nun von drei Lebewesen beeinflusst und geformt – vom Therapeuten, dem Tier und dem Klienten.

Das Tier als Du

Das therapeutische Setting wird aber nur spannender, wenn das Tier tatsächlich als eigenständiges Du anerkannt wird und es auf seine tierspezifische Art Kontakt zum Klienten aufnehmen kann.

Ein zuerst unbekanntes Gegenüber wird zum Du, wenn die Anonymität verloren geht und stattdessen Persönlichkeit, Individualität und Gefühle zum Vorschein kommen, wie es in dem Buch »Der kleine Prinz« des französischen Autors Antoine de Saint-Exupéry schön beschrieben wird: »Natürlich«, sagte der Fuchs. »Du bist für mich nur ein kleiner Junge, ein kleiner Junge wie hunderttausend andere auch. Ich brauche dich nicht. Und du brauchst mich auch nicht. Ich bin für dich ein Fuchs unter Hundertausenden von Füchsen. Aber wenn du mich zähmst, dann werden wir einander brauchen. Du wirst für mich einzigartig sein. Und ich werde für dich einzigartig sein in der ganzen Welt …«

Wenn das Gegenüber als individueller, unverwechselbarer und insofern auch unersetzlicher Partner erlebt wird, sprechen wir von »Du-Evidenz«. Der Begriff Du-Evidenz wurde in den 1920er-Jahren von dem Sprachpsychologen Karl Bühler für den zwischenmenschlichen Bereich eingeführt. In den 1930er-Jahren wandte ihn dann der Soziologe Theodor Geiger auf die Mensch-Tier-Beziehung an[7].

Wie wird Du-Evidenz im therapeutischen Alltag deutlich? Johannes, ein 9-jähriger, wie man heute sagt, »verhaltenskreativer« Bub, sitzt bei den Kaninchen im Auslauf. Kaninchen? Nein, *einem* Kaninchen? Und nicht nur bei *einem* Kaninchen, sondern bei Fridolin, dessen Ohren so schön lang sind und seitlich runterhängen. Wenn man ihn streichelt, spürt man sein seidenweiches, flauschig braun-weißes geflecktes Fell. Fridolin mag Kontakt, aber nur, wenn man ihn von unten streichelt und ihn nicht hochhebt. Und Johannes weiß ganz genau, dass Fridolin alles, was er nicht mag, sofort quittiert, indem er sich zurückzieht. Hat man Glück, bekommt man noch eine Chance – meist zeigt er sich großzügig. Wenn man aber doch zu »übergriffig« war, verzieht er sich in eines der vielen Verstecke und bleibt verschwunden. Selbst mit Futter lässt er sich dann nicht locken, ein echtes Charakterkaninchen, Fridolin eben. Johannes interessiert sich nur für Fridolin, weil er ihn als individuellen Partner erlebt, seine Vorlieben und Abneigungen kennt und manches von sich selbst in ihm entdeckt hat.

Und damit wird auch deutlich, dass nicht alle Tiere von allen Menschen als heilsam empfunden werden, vielmehr muss eine gewisse Anziehung bestehen, damit eine Du-Evidenz entstehen kann. Bedeutsam ist – wie das Beispiel von Johannes und Fridolin zeigt – immer nur das individuelle Tier mit seinen Eigenschaften und seiner Persönlichkeit, genau dieses Tier für uns anziehend macht. Aber genau diese Individualität führt auch dazu, dass nicht alle Tiere heilsam wirken.

Wir haben dies einmal sehr deutlich bei Anna-Lena erlebt. An einem der letzten Frühlingstage saßen wir mit der Dreizehnjährigen auf der Weide und beobachteten unsere vier Langohren. Das hoch aufgeschossene, schlaksige Mädchen mit tiefen Schatten unter ängstlichen Augen wurde von ihren Mitschülerinnen ausgegrenzt. »Bohnenstange« gehörte noch zu den freundlichen Schimpfwörtern, die sie ihr in den sozialen Netzwerken hinterließen. Sie litt unter Kopf- und Bauchschmerzen, in die Schule wollte sie gar nicht mehr. Wir erzählten, wie wir Paco kennengelernt haben, er stand auf einer Weide ganz abseits von den anderen Eseln, ein Wallach unter lauter Hengsten. Aber irgendwie zündete es nicht – für sie gab es keinen Zusammenhang zwischen ihren Erfahrungen und denen von Paco. Anna-Lena saß nur schweigend da und schaute betreten zu Boden. Auch als Samu vorsichtig Kontakt aufzunehmen versuchte, ihr seinen Kopf in den Schoß streckte, streichelte sie ihn nur mechanisch. Okay, dachten wir, bei Anna-Lena können wir mit unseren Eseln nicht punkten. Als wir auf dem Rückweg am Stall vorbeikamen, wollte sie sehen, welche Tiere noch da wohnen. Kaum hatten wir die Stalltüre zur Seite geschoben, huschte ein Strahlen über ihr Gesicht. Sie hatte Borka entdeckt, eine alte Kaltblutstute, die uns ihren mächtigen Kopf entgegenstreckte. Wie heißt das Pferd? Warum steht sie alleine im Stall? Hat sie keine Freunde? Die Fragen strömten nur so aus ihrem Mund. Kurze Zeit später hatte sie ihren schmächtigen Kopf an den Hals von Borka geschmiegt – ganz klar, Anna-Lena war ein Pferdemädchen. Leider war Borka schon eine sehr alte Pferdedame und nicht für die Arbeit mit Klienten geschult. Also gaben wir Anna-Lena den Tipp, mit einer guten Bekannten pferdegestützt zu arbeiten.

Wir nutzen Tiere in der Therapie, und wir können Tiere dazu

bewegen, uns als Co-Therapeuten zu unterstützen. Die therapeutische Wirkung ist umso stärker, je mehr sie ein echtes Du-Sagen ist und aus dem Du ein Wir entsteht. Eine nur geheuchelte Zuwendung wissen Tiere schnell zu durchschauen, weil sie unsere Mimik und Gestik sehr gut dechiffrieren können.

Tiere machen Therapie kreativer

Wenn das Tier wirklich zum Du geworden ist, dann kann der Psychotherapeut das Verhalten des Klienten beobachten, seine Reaktionen auf den lebenden Gefährten wahrnehmen und kann so seine Gedankengänge und Gefühle besser erfassen. Denn ein Klient kann sich – wie schon der Kinderpsychotherapeut Boris Levinson beobachtet hat – im Kontakt mit einem Tier nicht verstellen.

Begleiten Sie uns nach München in eine Beratungsstelle für Kinder, Jugendliche und Eltern. Die Psychologin Christina ist eine agile, fröhliche Frau mit wachen Augen. Sie arbeitet oft zusammen mit ihren Co-Therapeuten Albert und Hugo, 8- und 2-jährige Sheltie-Rüden. Christina absolvierte an unserem Institut die Fortbildung zur Fachkraft für tiergestützte Therapie und erzählte uns über ihre Erfahrungen mit ihren tierischen Co-Therapeuten.

Tamara Bruckner suchte die Hilfe von Christina, da sie mit der Erziehung ihres 8-jährigen Sohnes völlig überfordert war. Paul mache, was er wolle, lasse seine Hausaufgaben immer links liegen, putze seine Zähne nicht, räume seine Sachen nicht weg. Wenn sie ihm die Grenzen aufzeigen wolle, dann bekäme er unerträgliche Wutanfälle und werfe mit Dingen um sich. Sie schreie ihn dann an und sei sehr streng mit ihm, was sie wiederum sehr belaste. Sie wisse einfach nicht weiter. Beim zweiten

Termin brachte Frau Bruckner ihren Sohn Paul mit, da sie keine Betreuung gefunden hatte. Kaum war Paul im Therapieraum und hatte Albert entdeckt, wollte er sofort Kontakt. Der zog sich jedoch zurück, zu stürmisch war der kleine Junge. Alberts Strategie war, lieber so tun, als ob man döst, und sich das Ganze aus einer sicheren Entfernung ansehen.

Während Christina versuchte, mit Frau Bruckner ins Gespräch zu kommen, robbte Paul zu Albert hin und stupste ihn an. Christina erklärte ihm die Regeln im Umgang mit Albert. Nur kurz beschäftigte sich er mit den Spielsachen, dann rannte er wieder auf Albert zu. Christina ermahnte ihn, Albert nicht zu stören. Kein Erfolg. Also verzog sich Albert in seine Box, seine sichere Höhle. Wieder vergingen nur Minuten, bis Paul versuchte, die Box zu öffnen und sich zu Albert in die Box zu zwängen. Nun wurde es Christina zu bunt, und sie brachte Albert in ihr Büro, wo er ungestört war. Und Tamara Bruckner? Sie schaute eher teilnahmslos dem Geschehen zu, und ihre Ermahnung brachte sie nur mit leiser und brüchiger Stimme vor. Von Paul wurde sie völlig ignoriert. Es schien Christina, als sei Frau Bruckner für ihren Sohn gar nicht vorhanden, und Frau Bruckner wirkte angesichts seines Verhaltens hilflos und überfordert. »Sehen Sie«, klagte sie schließlich erbost, »immer bringt er mich in solche Situationen.« So schwierig die Situation für Albert gewesen war, so wertvoll war diese Situation für Christina, denn sie zeigte ihr, dass es der Mutter weder gelungen war, ihren Sohn frühzeitig verbal zu erreichen, noch ihm in irgendeiner Form Grenzen zu setzen. Paul ließ sich von seiner Mutter in keiner Weise beeinflussen, er machte einfach weiter, was das Gefühl, völlig hilflos zu sein, bei Tamara Bruckner verstärkte. So entstand eine klassische Konfliktspirale, an deren Ende die überforderte Mutter ausflippte. Dieses scheinbar beiläufige

Geschehen konnte Christina in den folgenden Sitzungen immer wieder aufgreifen, um Tamara Bruckner die Konfliktdynamik zu verdeutlichen.

Durch Anwesenheit eines Tieres, wenn es als aktives und eigenständiges Lebewesen wahrgenommen wird, wird der diagnostische und therapeutische Prozess dynamischer, vielschichtiger und kreativer. Es wird zu einem komplexen Spiel von Agieren, Beobachten, Reagieren, Beeinflussen, Reflektieren. Dagegen ist die normale Therapiesituation geradezu simpel und übersichtlich. Denn der Klient kann uns in unserem Umgang mit dem Tier beobachten und daraus lernen. Auch kann er im Kontakt mit dem Tier unterschiedliche Verhaltensweisen ausprobieren und sehen, welche erfolgreich sind, um sein Ziel zu erreichen. Und schließlich können wir und der Klient das Tier beobachten und sein Verhalten als Modell aufgreifen. Viele dieser Aspekte werden wir in den folgenden Kapiteln noch näher beleuchten.

Vielschichtiger wird es auf den nächsten Seiten, aber auch aus einem weiteren Grund: Während der normalen Therapiesitzungen ist der Therapeut derjenige, der die Situation lenkt und leitet und letztlich alle Macht besitzt. Durch die Anwesenheit eines Tieres wird dieses Machtgefälle aufgehoben, teilweise dem Klienten sogar das Gefühl gegeben, die Fäden in der Hand zu halten und gleichsam Herr der Lage zu sein.

Und unsere Arbeit zeigt noch einen weiteren Aspekt, den wir schon im Kapitel drei ausführlich besprochen haben. Tiere wirken nicht nur für ihre Besitzer als Ruhepol und Wohlfühloase, sondern auch für viele unserer Klienten. Wenn Thimba im Therapieraum ist, dann huscht vielen Klienten ein Lächeln über das Gesicht. Wenn sie Thimba streicheln, wird ihr Gehirn sehr wahrscheinlich von Wohlfühlhormonen geduscht, wodurch Stress und Angst zurückgedrängt werden. Und dass Thimba auf sie zugeht und Kontakt sucht, vermittelt ihnen das Gefühl von Akzeptanz und Zugehörigkeit.

Die Psychiaterin Anke Prothmann ist überzeugt, dass Tiere im Therapieraum eine Atmosphäre von Wärme, Akzeptanz und Empathie schaffen. Und dies sind alles Kriterien, die das Fundament einer tragfähigen, zu Veränderungen ermutigenden Beziehung bilden.

Tiere als Eisbrecher

Tiere helfen Klienten, einfacher und schneller in den beschriebenen kreativen und spannenden Erlebnisraum eintreten zu können. Wir haben das schon bei Johnny, Jingles und Boris Levinson gesehen. Tiere sind perfekte Türöffner, und viele Psychologen und Psychiater haben sich diesen besonderen Effekt von Tieren als soziale Katalysatoren zunutze gemacht. Zum Beispiel Hunde – und insbesondere ruhige und freundliche Exemplare – sind für Menschen hochattraktiv. Sie machen in der Regel schnell Beziehungs- und Kommunikationsangebote, indem sie etwa die Pfote geben, Blickkontakt aufnehmen oder sich zum Streicheln anbieten. So kann über das Thema Tier, über Streicheln und Spielen mit dem Tier schneller ein Zugang zu den Klienten erreicht werden. Vor allem Kinder wissen meist sehr genau, warum sie einem Therapeuten vorgestellt werden, sie sind oft auf der Hut und verbergen ihre wahren Probleme. Wird ein Therapeut durch ein Tier unterstützt, dann ist die Aufmerksamkeit des Kindes zunächst auf das Tier fokussiert. Es vergisst für einige Zeit den Therapeuten und den Anlass des Besuches. Im Kontakt mit dem Tier entspannt sich das Kind, es verhält sich natürlich und zeigt seine Gefühle, da das Tier scheinbar nur zum Spaß da ist. Dann vergessen Kinder oft die sie beunruhigende Tatsache, dass sie unter Beobachtung stehen. Und je weniger der Therapeut eingreift, umso spontaner sind die Reaktionen des Kindes auf das Tier.

Aber das gilt nicht nur für Kinder. Begleiten wir einen Kollegen von uns, Wedigo von Wedel, Fachkraft für tiergestützte Therapie sowie Geschäftsführer von H-Team e. V. in München, bei einem seiner täglichen Einsätze:

Der Müll in der Wohnung stapelt sich fast bis zur Decke. Überall liegen Kartons, Zeitungen und schmutzige Wäsche. Wäsche, um die sich die 78 Jahre alte, hochgebildete Frau Huber schon seit längerem kümmern will, es aber nicht schafft. Es riecht unangenehm nach Urin, auf dem Teppich sind Spuren von Kot. Der alten Dame drohen eine Zwangsräumung aus ihrer Mietwohnung und eine Einweisung in ein Heim. Ihre Familie ist ratlos, denn die betagte Mutter will ihre Hilfe nicht. Da wendet sich der Sohn von Frau Huber an von Wedel.

Mit dem Projekt »Türöffner« begleitet er seit mehreren Jahren mit Unterstützung seiner beiden Hunde, einem Briard und einem Tibet-Terrier-Mix, Menschen, die mit ihrer Wohnung und ihrem Leben völlig überfordert sind und nicht zurechtkommen. »Meistens verbergen sich hinter dem Messie-Syndrom ganz andere Probleme, wie Altersdepression, Einsamkeit, Zwangsstörungen oder Ängste«, erzählt von Wedel. Oft droht den Betroffenen die Obdachlosigkeit oder die Einweisung in ein Heim. Aus Misstrauen, schlechten Erfahrungen oder Scham fällt es ihnen schwer, Hilfe anzunehmen. So stehen Angehörige, Vermieter, aber auch professionelle Sozialarbeiter vor verschlossenen Türen und sind ratlos.

So auch bei Frau Huber in München. Als Wedigo von Wedel bei ihr klingelt, schielt sie misstrauisch aus dem Fenster und versucht, ihn loszuwerden. Doch als sie seinen Hund erblickt, öffnet sie die Tür und sucht die Nähe des Tieres. »Vor einem Hund schämt sich kaum jemand«, erklärt er. »Tiere rümpfen nicht die Nase und verurteilen die Menschen nicht wegen ihrer Wohnsituation.«

Über seinen vierbeinigen Begleiter gewinnt Wedigo das Vertrauen der Menschen, Tiere beruhigen und entspannen die Betroffenen. »Sie fühlen sich angenommen und schöpfen wieder Vertrauen«, erzählt er. »Wir helfen ihnen, dieses Vertrauen wieder auf Menschen zu übertragen.«

Die anfänglich zurückhaltende, angsterfüllte und auch feindselige Haltung von Frau Huber gegenüber Wedigo wurde durch seine Hündin gemildert. Frau Huber erfährt durch sie gefühlsmäßige Unterstützung, fasst so Vertrauen zu ihr und damit auch zu Wedigo. So erreichte er mit Hilfe seiner Hündin, dass Frau Huber sich eher öffnete, ihre Reserviertheit und Feindseligkeit aufgab und dadurch der Kontakt zu Wedigo wesentlich erleichtert wurde. Nicht umsonst werden Tiere als Eisbrecher, Türöffner oder »soziales Schmiermittel« bezeichnet. Und oft wird daher nur durch Tiere erst eine Therapie möglich.

Herausforderungen annehmen

Veränderungen brauchen, wie wir gesehen haben, aktivierende und explorationsfördernde Herausforderungen, damit eine Umstrukturierung unserer neuronalen Netzwerke erfolgreich sein kann. Dies gelingt besonders gut, wenn Erfahrungsräume geschaffen werden, in denen Personen Überraschendes erleben, unfertige Situationen bewältigen müssen, direkte Rückmeldung auf ihr Verhalten bekommen und Glaubwürdigkeit des Therapeuten in Form von Authentizität, Wertschätzung und Zuwendung erfahren. Und wenn all dies zusammenkommt, kommt es zu den schon beschriebenen »Verdichtungserlebnissen«. Und hier sind Tiere unsere besten Helfer.

In einem Basler Rehazentrum sitzt Konrad Gerster, ein Mittfünfziger, im Ergotherapieraum und soll Obst für eine Nachspeise schneiden. Durch einen Motorradunfall wurde sein Frontalhirn geschädigt, jetzt sind selbst einfache Alltagsaktivitäten ein kaum zu bewältigendes Problem. Die Ergotherapeutin dachte, Obstsalat zu machen ist super, die Abfolge von Handlungen wird geübt, die Feinmotorik gleich mit. Und ein sinnvolles Ziel hat das Ganze auch. Und Konrad Gerster? Er ist muffig, schneidet lustlos die Banane in kleine Stücke. Bananen mochte er noch nie, und Obstsalat, das gab es doch schon gestern. Freundlich versucht ihm die Ergotherapeutin zu helfen: »Wenn Sie die Banane so halten, geht es besser.« Da springt er auf: »Den Mist könnt ihr selber machen«, und stürmt aus dem Zimmer.

Zwei Tage später im angeschlossenen Zentrum für tiergestützte Therapie: Die Meerschweinchen sitzen neugierig am Zaun und warten sehnsüchtig auf ihr Futter. Konzentriert schält Herr Gerster die Karotten. Wie war das noch mit dem Kürbis? Ach ja, der muss gewürfelt und die Kohlrabi in kleine Stifte geschnitten werden. »Ja, ja, ihr müsst noch warten, bin nicht so schnell.« Mary mag mehr Karotten, Chrissy steht auf Kohlrabi, und für sie macht er noch einen kleinen Apfelschnitz parat. Dann stellt er die Schälchen ins Gehege. Als er das kleine Schiebetor öffnet, klettert ihm Chrissy, das Meerschweinchen, auf seinen Arm, geduldig lässt der ehemalige Katzenbesitzer es an einem Apfelstückchen knabbern. Anschließend hält er das flauschige Tier liebevoll im Arm und strahlt über das ganze Gesicht.

Die Meerschweinchen haben Herrn Gerster Überraschendes

angeboten, es entstand eine Situation, in der die Lösung nicht schon von vorneherein eindeutig und klar war, sondern in der Herr Gerster mit unfertigen Lösungen klarkommen und immer wieder nach neuen kreativen Lösungen suchen musste. Es kam zu Empfindungen unterschiedlichster Art und Weise, die eine umfassende kognitive, emotionale und sensomotorische Aktivierung ermöglichten, und so gelang es ihm leichter, Neues zu lernen.

Auch im Coaching ist dies von großer Bedeutung. Stefan etwa, von Beruf Heilpraktiker, kommt zu uns zum Coaching, da er zunehmend Schwierigkeiten bei Beratungsgesprächen hat. Er wird schnell ungeduldig und genervt, ist dann so aufgeregt, dass er nur noch rumstottert und oftmals gar nicht genau weiß, was er jetzt sagen soll. Jetzt könnten wir ausführlich darüber reden, wie wichtig Ruhe und Gelassenheit ist, und vielleicht Entspannungsübungen mit ihm machen. Doch wichtig ist für uns die unmittelbare Erfahrung. Im Kontakt mit unseren Eseln kann er direkt erleben, wie wichtig es ist, geduldig zu sein, dranzubleiben und überzeugend zu wirken. Und dabei scheint die Aufgabe zunächst einfach: Er soll Leo über ein kleines Hindernis führen.

Dazu muss Stefan den Esel davon überzeugen, dass er von ihm Hilfe und Unterstützung bekommt. Und diese Überzeugung wird der Esel nicht bekommen, wenn Stefan nur auf ihn einredet. Im Gegenteil – er wird ihm sehr schnell nicht mehr »zuhören«, weil er nicht versteht, was dieses Gerede mit seinem Problem zu tun hat. Vielmehr muss der Esel überzeugt sein, dass Stefan die Führungsperson ist, welcher er folgen soll, der den Überblick behält, weiß, wo es langgeht und wo Gefahr droht. Der Esel überzeugt sich davon, ob der Mensch am anderen Ende des Stricks wirklich eine richtige Führungsperson ist, der er sich anschließen kann. Wenn der Esel nicht davon überzeugt ist, dann übernimmt er das, aus einem Sicherheitsinstinkt heraus, lieber selbst. Als Führungsperson ist es unsere Aufgabe, dem Esel zu vermitteln, dass das, was wir vorhaben, wichtig ist, dass es Sinn macht und er uns in unserem Vorhaben folgen sollte.

Stefan ist zunächst unruhig und nervös, er ist kurz davor, Leo über das Hindernis zu zerren. Stopp! Wir machen Achtsamkeitsübungen und lassen vor Stefans innerem Auge die Szene ablaufen: Er ist überzeugt von dem, was er möchte, er weiß, wo es langgeht, und ist in der Lage, das auch Leo zu vermitteln. Er soll spüren, wie sich das anfühlt, dass es nichts Wichtigeres gibt, als über den Schacht zu gehen. Stefan fokussiert sich und bleibt dran. Nach 12 Minuten intensivem Überlegen lässt sich Leo tatsächlich von ihm über das Hindernis führen. Ein ermutigendes Gefühl durchströmt Stefan, er hat das skeptische Langohr überzeugt. Dieses Körpergefühl ankern wir, was bedeutet, dass man positive Gefühlszustände gleichsam speichert, um sie dann auch bei anderer Gelegenheit abrufen zu können. Im Feedbackgespräch können wir erarbeiten, wo das Erlebte Parallelen zu den Beratungsgesprächen mit seinen Klienten aufweist. Haben Sie diese bemerkt?

Nichts geht über Glaubwürdigkeit

Bereitschaft zur Veränderung braucht Glaubwürdigkeit auf Seiten des Therapeuten. Glaubwürdigkeit lässt sich durch die Schlagworte Kompetenz, Charakter und Fürsorge umschreiben. Kompetenz meint dabei besonders das Fachwissen einer Person, Charakter, die Haltung, Echtheit, Wertschätzung und Güte. Fürsorge das Einfühlungsvermögen sowie das Eingehen auf die Bedürfnisse des Gegenübers.

»Der Lehrer ist wichtiger als der Stoff«, sagt der Neurobiologe

Gerhard Roth, und wir fügen hinzu, der Psychotherapeut wichtiger als seine Methode. Lehrer und Psychotherapeuten sind wie Gastgeber. Sie laden ein zur Veränderung, zum Lernen.

Und fast immer ist es der erste Eindruck, der entscheidet. Denn alle Menschen haben in einer bestimmten Situation ganz subjektive Erwartungen und interpretieren die Welt auf ihre eigene Weise. So machen sich Klienten unbewusst sofort ein Bild, und dabei kommt es auf Kleinigkeiten an, denn Mimik, Gestik und Stimme können nicht lügen. Klienten entschlüsseln in diesen ersten Momenten mühelos all das, was aus unserem Unbewussten kommt. Binnen Sekunden haben sie den Therapeuten in eine der Schubladen, die sie im Laufe ihres Lebens angelegt haben, einsortiert und entschieden, ob er kompetent erscheint und sympathisch ist oder nicht, ob man ihn glaubwürdig findet oder nicht. Gastgeber ohne Glaubwürdigkeit haben keine Chance.

Tiere sind fantastische Gastgeber, denn sie können sich nicht verstellen, sie versuchen es schon gar nicht. Sie sind vielmehr authentisch, wertschätzend, machen Beziehungsangebote, wenden sich uns zu und geben direkte Rückmeldung auf unser Verhalten, daher sind sie glaubwürdig. Und genau das braucht es, damit unser Gehirn neue emotionale und mentale Leistungen erbringen kann.

Glaubwürdigkeit hat auch damit zu tun, dass Tiere unvoreingenommen gegenüber Äußerlichkeiten sind. Ein Tier interessiert sich nicht für die Hautfarbe, ungekämmtes Haar, schmutzige Kleidung oder eine undeutliche Aussprache. Das Tier kümmert sich nicht um unsere menschlichen Wertvorstellungen, ihm ist es egal, ob man einen Doktortitel oder Millionen auf dem Konto hat oder als Obdachloser auf der Straße lebt, sondern reagiert vor allem auf das Verhalten der Klienten, darauf, ob sie ihm mit Zuwendung und Freundlichkeit begegnen. Zudem stellt das Tier keine Forderungen, macht keine Vorgaben und gibt auch keine Widerworte, es akzeptiert die Klienten so, wie sie sind.

Diesen für die Therapie so wesentlichen Unterschied zwischen menschlichem Therapeuten und tierischem Co-Therapeuten bringt Herr Eckhardt, Vater eines 12-jährigen Sohnes mit Verhaltensstörungen, in einem von uns geführten Interview auf den Punkt, wenn er sagt: »Einfach dieses Unbedarfte bei Tieren. Wir Menschen sind ja geschult, haben ganz viel gelernt und denken dann auch in solchen Kategorien. Und die Tiere gehen einfach auf die Kinder zu, so wie sie sind, völlig unbedarft und neutral, denen ist egal, wie der aussieht, was der für einer ist. Sie nehmen das, was kommt, und reagieren dann entsprechend drauf. Und die Kinder sind ja vorsichtig und liebevoll, weil das ja Tiere sind.«

Wenn sie uns sehen, strahlen Tiere meist Begeisterung aus, und sie schenken uns ihre volle Aufmerksamkeit. Und haben wir Fehler gemacht, vergeben sie uns schnell, denn sie sind anders als Menschen nur selten nachtragend. Durch das wert- und vorurteilsfreie Verhalten des Tieres kann dieses als akzeptierender und geduldiger Partner erlebt werden, und das macht unsere Vierbeiner glaubwürdig.

Einen Aspekt möchten wir aus unserer Erfahrung beim Thema Glaubwürdigkeit besonders hervorheben: Menschen beobachten sehr genau, wie der Therapeut mit seinem Tier umgeht. Nur wenn dieser Umgang durch Fürsorglichkeit gekennzeichnet ist, wird der Klient auch davon ausgehen, dass der Therapeut seine Fürsorge auch auf ihn überträgt.

Wedigo von Wedel macht diese Erfahrung nahezu täglich – seine Tibet-Mix-Hündin liegt im Wohnzimmer und lässt sich von Frau Huber mit der Bürste das Fell kämmen. Noch vor einigen Wochen sah es hier ganz anders aus. Die Wohnung war völlig vermüllt, schon die Eingangstüre ließ sich kaum öffnen. Hinter Frau Huber liegen anstrengende Wochen des Aussortierens, Ausmistens und Putzens, mit tierischer Hilfe hat sie es geschafft. »Sie wollte unbedingt, dass meine Hündin zu Besuch in ihre Wohnung kommt«, beschreibt Wedigo die Wandlung. »Ich habe ihr aber klargemacht, dass ich meinen Hund nicht in all diesen Unrat und Müll lasse. Sie könnte sich verletzten oder etwas fressen, was ihr nicht guttut. Ich sorge für meine Tiere und bin für ihren Schutz zuständig.« Die Aussicht auf den Besuch der Hündin hat Frau Huber die Kraft gegeben, die anstehenden Torturen zu überstehen. »Aber sie hat noch mehr bewirkt«, weiß Wedigo. »Frau Huber brauchte selbst dringend einen Arzt, aber die Vorstellung, rauszugehen und einem fremden Menschen gegenüberzusitzen, war für sie ganz furchtbar.« Sie hat dann aber doch zugestimmt: »Wenn Sie so gut für mich sorgen, wie Sie auf ihre Hündin aufpassen, dann komme ich mit.« Glaubwürdigkeit takes it all.

Doch es geht auch umgekehrt: Ist die Beziehung zwischen Therapeut und Tier durch falsch verstandene Dominanz und verbalen oder körperlichen Druck gekennzeichnet, wird der Klient andere Rückschlüsse ziehen. Dominiert der Therapeut seinen vierbeinigen Co-Therapeuten, übt er Druck auf ihn aus, wird auch der Hilfesuchende zurückschrecken. Ist er dagegen fürsorglich, schafft das eine Atmosphäre, die von Wärme, Akzeptanz und Einfühlungsvermögen für das Tier geprägt ist, und dann ist das Fundament für eine tragfähige und ermutigende Beziehung auch zum Klienten gelegt.

Was das Thema Glaubwürdigkeit angeht, sind Tiere klar im Vorteil. Und auch die Wissenschaft bestätigt dies. Menschen mit einem Tier werden als deutlich freundlicher, glücklicher, weniger angsteinflößend sowie entspannter wahrgenommen.

Und tatsächlich werden auch Psychotherapeuten mit Hund als freundlicher und als glaub- und vertrauenswürdiger eingeschätzt. Die Klienten sind dann bereiter, sich zu öffnen und über sich zu sprechen – und dies scheint interessanterweise unabhängig davon zu sein, wie Klienten über Hunde denken.[8]

Einfach mal kuscheln

Tiere haben menschlichen Therapeuten noch etwas voraus. In einer professionellen Helferbeziehung ist körperliche Zuwendung oft eine Gratwanderung. Ist es noch professionelles Verhalten oder schon Grenzüberschreitung? Therapeuten müssen sich mit körperlicher Zuwendung zurückhalten, Tiere kennen dieses Problem nicht.

Und das kann man in der Therapie nutzen: Die meisten Kinder, welche in Kinder- und Jugendeinrichtungen leben, haben davor in ihrem Leben nie viel Nähe und Berührung erfahren, und wenn, dann waren es nicht immer lautere Absichten. Viele Kinder wurden geschlagen oder missbraucht. Für Therapeuten und Betreuer ist es oft schwierig, einem solchen Kind nahezukommen, Tieren fällt das sehr viel leichter. Sie bieten geradezu an, sie zu berühren, sie zu streicheln, sie achtsam zu bürsten. Sie geben die Nähe, welcher die Kinder so dringend bedürfen, sie bleiben da und gehen nicht weg.

Sandro, ein 14-jähriger kräftiger Junge, stammte aus schwierigen Verhältnissen. Der Vater hatte die Familie schon früh verlassen, und die Mutter bekam ihr Leben nicht in den Griff. Von den verschiedenen Partnern der Mutter wurde er beleidigt und geschlagen. So kam er in eine Jugendhilfeeinrichtung, seine emotionale Entwicklung sollten gefördert und ein verlässlicher Schulbesuch sichergestellt werden. Eines Tages erfuhr Sandro, dass seine

Mutter einen neuen Partner kennengelernt hatte, mit dem sie in sein Heimatland Tunesien ziehen wollte. Sie ließ ihn alleine zurück. Sandro wurde ärgerlich, wütend und verzweifelt zugleich. Stundenlang tobte er durch sein Zimmer oder saß wie versteinert auf seinem Bett. Er ließ keinen Betreuer an sich heran. Als Mike, sein Lieblingsbetreuer, ihn ans Abendessen erinnern wollte, war er verschwunden. Mike suchte im Gebäude und dann auf dem Gelände. Auch die anderen Jugendlichen beteiligten sich an der Suche. Vergeblich. Da erinnerte sich Mike an Emmy, die Lieblingsstute von Sandro. Mike rannte zum Stall. Er öffnete vorsichtig die Stalltüre und lugte um die Ecke. Er sah, dass Sandro seine Arme fest um den Hals der Islandstute gelegt hatte und bitterlich weinte. Es war das erste Mal, dass Sandro wirklich weinen konnte und all der ganze Kummer und der Schmerz mit den Tränen aus ihm herausquoll. Man kann vermuten, dass der Körperkontakt, das Spüren der Nähe und Vertrautheit das Oxytocin-System aktivierte, was wiederum den Stress minderte, Blutdruck und Puls senkte und die Atmung normalisierte. Vielleicht war dies der Zeitpunkt, an dem er nicht mehr gegen seine harte Schale und die Widrigkeiten in seinem Leben kämpfen musste, sondern Nähe, Liebe und Sicherheit zulassen und weinen konnte.

Wir wissen, dass Menschen körperliche Zuwendung brauchen, insbesondere wenn sie krank oder hospitalisiert sind oder aus anderen Gründen am Rande der Gesellschaft stehen, und Tiere können diese Zuwendung geben. Im körperlichen Kontakt mit einem Tier erfährt der Klient, wie bereichernd unbedingte Akzeptanz sein kann.

Viele psychisch kranke Menschen sehnen sich nach Nähe und Körperkontakt, haben gleichzeitig jedoch Angst davor, da sie schon oft von anderen Menschen verletzt wurden, wie das folgende Beispiel von Lea veranschaulicht.

Lea, ein 14-jähriges Mädchen, kam in die Therapie, da sie in der Kindheit Missbrauchserfahrungen gemacht hatte. Lea lebt bei Adoptiveltern, da ihre leibliche Mutter Drogen nahm und sich prostituierte. Gelegentlich musste Lea auch für die männlichen Kunden ihrer Mutter tanzen. Sie deutete an, dass sich die Welt für sie gefährlich anfühle. Sie fühlte, dass sie an einem Teil ihrer traumatischen Erlebnisse selbst schuld sei. Die Erlebnisse waren stark schambesetzt, kamen in nächtlichen Albträumen immer wieder hoch und führten dazu, dass sie im Alltag nervös, verängstigt und leicht zu erschrecken war. Sie war in den ersten Sitzungen hektisch, unruhig und konnte sich nicht konzentrieren, über ihre Vergangenheit mochte sie schon gar nicht sprechen. Erst als sie mit Thimba spielen und kuscheln konnte, wurde sie nach und nach ruhiger und entspannter. Das Mädchen und unsere vierbeinige Co-Therapeutin freundeten sich an. Vor allem Thimbas fröhliches Wesen und wie Lea sagt, dass sie fast nur Chancen in der Welt sieht und kaum Risiken, beeindruckte sie. Lea hatte zusammen mit ihren Adoptiveltern erst vor kurzem ihre leiblichen Eltern besucht. Sie hatte sich so auf das Wiedersehen gefreut, doch sofort gespürt, wie ihre biologischen Eltern sie ablehnten. Mit Thimba im Arm konnte sie über ihre Erlebnisse sprechen. Sie begann zu weinen und konnte ihre unsicheren und ängstlichen Gefühle, die sie im Kontakt mit ihren leiblichen Eltern verspürte, ausdrücken. Nun konnte sie auch aussprechen, dass das Treffen für sie sehr belastend gewesen war. In diesem Moment wurde für uns deutlich, dass es Lea durch den Kontakt mit Thimba möglich wurde, ihre Gefühle zu regulieren und schwierige Erlebnisse in Worte zu fassen. So wurde Lea bewusst, dass ihre leiblichen Eltern nie fähig gewesen waren, gut für sie zu sorgen und sie zu beschützen, und dass die Gedanken daran, ein Gefühl der Unsicherheit und der Angst, ja

Panik auslösten. Denn die Welt ihrer Eltern war voller Machtlosigkeit, Ohnmacht und Schwäche, und sie hatten sie nie wirklich behüten können. Nach und nach konnte Lea ein für sie neues Gefühl der Verbundenheit und Wertschätzung für ihre Adoptivmutter ausdrücken, sie konnte spüren, dass sie sich bei ihr geborgen und sicher fühlen konnte. So konnten wir allmählich mit Lea gemeinsam die Verbindungen zwischen den Gedanken und Gefühlen, die in ihrer Kindheit bedeutsam waren und ihr heutiges Verhalten noch so sehr beeinflussten, herausarbeiten.

Da ihre frühen Erlebnisse nicht mit Thimba assoziiert waren, konnte der freundliche Kontakt mit ihr solche Erlebnisse nahezu wie von selbst lösen. Denn mit Thimba konnte sie schmusen und kuscheln, konnte sie streicheln und zu ihr zärtlich sein. Dies gab ihr ein warmes Gefühl, denn Lea ist wie jeder Mensch ein soziales Wesen, das Körperkontakt dringend benötigt. Die unbedingte Nähe des Hundes machte es möglich, Zugang zu Gefühlen zu finden, die tief in ihr verschlossen waren, denn auch in der komplizierten Welt von Lea sind wohlwollende Berührungen ein Synonym für Sicherheit, Geborgenheit und Vertrauen.

Werden wir berührt, dann funken Zigtausende der bis zu 20 Millionen Sinneszellen in unserer Haut ihre Empfindungen über Nervenbahnen ans Gehirn. Jeden altbekannten Reiz, das weiche T-Shirt auf der Haut etwa oder die Armbanduhr am Handgelenk, blendet es schnell aus. Jede neue, ungewohnte Berührung aber bringt unser Hirn auf Hochtouren. Sanfte Berührungen sind für den Menschen so wichtig, dass es dafür sogar ein eigenes Meldesystem gibt. Und Berührungen wie beim Streicheln eines Tieres gehören zu den wenigen stressfreien Kontakten und haben für uns einen Stellenwert wie die Luft zum Atmen, denn Berührung gehört zu den Grundbedürfnissen des

Menschen, und Berührungsarmut ist ein krankmachender Faktor. So finden sich bei psychischen Erkrankungen häufig negative Körpererfahrungen wie Schläge oder physische Traumata, aber auch ein Mangel an empathischen Berührungen. Leider vergisst unser Körper nicht, und daher sind neue Berührungserfahrungen so wichtig. Sie entängstigen, entstressen und verbessern die Stimmung. Schmerzpatienten verbrauchen weniger Schmerz- und Beruhigungsmittel.

Ja, man kann sogar sagen, unsere Haut ist das Organ, an dem unser Selbstbewusstsein, unsere Identität hängt. Empathische Berührungen können daher selbst unser Selbstbewusstsein oder unsere Identität verändern. Einer unserer depressiven Patienten drückte dies so aus: »Nachdem ich die Esel streicheln und umarmen konnte, habe ich zum ersten Mal wieder Kompetenz gespürt.« Und eine Schmerzpatientin sagte: »Lange Zeit steckte ich wie in einer Lederhaut, nun ist diese weg.«

Ein Geheimnis der Wirkung besteht darin, dass beim Streicheln kein Leistungsdruck entsteht. Ein weiterer Grund für den wohltuenden Effekt ist, dass das Gegenüber neben der eigentlichen Berührung das Gefühl von Zuwendung, Fürsorge und Hilfsbereitschaft erfährt. Doch Berührung wird erst dann wirklich berührend, wenn sie nicht nur rein mechanisch ist, sondern die Qualität von Wertschätzung, Offenheit und Zuneigung annimmt. Und hier sind Tiere gegenüber uns Menschen meist klar im Vorteil.

In den Flow kommen

Ein Tier befindet sich immer im Hier und Jetzt. Es nimmt ohne Urteil auf, was ihm entgegengebracht wird, und reagiert entsprechend darauf und verhält sich uns gegenüber so, wie es seinem momentanen Empfinden entspricht. Auch seine Gefühle zeigt es unmittelbar. Dagegen werden bei uns Menschen zu fast jedem Erleben Erinnerungen aus der Vergangenheit und Planungen für die Zukunft abgerufen. Daher befinden wir uns gedanklich oft mehr in der Vergangenheit oder der Zukunft als im Hier und Jetzt. Doch kennt auch jeder von uns den Moment, in dem wir den Augenblick in der Gegenwart erleben. Es ist das Gefühl hochkonzentrierten Versinkens in einer Tätigkeit. Fachsprachlich sprechen wir vom sogenannten Flow.

Und diesen Flow können wir vor allem im Tun mit Tieren erleben, denn dann fließt die jeweilige Handlung, ohne dass wir dafür gezielt etwas tun müssen. Klienten, die regelmäßig mit uns arbeiten, berichten, dass sie im Zustand des Flows keine Angst mehr vor einer Bewertung durch andere haben und sich auch nicht selbst mit negativen Gedanken quälen. Die Zeit vergeht anders als sonst, für einige besonders schnell, für andere besonders langsam.

Unter welchen Bedingungen kommt es zum Flow? Was löst ihn aus? Ein Ungar mit dem beinahe unaussprechlichen Namen Mihály Csíkszentmihályi, Jahrgang 1934, hat als Psychologieprofessor sein ganzes Leben darüber geforscht, was zu einem Flow führt. Und er kommt zu einem Ergebnis, das wir in der täglichen Arbeit mit Klienten auch immer wieder beobachten können: Das Wichtigste ist, ein klares Feedback auf das eigene Tun zu bekommen. Und hierfür sind Tiere Spezialisten, denn sie geben unmittelbar Rückmeldung, woran die Klienten sofort merken, ob etwas passt oder nicht. So können sie ihr Verhalten entsprechend korrigieren. In diesem Wechselspiel können sich im Kontakt mit unseren Eseln deren Bedürfnisse und die Fähigkeiten der Klienten laufend aneinander anpassen. Die Klienten sind am Limit, ohne sich jedoch zu überfordern, was eine weitere zentrale Voraussetzung ist, um in einen Flow zu kommen.

Und noch etwas passiert, wenn man im Augenblick, im Flow ist. Unsere Steuerzentrale im Gehirn, welche für Selbstbewertungen zuständig ist, ist weniger aktiv. Man kann sagen, das Gehirn macht einen »Kurzurlaub vom Ich«[9]. Und jeder von uns weiß, wie erhol- und heilsam es sein kann, einmal für einige Zeit sich selbst und sein Tun nicht zu bewerten oder zu beurteilen. Denn ständig und intensiv über sich selbst nachzudenken kann zu unbefriedigenden Tagträumen und Grübeleien führen. Deshalb ist bei Erkrankungen, die mit emotionalen Störungen einhergehen, wie etwa Depressionen, auch dieses Steuerzentrum meist besonders aktiv. Depressive Menschen sind ständig damit beschäftigt zu überprüfen, ob das, was sie gerade tun oder wie sie gerade sind, auch wirklich richtig ist. Folge ist, dass ihr Gehirn von automatischen Gedanken überschwemmt wird und es häufig aus Grübelspiralen nicht mehr herausfindet.

Wie uns unsere Klienten bestätigen, führt die Arbeit mit Tieren oft zum Flow, ermöglicht damit einen Kurzurlaub vom Ich und damit auch von all den unnützen negativen Gedanken. Das Tier fokussiert die Aufmerksamkeit der Klienten im Außen, sodass sie sich weniger innerlich mit ihren negativen Gedanken beschäftigen. Zudem übt das gemeinsame Einschwingen eine besondere Faszination aus, welche als ganz natürliche Achtsamkeit spürbar werden kann, und es entsteht so Raum für neue Gedanken, Perspektiven und Sichtweisen. Kein Wunder also, dass gerade achtsamkeitsbasierte Therapie mit Tieren bei depressiven Menschen so erfolgreich ist[10].

Viele unserer Klienten berichten auch, dass sie im Kontakt mit Tieren ein schönes, warmes und belohnende Gefühl verspüren. Und aus der Neurobiologie wissen wir, dass dieses Gefühl hauptsächlich in einem Gehirnbereich entsteht, der für das Prinzip Hoffnung zuständig ist, weil hier emotionale Belohnungs- und Glückserwartungen verarbeitet werden. Tiere sind wahre Meister darin, dieses Glücks- und Belohnungssystem zu aktivieren, und dann werden drei wichtige Gehirnbotenstoffe ausgeschüttet, die den Flow auslösen[11]: Der Botenstoff Dopamin ist wie Doping für Kopf und Körper, denn er macht wach und konzentriert und rüstet uns für anstehende Aufgaben. Er verbessert unser Lernvermögen und stimmt uns optimistisch. Die zweite Zutat sind die körpereigenen Opioide, die sogenannten Endorphine, die uns überwältigende Glücksgefühle bescheren. Wenn sie im Spiel sind, fällt uns das, was wir tun, viel leichter, und wir erleben es intensiver. Die dritte Zutat ist Oxytocin, das wir schon als Bindungs- oder Treuehormon kennen, das soziale Beziehungen stärkt und dazu führt, dass wir uns für sie besonders einsetzen wollen.

Duscht der achtsame Umgang mit Tieren unser Gehirn mit diesem Cocktail unterschiedlicher Überträgerstoffe, dann fühlen wir uns gelöster, können genießen und sind für eine Zeit frei von Sorgen. Und diese Erfahrung können depressive Patienten im Mundenhof in Freiburg machen, wenn sie bei Professorin Elisabeth Schramm, Sektionsleiterin an der Abteilung für Psychiatrie und Psychotherapie der Uniklinik Freiburg, an der Achtsamkeitstherapie mit Schafen teilnehmen.

Valentina, die Blonde, Bonnie, die Mutige, Biene, Bille und Julia – für Ungeübte kaum zu unterscheiden, für die Gruppe im Mundenhof aber sehr wohl. »Jedes Schaf ist anders«, erklärt Elisabeth Schramm, »man muss sie einfach sehr aufmerksam kennenlernen, in Ruhe beobachten. Unachtsamkeit mögen sie nicht.« Mit Schafen muss man sich ohne Ablenkung beschäftigen, um Kontakt mit ihnen zu bekommen, sonst kann man sie beim Spazierengehen nur hinter sich herzerren. Aber keiner der Patienten zerrt »sein« Schaf beim späteren meditativen Spaziergang hinter sich her. Und keiner plappert wie bei einem geselligen Ausflug vor sich hin. Warum? Weil die Achtsamkeit für den jeweiligen Augenblick in der Begegnung mit den Schafen regelrecht trainiert wird. Nicht werten, nicht kommentieren, sondern erleben, wahrnehmen in großer Offenheit. Elisabeth Schramm beschreibt den Effekt so: »Wenn wir unsere Körperempfindungen und Emotionen wahrnehmen können, dann ist das eine Voraussetzung für Selbstfürsorge, und es ist eine wichtige Datenquelle für unser Handeln.« Außerdem ermöglicht es, in Flow zu kommen, dem ungünstige, belastende Verhaltensmuster oft hinderlich entgegenstehen. Bei sich und im Moment bleiben ist eine Haltung, die im ruhigen Miteinander mit den Schafen und mit den anderen Gruppenteilnehmern geschieht, und dann ist der Flow nicht weit. Wenn diese basale Erfahrung mit allen Sinnen erlebt wird, kann der Körper das auch erinnern und in belastenden Momenten dann darauf zurückgreifen[12].

Wir unterstützen dies mit einem Joker. Wenn sich unsere Klienten öfter bei Paco, Leo, Pepe oder Samu entspannt, ihre Nähe gespürt, sie gestreichelt haben und vertraut mit ihnen geworden sind, dann geben wir ihnen kleine Wundersäckchen mit. Sie enthalten eine kleine Prise Kot, Haare, Stroh und Heu. Die Klienten können daran riechen und sich wieder in einen ähnlichen Zustand versetzen wie beim Eselkuscheln. Die Wirkung ist meist erstaunlich. Die Riechsäckchen helfen bei Prüfungsangst, bei Konflikten in der Familie oder wenn man sich einsam fühlt oder eine schwierige Aufgabe vor sich hat. Warum unsere Säckchen manchen Klienten so effektiv helfen, bleibt Spekulation. Vielleicht kann man es einmal so erklären: Der Eselsgeruch und die damit verbundenen wohltuenden Erinnerungen werden im Gehirn gespeichert und können durch das Geruchssäckchen immer wieder abgerufen werden. Dann steht wieder Leo vor ihrem inneren Auge, sie fühlen seine Nähe, das Wunderhormon Oxytocin wird ausgeschüttet und löst seine erfreulichen Wirkungen aus.

Ohne Druck geht vieles einfacher

Therapeuten haben meist genaue Ziele vor Augen, sie möchten, dass der Klient sein Denken, Fühlen oder sein Verhalten ändert. Und das kann sehr schnell zu Unlust beim Klienten führen, wenn er den Druck, das Müssen spürt.

Marie, ein 10-jähriges Mädchen, war in der Schulklasse oft unruhig, konnte sich nicht konzentrieren. Versuche mit Entspannungsübungen waren fehlgeschlagen, und da sie keine Erfolge sah, hatte sie keine Lust mehr auf den »Quatsch«. In der tiergestützten Therapie fand sie Alpakas spannend. Das war aber ein Problem, denn Alpakas sind Tiere, bei denen man sich die Nähe, so überhaupt möglich, erarbeiten muss. Marie versuchte es zunächst mit vielen Worten, mit List und Tücke, Benito, einem Alpakawallach, näherzukommen – ohne Erfolg. Doch sie wünschte es sich so sehr, ihn zu streicheln. Und es brauchte einige Zeit, bis sie bemerkte, dass Benito nur stehen blieb, wenn sie ruhiger und entspannter war. Erste Erfolge ließen Marie sichtlich aufblühen, und sie überraschte mit Ruhe und Sorgfalt. Es gelang ihr immer besser, Benito zu signalisieren, ich bin respektvoll, freundlich, bei mir bist du sicher, so kamen sie sich Schritt für Schritt näher. Schließlich ließ sich Benito von ihr am Halfter halten, den Strick anlegen und stand dann ruhig neben ihr. Sogar leichte Berührungen am Hals ließ er zu. Aus der feinen und weichen Alpakawolle, gemischt mit etwas Schafwolle, filzte Dorothea, ihre Therapeutin, ein kleines Alpaka, damit Marie Benito, vor allem in der Schule, immer bei sich haben konnte und er ihr half, ruhiger und achtsamer zu bleiben.

Das Beispiel zeigt, Tiere möchten uns nicht verändern, anders als der Psychotherapeut oder Coach, sie zeigen uns lediglich klar und eindeutig ihre Bedürfnisse und geben uns lediglich schnell, präzise und effektiv klare Rückmeldung auf unser Verhalten. Und das ist, wie das Beispiel von Marie zeigt, ein großes Geschenk. Weil Marie unbedingt Kontakt zu Benito haben wollte, passte sie ganz automatisch ihr Verhalten an, ganz ohne Druck.

Vera Krause, Mutter eines lernbehinderten Kindes, hat uns dies einmal in ihren Worten so erklärt: »Jan freut sich jede Woche darauf, dass er hierherkommen kann, dass er mit Tieren etwas tun kann, das liebt er einfach. Vor allem, weil er hier nicht ständig gemaßregelt wird. Er kann hier so sein, wie er ist. Die Tiere verlangen nichts von ihm. Die Hunde sind glücklich, wenn er mit ihnen spazieren geht, Bälle wirft oder Fußball mit ihnen spielt. Die Tiere verlangen nichts von ihm, anders als die Lehrer und Therapeuten, und die sind dann auch noch ärgerlich, wenn er es nicht macht. Bei den Hunden ist das anders, deshalb ist er total gerne hier und macht auch total gerne mit.«

Zwischen irritierend und entspannend

Tiere sind für Klienten zunächst nicht leicht einzuschätzen, und das ist ein wichtiger Veränderungsmotor, denn ein leichter, anregender Stress befördert Veränderung. Neue Erfahrungen werden nicht gemacht, wenn in der Therapie alles nur »kuschelig« ist, Veränderungen geschehen vor allem, wenn Klienten ihre Komfortzone verlassen müssen. Der Neurobiologe Gerald Hüther weist darauf hin, dass immer die Irritation, das Verstörende, das Unbequeme der Ausgangspunkt, der Motor und die Triebfeder für jede neue Entdeckung, jede neue Erkenntnis und für jede neue Sicht auf die Dinge ist. Und hier sind unsere Tiere wahre Meister.

Jeden Tag erleben wir mit den Klienten unsere Esel neu, mal sind sie ruhig und angepasst, dann wieder können sie von den Patienten mitgebrachten Stress gar nicht ab und mimen den störrischen Esel. Manchmal sind sie voller Tatendrang, sie stupsen und zwicken und testen die Grenzen des Gegenübers. Manchmal ist ein achtsamer Ausflug wie ein Flow, manchmal ist jede Rinne im Boden oder jedes Geräusch im Wald gefährlich, und dann bleiben sie stehen, denken nach – manchmal kleine Ewigkeiten. Und das ist gut so.

Denn es sind immer wieder genau diese Irritationen und neuen Erfahrungen, die schließlich zur Herausbildung eines neuen Selbstverständnisses und einer neuartigen Betrachtungsweise der eigenen Person führen.

Eine neue Erfahrung darf ruhig etwas verstörend und irritierend sein, um Herausforderungen und Chancen zu eröffnen. Aber die Herausforderung darf nicht so groß werden, da zu viel Stress die Klienten blockiert. Weshalb es in der Therapie wichtig ist, Stress und Entspannung in der Waage zu halten.

Noch immer besitzen unser Reptiliengehirn, der Hirnstamm, und unser limbisches System mehr Einfluss auf unsere Emotionen und Gefühle, als uns vielleicht bewusst sein mag. Beide überwachen ständig die Umwelt und analysieren, ob Zeichen von Gefahr vorhanden sind. Ist Gefahr im Verzug, dann schlagen sie Alarm. Ist dieser Alarm zu heftig, dann blockiert unser Denken, wir reagieren dann ganz automatisch nach uralten Schemata, und das ist für die Therapie gar nicht sinnvoll.

Bemerken wir also, dass unsere Klienten beim Eselführen

überfordert sind, dann schalten wir erst einmal in ein anderes Programm. Dann lassen wir die Esel grasen oder striegeln sie, denn beobachten Menschen Tiere, die entspannt sind, dann lässt ihre eigene Anspannung nach. Der Sympathikus, der Stress-Nerv, wird zur Ruhe gebettet und der Parasympathikus, der Nerv der Ruhe, aufgemuntert. Zurück im Entspannungsmodus, können sich unsere Klienten wieder Dingen und Tätigkeiten wie dem Eselführen zuwenden.

Wissenschaftliche Belege, dass tierische Co-Therapeuten Stress bremsen, sind zahlreich.

Studenten, welche vor einer Prüfung Hunde streicheln durften, waren danach deutlich relaxter und konnten sich besser auf die Aufgaben konzentrieren. Auch Prüfungsängstliche hatten deutlich seltener einen Blackout[13].

Bei Patienten mit schwerer Depression mindern Hunde Stress und Angst, wie Studien von Forschern der Berliner Charité erkannten. Die Wissenschaftler ließen Patienten über ihre Erfahrungen mit Tieren erzählen. Bei der Hälfte der Patienten befand sich währenddessen tatsächlich ein Hund im Raum. Und der Hund milderte die Angst und trug merklich zur Entspannung der Patienten bei[14].

Bei unruhigen Kindern wirkt ein ruhiger, relaxter Hund ebenso beruhigend, entspannend und konfliktlösend. Kurt Kotrschal von der Veterinärmedizinischen Universität Wien und seine Kollegen berichten von einer Studie mit verhaltensauffälligen Jugendlichen. Bei deren Mittagessen war an manchen Tagen ein Hund anwesend. Im Vergleich der Tage mit und ohne Hund zeigte sich Erstaunliches: An Tagen mit Hund war die Kommunikation verbessert, es gab weniger Spannung und Aggression, die Atmosphäre war angenehmer, es kam zu mehr freudigen und entspannten Interaktionen. Die sozio-emotionalen Kompetenzen waren deutlich besser und die Jugendlichen waren sehr viel bereiter zu kooperieren[15]. In einer zweiten Studie wurden Spielsituationen mit und ohne Hund analysiert. Wiederum ergab sich, dass der anwesende Hund für Entspannung sorgte, was wiederum das soziale Miteinander und die Kommunikation verbesserte. Auch physiologische Effekte ließen sich nachweisen, der Kortisolspiegel sank deutlich. Und wer, wenn nicht Oxytocin, hat hier seine Finger im Spiel.

Die Anwesenheit von Hunden reduzierte auch den Stress von Kindern, die sich einer medizinischen Untersuchung oder einer Zahn-OP unterziehen mussten. Ebenso hatten in Laborsituationen, in denen die Probanden massiv abgelehnt werden und gleichzeitig Leistung erbringen müssen, die Freiwilligen mit einem tierischen Begleiter weniger Stress als die Tierlosen[16]. Bei Kindern minderten Hunde den Stress sogar deutlich besser als liebevoll unterstützende Eltern.

Ruhe und Entspannung treten vor allem dann auf, wenn man das Tier streicheln kann. Forscher untersuchten dazu, wie sich der Blutdruck veränderte, wenn man nur Augenkontakt mit einem Hund hatte, mit ihm sprach oder ihn streicheln konnte. Und tatsächlich war der Blutdruck am niedrigsten, wenn man ihn streichelte[17]. Das Streicheln eines weichen, plüschigen Stoffes reduzierte dagegen die Angst nicht[18].

Mareike Siebert, Mutter eines 10-jährigen Kindes mit ADHS, beschreibt diese entspannende und stressreduzierende Wirkung so: »Das Wichtigste für Niklas ist, dass er durch den Kontakt zu Tieren beruhigt wird. Vor allem, dass der Hund nicht spricht, dass es nur die Zeichensprache gibt und dadurch mehr Verständigung zwischen Niklas und Oskar gibt, mehr bei Niklas ankommt. Und diese Ruhe, die ein Therapiehund ausstrahlt, geht auf Niklas über, und er geht dann auf die Hunde auch wirklich ein. Er hält die Hand ruhig hin beim Leckerli-Geben. Und wenn er die Hunde streichelt, ja, dann kommt er wirklich mal runter.«

Wissenschaftlich hat dies eine Forschergruppe um die Psychologin Andrea Beetz bei sozial unsicheren Jungen in einer Situation, die mäßigen sozialen Stress hervorruft, untersucht[19]. Sie baten die Kinder, in Gegenwart von zwei fremden Erwachsenen eine Geschichte zu Ende zu erzählen und Kopfrechenaufgaben zu lösen. Ein Drittel der jungen Probanden erhielt Unterstützung durch einen freundlichen Erwachsenen. Die anderen Kinder bekamen dagegen Gesellschaft von einem echten Hund oder einem aus Stoff. Die Ergebnisse waren verblüffend. Der Hund minderte den Stress erheblich, kaum aber der Erwachsene oder das Stofftier. Entscheidend war dabei das Ausmaß, in dem sich die Kinder mit dem Tier beschäftigten: Besonders entspannt waren die Jungen, die intensiv mit dem Hund sprachen oder ihn streichelten.

Offenbar können Hunde sozial unsichere Menschen bei Stress besser emotional unterstützen als andere Menschen. In dieser Erkenntnis steckt ein erhebliches therapeutisches Potenzial. So können Hunde den Aufbau einer vertrauensvollen Beziehung zwischen Therapeut und Patient beschleunigen.

Tierische Unterstützung

Brünett, schlank, gut aussehend – eigentlich müsste die 39-jährige Jana Blankenhorst glücklich in ihrem Leben sein, ein Leben mit vielen Freunden und Bekannten. Doch Jana traute sich nicht mehr aus dem Haus. Wenn sie die Straße herunterging, dann bekam sie plötzlich keine Luft mehr, ihr wurde übel und schwindelig, ihr Herz hämmerte unglaublich. Manchmal war sie sicher, jetzt wird sie sterben. Doch alle Ärzte, die sie aufsuchte, bescheinigten ihr, sie sei körperlich kerngesund. Erst allmählich wurde klar, dass Jana eine Panikstörung hatte. Trotz ambulanter Therapie wurde es immer schlimmer, schließlich traute sie sich kaum mehr aus dem Haus. Letztlich blieb nur eine stationäre Behandlung. Doch selbst in der Klinik war es ihr zunächst nicht möglich, einen Fuß vor die Tür zu setzen. Sie lernte zwar, das Einzige, was wirklich dagegen hilft, ist, sich der Angst zu stellen, sie auszuhalten und durchzustehen. Doch wie sollte das gehen? Alleine der Gedanken daran löste Herzklopfen, Schwindel und Übelkeit aus. Zwar lernte sie, achtsamer mit sich umzugehen, sich zu entspannen und auch eine bestimmte Methode zu atmen, wenn es losging und der Körper ein Feuerwerk an Symptomen abschoss. Doch nichts wollte so richtig fruchten. Da kam unsere Co-Therapeutin Thimba ins Spiel. Bewusst atmen, Thimba streicheln und auch Ermutigung durch Rainer, das half, um kontrolliert in der Situation zu bleiben und die Angst auszuhalten. Mit Thimba im Schlepptau war es für Jana leichter, rauszugehen, für sie war Thimba sichere Basis und sicherer Hafen. Zunächst nur ein kurzes Stück die Zufahrtsstraße rauf und runter, später auch in den Park und über die Wiesen. Doch so schnell ging das nicht, denn Jana hatte noch einige Panikattacken zu überstehen. Erst Schritt für Schritt konnte Jana so erfahren, dass ihre Angst ungefährlich ist, und sich allmählich die Welt vor ihrer Haustüre und damit ihr Leben wieder zurückerobern.

In unserer praktischen Arbeit erleben wir es immer wieder, dass es vor allem für Angstpatienten einfacher ist, sich der Angst zu stellen, wenn ein Tier dabei ist, oft wird ein Tier als unterstützender empfunden als ein Mensch. Es wird viel Körperkontakt gesucht, ein Zeichen sicherer Bindung in zwischenmenschlichen Beziehungen. Und daher profitieren vor allem Personen mit unsicherer Bindung sehr effektiv von sozialer Unterstützung durch Tiere. Möglicherweise ist hier auch wieder das Hormon Oxytocin beteiligt, das durch Körperkontakt mit dem Tier ausgeschüttet wird, denn es hemmt das Angstzentrum im Gehirn und lässt Furchtreize stärker abklingen.

Tierisch motiviert

Unbewusste Prozesse sind für unsere Emotionen verantwortlich und beeinflussen so unsere Motivation. Das gilt für den Spaß beim Freizeitsport wie für die innere Genugtuung, die man bei seiner Arbeit empfinden mag. Das Unbewusste kann aber auch Ängste und ungute Gefühle auslösen, die dann zu Barrieren werden können.

Motivationsbarrieren beschränken sich keinesfalls auf fehlende Fortschritte oder mangelnden Umsetzungswillen. Oft sind es handfeste Ängste, ein schlechtes Gefühl oder Unlust, die uns zu schaffen machen, Angst etwa davor, peinlich zu wirken, unangenehme Gedanken an eine ungewisse Zukunft oder Unlust, sich einer ungeliebten Situation auszusetzen. Solche Motivationsbarrieren sitzen tief und lassen sich durch gute Worte allein nicht beseitigen.

Die Forschung belegt, dass Erfolg und Misserfolg von Therapien oft von Ursachen bestimmt sind, die im emotionalen und unbewussten Bereich liegen. Um eine Therapie erfolgreich gestalten zu können, müssen explizite und implizite Motive – Verstand und Bauchgefühl – zusammenpassen. Explizite Motive stehen für rationale Absichten, unsere Ziele und die Bereitschaft, eine bestimmte Handlung auszuführen. Implizite Motive stehen für den emotionalen Bereich, für die Hoffnungen, die oft unbewussten Bedürfnisse und Motive, aber auch für Ängste und Bauchschmerzen.

Sam und Elizabeth Corson, die wir als Pioniere der tiergestützten Therapie schon kennengelernt haben, berichten von Sonny, einem 19-jährigen Patienten, bei dem eine ausgeprägte Psychose diagnostiziert worden war. Er lag meist zusammengekauert, regungslos im Bett und sprach wenig. Seine Antworten bestanden aus »ja«, »nein« und »weiß nicht«. Verhaltenstherapie mit Belohnungen und auch Medikamente hatten sich als wirkungslos erwiesen. Als Sam Corson ihm den Drahthaar-Foxterrier Arwyn ins Bett setzte, drehte sich Sonny um, setzte sich auf und begann zu lächeln. Arwyn begrüßte Sonny stürmisch, leckte ihm das Gesicht, bald wälzten beide sich auf dem Bett. Zum Erstaunen aller wollte er von Sam Corson wissen, ob er den Hund mit Wasser und Futter versorgen dürfe. Schließlich stand er sogar auf und folgte Arwyn über den Gang. Sonny durfte jetzt mit Arwyn spielen, wenn er an den anderen Therapien regelmäßig teilnahm. Nun nahm er seine Medikamente auch regelmäßig und willigte in weitere Behandlungen ein. Deutlich gebessert konnte er einige Zeit später entlassen werden. Die erfolgreiche Behandlung war sicherlich nicht nur auf den Hundekontakt zurückzuführen, aber die Begegnung mit Arwyn stellte einen Wendepunkt dar.

Es spricht vieles dafür, dass tiergestützte Therapie einfach ausgedrückt »Bauchgefühl« und »Verstand« besser und schneller verbindet und damit Nachdenken, Üben und emotionales Erfahren zu einer Einheit werden lässt. Zu dem in der Therapie üblichen Üben gedanklicher Strategien treten Empathie und Mitgehen.

Lassen Sie uns das an einem weiteren Beispiel verdeutlichen: Der 10-jährige, stark übergewichtige Lars war für nichts zu begeistern, außer für seine Spielkonsole. Alle Versuche, ihn für eine Diät oder mehr Bewegung zur Gewichtsreduktion zu ermuntern, waren fehlgeschlagen. Als wir zusammen mit der Sportmedizin in Freiburg das Angebot machten, auf unserem Hundeplatz mit Hunden toben zu dürfen, war der Hundeliebhaber sofort Feuer und Flamme. Er fand schnell seinen vierbeinigen Partner Gipsy und wollte auch alles das machen, was Gipsy kann, durch Tunnel kriechen, über Wippen gehen, Hindernisse überwinden und Bällen nachjagen. Er verpasste keine einzige Trainingsstunde. Mit Gipsy verminderten sich seine Ängste und seine »Bauchschmerzen«, scheel angesehen zu werden. Er hatte einfach nur Spaß an der Interaktion mit der Fellnase.

Auch neueste wissenschaftliche Erkenntnisse belegen, dass Tiere begeistern. So nahmen drogenabhängige Patienten motivierter am Therapieprogramm teil, wenn tierische Co-Therapeuten im Spiel waren[20]. Ähnliches wurde für Abnehmprogramme für übergewichtige Kinder berichtet[21].

Wir selbst haben zusammen mit der Sportmedizin der Universität Freiburg untersucht, ob übergewichtige Kinder sich zusammen mit Hunden mehr bewegen[22]. Zunächst statteten wir die Kinder mit einem Bewegungsmesser aus, dann durchliefen sie mehrere Parcours und Übungen, welche ihnen von unseren Hunden vorgemacht wurden. Zur Kontrolle versuchte Rainer, die Kinder zu motivieren. Auch hier waren die Messdaten eindeutig: Machte Ayla, unsere Hündin, die Übungen vor, dann bewegten sich die Kinder deutlich mehr, Rainers Motivationsversuche waren eher frustrierend. Aber Ayla, Champ und Candy waren noch erfolgreicher. Über ein Jahr betrachtet, nahmen die Kinder, die sich eine Stunde in der Woche, neben dem normalen Therapieprogramm, mit unseren Hunden bewegen durften deutlich mehr ab als eine Kontrollgruppe von Kindern, die nur das übliche Sport- und Abnehmprogramm durchliefen.

Wir stellen immer wieder fest, dass Tiere vor allem in drei Bereichen motivieren: Klienten fühlen sich stolz, weil das Meistern einer herausfordernden Aufgabe gelungen ist. Sie erleben sich als stark, da es gelungen ist, dem Tier etwas beizubringen. Und schließlich werden sie motiviert, wenn sie ein Gefühl sozialer Harmonie mit dem Tier genießen, wenn sie fühlen, dass sie vom Tier akzeptiert und gemocht werden.

Ein weiterer Motivationsschub, vor allem für Kinder und Jugendliche, ist der Wunsch, ihren tierischen Co-Therapeuten besser verstehen zu lernen. Dann wird das Internet konsultiert, und plötzlich werden wieder Bücher gelesen. Bei solchen freiwilligen Aufgaben überraschen uns unsere jungen Klienten oft mit ausgeprägter Sorgfalt und Ausdauer.

Der Kontakt mit Tieren, sei es mit einem Schaf, einem Meerschweinchen oder einem Pony, kann aber noch mehr, er fördert ganz ohne Zwang Verantwortungsbewusstsein, Zuverlässigkeit, Impulskontrolle und Fürsorglichkeit.

Tiere kennen keine Vorurteile

Menschen können sich nicht davon freimachen, andere Menschen zu beurteilen, sich vor ihnen zu ekeln oder durch sie verunsichert zu sein. Zwar können wir uns vom Kopf her vornehmen, auf behinderte, kranke und alte Menschen respektvoll zuzugehen und ihnen Zuwendung zu geben. Jedoch wird unser Verhalten in der Realität durch ein kleines Zögern, einen ablehnenden mimischen Ausdruck oder eine unbewusste Zurückhaltung geprägt sein. Möglicherweise haben Menschen eine biologische Programmierung, welche die Erfahrung von Leiden oder

Schmerzen kaum an uns herankommen lässt. Menschen wehren also bedrohliche Gedanken und Gefühle ab als Teil einer Strategie zur Bewältigung des Lebens. Wir verdrängen. Und Patienten bemerken meist unbewusst das kurze Zögern, das Vibrieren in der Stimme oder den verkniffenen Gesichtsausdruck.

Tiere kennen diese Strategie wahrscheinlich nicht. Ein Hund wird kaum darüber nachgrübeln, wieso Frau Classen nun im Bett liegt, obwohl sie doch letzte Woche noch so agil war. Ein Hund, der sich von dem krebskranken Herrn Hofpeter streicheln lässt, weiß nicht, dass dem bald eine schwere Chemotherapie bevorsteht. Daher wird er unbefangen auf ihn zugehen und mit ihm interagieren. Hunde kennen keine Schutzmechanismen und wehren daher die Konfrontation mit Krankheit, Behinderung und Tod nicht ab. Und das tut gut.

Tiere als Spiegel

Tiere spiegeln uns unsere Schatten, also die Persönlichkeitsanteile, die wir vor uns selbst und anderen zu verbergen suchen, weil wir sie ablehnen oder weil wir sie nicht erkennen können, da sie tief im Unbewussten vergraben sind.

Schon die Bibel weiß, dass wir Menschen »den Splitter im Auge des anderen besser erkennen als den Balken im eigenen«, und da sind Tiere sehr hilfreich, um dem eigenen Schatten auf die Spur zu kommen. Durch ihr bloßes Sein erinnern Tiere uns oft an die eigenen abgelehnten Schattenanteile.

Daher interessiert es uns sehr, wie Klienten, vor allem Kinder, unserer Hündin Thimba begegnen. Vermeiden sie den Kontakt, so sind innere Konflikte wahrscheinlich. Es bedeutet nicht immer, dass das Kind sich vor dem Hund ängstigt. Vielmehr können auch aggressive Impulse dahinterstecken, zum Beispiel, dass ein Kind einfach Angst hat, dass die eigenen Hände dem Hund wehtun könnten.

Schüchtern lugt Fardi in das Zimmer der Psychologin Christina in München. Deutschland ist für den 2015 mit seinen Eltern aus Syrien geflüchteten 10-jährigen Bub immer noch neu. Vieles ist unbekannt, vieles ängstigt ihn. Und jetzt auch noch der Besuch einer Beratungsstelle. Der unsichere Aufenthaltsstatus hängt wie ein Damoklesschwert über der Familie, und einer seiner ersten, schwer verständlichen Sätze zu der Psychologin Christina war etwa so: »Wir müssen gut zu den Deutschen sein, sonst müssen wir wieder gehen!« Ständig hatte er Angst, etwas falsch zu machen und »die Deutschen« gegen sich oder die Familie aufzubringen. Kein Wunder, dass der kleine Junge unter massiven Angst- und Unruhezuständen, Schlafstörungen und Albträumen litt. Die Therapeutin Christina merkte schnell, dass nicht nur Verständigungsschwierigkeiten den Therapieprozess hemmten, sondern Farid auch bei ihr Angst hatte, Fehler zu machen. Daher war er gehemmt und unsicher, sprach wenig, und meist flackerten nur seine Augen unruhig hin und her. Wie soll da eine Therapie erfolgreich werden? Das war der Moment, an dem Christinas Co-Therapeut Albert, der 8-jährige Sheltie zum Einsatz kam. Und siehe da, im Umgang mit Albert vergaß Farid, dass er etwas »erfüllen muss«. Auf die Aufforderungen von Albert reagierte er spontan, kindlich und sehr bezogen. Die Therapie war auf einem guten Weg. Doch dann geschah etwas Dramatisches: Albert wurde von einem anderen Hund so schwer gebissen, dass er mehrfach operiert werden musste und nur noch selten an den Therapiesitzungen teilnehmen konnte. Farid war entsetzt und traurig zugleich, Alberts Trauma traf ihn sichtlich, und er war in großer Sorge um »seinen« Hund. Christina dachte zunächst, dass Alberts Schicksal sich negativ auf die

Therapie auswirken würde, doch genau das Gegenteil war der Fall. Alberts Schicksal machte es ihr erst möglich, mit Farid über seine eigenen körperlichen und seelischen Verletzungen, seine Traurigkeit, Ängste und Nöte zu sprechen. Alberts Trauma und seine mühsame Gesundung wurden für Fardi zum Spiegel seiner eigenen Gefühle. Der Junge konnte sich gut einfühlen, wie es Albert gerade ging, und so eine Tür zu seinen eigenen schlimmen Fluchterfahrungen und zu seinen Gefühlen finden. Und noch etwas geschah: Farid erlebte Christina als sich sorgende und kümmernde »Hundemama«, was dazu führte, dass sie für ihn von einer »Entscheidungsperson« zu einer »Vertrauensperson« wurde.

Aber nicht nur bei Kindern wirken Tiere als Spiegel, auch unsere erwachsenen Klienten finden unsere Esel manchmal störrisch, dumm und eigensinnig. Und wenn sie sich daher über unsere Esel aufregen, dann lassen wir sie zunächst einmal tief durchatmen und ermuntern sie dann, ihre Gefühle im Hier und Jetzt ehrlich anzuschauen, um herauszufinden, was sie da im Spiegel des Gegenübers präsentiert bekommen. Denn der Esel spiegelt, was der Klient selbst nicht entwickelt hat oder was er beharrlich verdrängt, an sich selbst nicht akzeptieren kann oder was ihm Angst macht.

Der Geschäftsführer eines großen Logistikunternehmens war wegen chronischer Bauchbeschwerden bei Rainer in der Klinik, er stand ständig unter Strom. Wir luden ihn zur Achtsamkeitstherapie mit unseren Eseln ein. Er kam fünfzehn Minuten zu spät: Er habe noch wichtige Termine gehabt, bleiben könne er auch nur 30 Minuten, dann müsse er zurück in die Klinik – wichtige Termine. Wir machten dem Patienten klar, dass wir nicht beginnen, wenn er sich nur 30 Minuten Zeit nimmt. Nach einigem Hin und Her stimmte er zu, dass wir den Termin in der Klinik absagten. Achtsam Esel putzen fand er unnötig: Quatsch und Zeitverschwendung. Esel führen dagegen: cool. Wir waren kaum im Wald, da merkten wir, dass Pepe das Verhalten des Patienten spiegelte. Er tänzelte, wedelte nervös mit dem Schwanz, die Ohren bewegten sich wie Windmühlen, und nicht der Patient führte, sondern Pepe zog ihn hinter sich her. Von achtsamem Führen keine Spur. Bevor wir einschreiten konnten, machte Pepe zwei, drei Bocksprünge und riss sich los. Auf einer kleinen Wiese blieb er stehen und mampfte gemütlich frisches Gras. Alle Versuche durch den Patienten, Pepe zum Weitergehen zu animieren, scheiterten. Pepe blieb wie angewurzelt stehen, den Blick fest auf die Wiese gerichtet. Fünf Minuten vergingen, zehn Minuten, fünfzehn Minuten. Der Patient begann zu zweifeln: Warum bewegt sich der Esel nicht? Ich bin doch so ein cooler Eselführer.

Dies war der Moment, an dem wir beginnen konnten, über den Kloß im Magen, den Stress, die Hektik und Nervosität zu reflektieren, und dass Esel sich nur anschließen, wenn man ruhig, achtsam und bei sich ist. Da saßen wir also nun und beobachteten den grasenden Esel. Ohne es zu merken, wurde eine Übung daraus: achtsames Eselbeobachten. Wie hört es sich an, wenn Esel grasen? Wie häufig rupfen sie Gras ab, bevor sie kauen? Wie riecht frisches Gras? Wie sieht ein Esel aus, wenn er entspannt ist? Langsam fielen Stress und Hektik von dem Patienten ab, und dies schien Paco zu bemerken, denn schließlich ließ er sich zum Weitergehen animieren. Er schloss sich dem Patienten jetzt an, noch waren sie kein perfektes Team, aber für den Klienten war die Veränderung deutlich spürbar.

Erst später kamen wir dem Verhalten des Patienten auf die Spur. Sein Vater hatte ihn als Kind oft lautstark als »Verlierer« tituliert. Als Erwachsener machte er Karriere, arbeitete wie ein

Besessener, brachte es zu Ruhm, Karriere und Geld. Was er dabei aus dem Blick verlor, waren seine Gesundheit und ein erfülltes Leben. Indem er den Verlierer in sich bekämpfte, erzielte er seine scheinbaren Erfolge in der äußeren Welt. Doch zu welchem Preis?

Was passiert, lässt sich schwer in Worte fassen, denn rein objektiv läuft der Klient einfach neben einem Esel her. Der angeleitete Kontakt mit Tieren zielt darauf ab, den Klienten zu unterstützen, feinfühliger gegenüber den Tieren zu werden und auf ihrer Ebene zu kommunizieren. Dies gelingt nur, wenn die Bereitschaft vorhanden ist, sich einzulassen, zuzuhören und zu verstehen. Dazu ist es notwendig, dass Klienten auch ihre Gefühle sich entwickeln lassen, sie bewusster wahrnehmen und sich mit ihnen auseinandersetzen. Ein bewusster Umgang mit Gefühlen machte es möglich, nicht mehr nur automatisch zu reagieren, sondern den Kontakt zu Tieren bewusster zu steuern.

Zugegeben, auch wenn unsere Esel spiegeln, fällt das Hinsehen oft schwer, denn Klienten begegnen dann auch dem Schmerz, der in ihren Schatten verborgen ist. Sie spüren ihre Wut, ihre Trauer, ihre Sehnsüchte und ihre Wünsche und Triebe. Trotzdem fällt es Tieren leichter, sie aus dem dunklen Keller der Seele herauszuholen, weil Klienten sie für ehrlich halten und ihnen keine unlauteren Absichten unterstellen.

Eine Leinwand für unterdrückte Gefühle

Tiere können auch wie eine Leinwand sein, auf die wir unser Unbewusstes projizieren. Eine Projektion ist vereinfacht gesagt, wenn wir anderen Menschen oder Tieren Eigenschaften, Schwächen oder Probleme zuschreiben, die wir selbst offen oder versteckt in uns tragen. Es wird also zum Projektionsfeld unserer

Sehnsüchte unserer eigenen unterdrückten Gefühle und Ängste, da es sich nicht wortreich dagegen wehren kann. Und das Gemeine ist, dass wir es im Normalfall nicht mal merken. Unsere Klienten bezeichnen unsere Esel manchmal als störrisch und sind selbst in der Therapie zu keiner Veränderung zu bewegen. Sie finden, Leo sei übervorsichtig, ja ängstlich, und trauen sich selbst nichts zu. Tiere schaffen so ein Ventil für bisher unerfüllte Bedürfnisse oder ersehnte Gefühle.

Wir möchten dies an einem Beispiel verdeutlichen: Der 43-jährige Thomas litt an einem Burnout-Syndrom, nachdem er – aus seiner Sicht – völlig unerwartet gekündigt worden war. Wir waren mit unseren Eseln auf einem Spaziergang unterwegs. Die Patienten sollten lernen, achtsam zu sein, für sich und die Esel. Thomas führte Samu, der wie immer hinter der Gruppe hertrödelte. Bettina und Thomas unterhielten sich über seine Kündigung, und Thomas blieb stehen, erzählte und überkreuzte dabei die Beine. Samu blieb auch stehen – und auch er überkreuzte die Vorderbeine. So standen die beiden eine Weile, während Thomas aus seinem Arbeitsleben erzählte. Dann wollte Thomas weitergehen. Bettina machte ihn darauf aufmerksam, dass auch Samu erst mal seine Beine sortieren müsse, bevor es weitergehen könne. Thomas schaute verdutzt, schaute auf seine Beine und dann auf die von Samu. Er schluckte ein paarmal, verdrückte einige Tränen: »Samu ist wie ein guter Kumpel, der versteht einen ohne Worte.« Die Gleichzeitigkeit ließ bei Thomas das Gefühl, »Verstanden zu werden«, aufblitzen, das er ganz lange nicht mehr gespürt hatte. Thomas umarmte Samu und weinte für ein paar Minuten. Er fühlte sich danach »befreit«, und dann nahm das Gespräch eine erstaunliche Wendung. Thomas erzählte, er sei völlig frustriert, ja wütend, Gefühle, die ganz tief in ihm drinstecken würden. Sein ehemaliger

Chef habe sich nicht wie ein Freund benommen, sondern wie ein Arsch. Er habe ihm einfach so aus heiterem Himmel gekündigt. Nur fadenscheinige Gründe habe er vorgebracht. Er selbst habe immer gedacht, sie seien Kumpels, vielleicht sogar Freunde, doch sein Chef habe ihn kalt abserviert. Das setze ihm wirklich zu. Er habe immer gedacht, sie verstünden sich gut. Nun müsse er erkennen, dass alles nur Einbildung gewesen sei. Eigentlich habe er niemanden, der ihn wirklich verstehe, nicht einmal seine Frau. Das mache ihn wütend, ärgerlich, frustriert und verletze ihn zutiefst. Er fühle sich ganz alleine auf dieser Welt. Durch eine einfache Spiegelung, es waren nur zwei überkreuzte Beine, und der nachfolgende Körperkontakt fand Thomas Zugang zu bisher nicht bewussten Gefühlen. In den späteren therapeutischen Gesprächen konnten wir auf das Erlebte zurückgreifen, seine negativen Gefühle bearbeiten und Ideen erarbeiten, wie er Vertrauen und Vertrautheit zurückgewinnen kann.

Im Kontakt mit einem Tier können die Klienten gar nicht anders, als ihre meist unbewussten Beziehungsmuster gleichsam wie auf einer Leinwand in Szene zu setzen. Das ist bedeutsam! Denn unsere Beziehungserfahrungen spiegeln sich oft in den Symptomen psychischer Krankheiten wider. Sie zeigen, wie wir mit uns selbst umgehen, sind ein Spiegel unserer Beziehungserfahrungen. Kommt diese in der Interaktion zwischen Tier und Klient zum Ausdruck, dann eröffnen sich faszinierende therapeutische Möglichkeiten. Wir wissen dann zwar noch nicht, warum sich ein Klient genau so verhält, aber wir sehen, wie er sich verhält. Durch sein Verhalten gestaltet oder provoziert er die entsprechenden Reaktionen, sowohl bei anderen Menschen als auch beim Tier.

Der Kinderpsychotherapeut Boris Levinson beobachtete schon früh, dass es während des Spiels zwischen Kind und Hund sehr viel einfacher war, Fragen zu stellen und auch Antworten zu bekommen. Levinson nannte das »playing with a pet interview«. Levinson verfeinerte diese Methode noch und gab den jüngeren Kindern das Gefühl, sie sprächen nur mit dem Hund. Zunächst gab es ein Pfoteschütteln zwischen Hund und Kind, dann flüsterte er dem Hund ins Ohr, dass das Kind Geheimnisse habe, diese aber nur mit ihm teilen wolle. Ein Tier, so sagte Levinson, höre nur zu und verrate nichts. Nun konnte Levinson dem Kind sagen, was Jingles gerne von ihm wissen wollte, und das Kind erzählte es Jingles. Levinson fungierte so nur als Mittler von Fragen und Antworten. Er achtete sorgfältig darauf, seinen Äußerungen »Jingles sagt ...« oder »Johnny sagt ...« voranzustellen. In den Kindern wuchs so die Fähigkeit, jene Gefühle auszuhalten und bewusst zu durchleben, die sie vorher möglicherweise verleugnet hatten.

Bei älteren Kindern wandte er eine abgewandelte Form an. Hier versuchte er, vor allem in die Traumwelt der Kinder vorzudringen. Er fragte die Kinder, was Jingles wohl träume, wenn er schlafe. Aus den Antworten entnahm er wichtige diagnostische Aspekte, aber auch Anknüpfungspunkte für weitere Gespräche. Waren die Träume aggressiv gefärbt, besaß der Tod eine wichtige Bedeutung, kehrte derselbe Traum immer wieder?

Und tatsächlich beobachten wir, dass Klienten leichter über problematische Gedanken, Gefühle oder traumatische Ereignisse sprechen können, wenn sie dies auf der Leinwand Tier tun können. Reinhard, ein Kinder- und Jugendpsychotherapeut, berichtet in einer Supervision über seinen Klienten, den zehnjährigen Noah. Er hatte die Vermutung, dass Noah etwas extrem Belastendes widerfahren sein musste. Aber er kam nicht an ihn heran. Wir erinnerten Reinhard an Boris Levinson und seine Art, Kinder zu befragen. Und es gelang Reinhard tatsächlich mit

Hilfe seines hündischen Co-Therapeuten Buster, einem Border Collie, Zugang zur Gedanken- und Gefühlswelt von Noah zu finden. Es war nur eine simple Frage: »Buster muss heute Nacht einen Albtraum gehabt haben. Er hat heftig geschnauft, gejapst und mit den Pfoten hin und her geschlagen. Was denkst du, was hat Buster Schlimmes geträumt?« Und Noah antwortete: »Sicher hatte er Angst, hat geträumt, von einem bösen Menschen verletzt zu werden«. Es war ein erster von vielen weiteren Schritten. Aber über Buster gelang es Reinhard, immer mehr Trampelpfade in das Dickicht von Noahs Erinnerungen zu schlagen. Er konnte schließlich mit Hilfe von Buster mit dem Jungen über sein Trauma sprechen. Buster half Noah, einen Weg aus seinem Trauma zu weisen, da er ihn sanft zwang, sich mit ihm auseinanderzusetzen.

Tiere unterstützen so die Integration abgewehrter Aspekte des Ichs und tragen zum Heilwerden bei. Dazu gehören neben den bisher unterdrückten, jedoch ersehnten Gefühlen auch das positive Selbstbild bedrohende Gefühle, die sinnbildlich der unkultivierten inneren Wildnis entsprechen, die das jeweilige Tier auf natürliche Weise verkörpert.

Wir waren mal wieder mit den Eseln unterwegs. Der 25-jährige Peter führte Paco, den er besonders mochte, da sie beide »echte Kerle« seien. Wenn wir mit achtsamem Führen beschäftigt sind, sollen unsere Esel unterwegs nicht stehen bleiben und fressen, es gibt spezielle Plätze, an denen sie gemütlich das Gras rupfen dürfen – nur nicht, während wir achtsam gehen. Sie dürfen stehen bleiben und sich orientieren, sich kratzen und schnuppern, aber nicht fressen – und das wissen Paco, Samu, Pepe und Leo auch, dennoch testen sie immer mal wieder aus, ob unsere Klienten auch achtsam sind und rechtzeitig bemerken, wenn sie ihnen ein Schnippchen schlagen wollen.

Paco blieb stehen und kratzte sich am Huf. Plötzlich ging der Kopf noch zehn Zentimeter tiefer, und er schnappte sich ein Maul voll Gras. Peter war empört, Paco »verarsche« ihn. Sich am Fuß kratzen und dann fressen – das gehe mal gar nicht. Bettina fragte ihn, ob er sich auch schon mal so verhalten und andere Menschen »verarscht« habe. Er schaute betreten zu Boden, und nach kurzem Zögern gab er zu, dass er öfters andere Leute veräppeln würde. Bettina fragt Thomas dann, warum Paco wohl versucht habe, die »Lücke bei ihm zu finden«, und bei welchen Menschen er dies wohl eher testet? Und welche Menschen er veräppelt, warum er das tut und was das kurz- und langfristig für Konsequenzen haben kann. Peter kam durch diese kurze Sequenz seinen unbewussten, sein Selbstbild bedrohenden Gefühlen näher. Es ging letztlich um Ernstgenommenwerden, Stolz, Neid, Missgunst und Wut. Bettina konnte mit ihm seine unkultivierte innere Wildnis ansprechen, da Paco sie ihm auf ganz eselische Weise gespiegelt hat.

In Wirklichkeit haben Esel keine Vorstellung davon, was es heißt, jemanden zu veräppeln. Der Esel überzeugt sich vielmehr davon, ob der Mensch wirklich die richtige Führungsperson ist, der er folgen kann. Wenn nicht, dann übernimmt der Esel das lieber selbst. Dies geschieht aus einem Sicherheitsinstinkt heraus. Als Führungsperson ist es unsere Aufgabe, dem Esel zu vermitteln, dass das, was wir vorhaben, wichtig ist, dass es Sinn macht und er uns in unserem Vorhaben folgen sollte. Aber es war ein magischer Moment, und Peter hat im Verhalten von Paco seine eigenen inneren Schatten gesehen – auch wenn Paco vielleicht nur ein Büschel Gras fressen wollte. Es ist immer eine Frage der Perspektive.

Tiere, die nicht-sprechenden Therapeuten

Der Einbezug von Tieren in die Therapie legt den Fokus auf die Körpersprache des Klienten, in der sich häufig das emotionale Empfinden widerspiegelt. Der Klient geht mit typischen Körperhaltungen und intuitiven Verhaltensmustern an die Übungen heran, und auf diese reagiert das Tier entsprechend.

Schauen wir uns dies bei Lisa an. Das 12-jährige Mädchen tat sich schwer mit Freundschaften. Zwar suchte sie nach Kontakt, doch sollten alle immer nach ihrer Pfeife tanzen – Freunde, Mitschüler, Eltern und Geschwister. Konflikte waren da vorprogrammiert. Und so kam sie zur Psychologin Christina und ihrem Co-Therapeuten Albert in Therapie. In den ersten Kennenlernstunden war Lisa im Kontakt mit Albert noch unsicher und daher eher vorsichtig, doch dann schlug ihr Verhalten um. Sie wurde aufdringlicher, und es fiel ihr schwer, Nähe und Distanz zu regulieren. Sie forderte Albert zu Action auf, um dann sofort wieder Unterordnung zu fordern, war mal fordernd, mal reglementierend. Und wie reagierte Albert darauf? Ihm war das Verhalten – wie den Freunden und Mitschülern auch – zu blöde, er zog sich in seine Ruhezone zurück. Sollte Lisa doch machen, was sie wollte, aber bitte ohne ihn. Die Zurückweisung fuchste Lisa. Dann war Albert ein »blöder Hund«, mit dem man eh nichts anfangen kann. Doch die Verstimmung dauerte meist nicht lange, zu groß war der Wunsch, mit Albert zu kuscheln und zu spielen. Und genau das waren die magischen Momente, in denen es möglich wurde, mit Lisa ihre missglückten Interaktionsversuche zu besprechen. Und dann mit ihr zu üben, die Hundesprache besser zu verstehen, die feinen Signale von Albert achtsamer wahrzunehmen und darauf auch entsprechend zu reagieren. Waren Hundesprache und Wahrnehmung für Lisa noch ein Leichtes, stieß sie beim eigenen Verhalten schnell an ihre Grenzen. Lisa war nur schwer lenkbar und Christina musste mehrfach den Kontakt unterbrechen, was Lisa sehr frustrierte. Und es war eine riesige Herausforderung, die Bedürfnisse von Albert zu akzeptieren. »Aber ich will doch jetzt!«, »Der muss doch jetzt!«, warf Lisa häufig ein. Christina nahm dies auf und bat Lisa immer wieder, sich in Albert hineinzuversetzen: »Gut, das sind deine Wünsche. Was denkst du, was Albert jetzt braucht? Was könntest du tun, dass er sich wohler fühlt und wieder kommt? Wann fühlst du dich wohl? Wann findest du ein Treffen toll?« Nach und nach gelang es Lisa so, die Bedürfnisse des Hundes nicht nur zu erkennen, sondern auch darauf zu reagieren. Und der Kontakt wurde zunehmend lebendig und angenehm für sie beide.

Nun kam noch Hugo, ein 2-jähriger Sheltie-Rüde, ins Spiel. Im Gegensatz zu Albert, der eher distanziert ist und Körperkontakt scheut, ist Hugo ein verspielter und verschmuster Hund, der von sich aus aktiv die Nähe sucht. Und hier geschah etwas Unerwartetes: Lisa fand Hugo gar nicht nett. Sie fand es unverschämt, dass er Albert wegdrängelte, um die volle Aufmerksamkeit zu bekommen. »Das ist ungerecht! Das geht gar nicht, der arme Albert ist ja ganz außen vor«, beklagte Lisa«. »Was wäre denn gerecht?«, fragte Christina. Und da brach es aus Lisa heraus: Zuhause einen eigenen Raum. Christina müsse mit Albert auch alleine etwas unternehmen. Es dürfe sich nicht immer alles nur um Hugo drehen. Auch hier finden wir wieder einen magischen Moment, denn in Albert spiegelten sich für Lisa ihre eigenen Gefühle der »Verdrängten« und »ungerecht Behandelten« großen Schwester wieder und die damit verbundenen Gefühle der Traurigkeit. Wahrscheinlich lag darin auch eine Erklärung für ihr eigenes aufdringliches und störendes Verhalten.

In der Interaktion mit dem Tier erleben die Klienten eine direkte Reaktion, wie der Hund auf ihre Spielaufforderungen reagiert, ob Pferd oder Esel ihnen freiwillig folgt, oder sie können beobachten, ob das tierische Gegenüber nervös oder ruhig wirkt. Und dadurch kann deutlich werden, dass etwas zwischen der eigenen inneren Überzeugung und dem eigenen Auftreten nicht passt.

Häufig sehen wir das genauso bei unseren angeblich so führungsstarken Klienten, die zwar wortgewaltig sind, in ihrer Körpersprache jedoch oft Unsicherheit ausdrücken. Nun ist es so, dass Worte bei unseren Eseln wenig helfen. Nur wenn sich der Klient darüber im Klaren ist, was er will und wohin es gehen soll, und wenn er diese Klarheit durch seine Körperhaltung den Eseln vermitteln kann, erst dann werden sie ihn als vertrauenswürdig ansehen, Sicherheit spüren, ihm folgen. Durch die direkte Reaktion eines Tieres auf unsere Körpersprache werden so bislang unbewusste, intuitive Verhaltensweisen, hier die Unsicherheit, sichtbar. Aber das ist nur ein Teilaspekt. Wichtig ist in unserer täglichen Arbeit auch, dass Klienten im Kontakt mit den Eseln verschiedene Ausdrucksweisen ausprobieren und den eigenen Führungsstil bewusst variieren können, bis sie ihn als stimmig empfinden. So kommt es zu einer besseren Übereinstimmung zwischen Sprache und Körperausdruck, wie auch Bewusstem und Unbewusstem.

Können wir Menschen uns etwas vom Kommunikationstalent der Tiere abschauen? Ja, denn auch im zwischenmenschlichen Umgang senden und empfangen wir eine Vielzahl an nonverbalen Botschaften, und Emotionserkennung ist ein Schlüsselelement menschlicher Kommunikation. Ein interdisziplinäres Team der Universität Wien hat dafür wissenschaftliche Belege gefunden: Sie untersuchten mittels eines speziellen Computerprogramms bei Kindern und Erwachsenen die Fähigkeit, Emotionen in menschlichen Gesichtern zu lesen[23]. Die Tests wurden vor und nach einem hundegestützten Training gemacht, in dem die Teilnehmer zwölf Wochen lang einmal wöchentlich mit eigens ausgebildeten Hunden zusammentrafen und dabei vor allem darauf achten sollten, wie es den Hunden gerade ging. Die Ergebnisse zeigen: Regelmäßiger Hundekontakt führt bei Erwachsenen und Kindern zu Verbesserungen in der Erkennung von Wut, Angst und Ekel. Kinder können zudem neutrale Gesichter nach dem Hundetraining leichter identifizieren. Ergo: Wenn man sich darauf konzentriert, wie es einem anderen Lebewesen geht, mit dem man nicht sprechen kann, verbessert sich auch die menschliche, nicht sprachliche Kommunikation.

Im therapeutischen Kontext mit Tieren kann man etwas zugespitzt festhalten: Tiere sind für alles Nicht-Sprachliche da, also für Zuwendung, Spiel und Spaß und Körperkontakt. Sie spiegeln unseren Gemütszustand, machen uns aufmerksam, wenn zwischen Bewusstem und Unbewusstem eine Lücke klafft, und sind oft ein Ruhepol. Die Therapeuten dagegen sind zuständig für alles Sprachliche wie Fragen stellen, Ratschläge geben, Feedback, aufzeigen problematischer Verhaltensweisen. Dies hat eine Studie unserer Arbeitsgruppe ergeben, in der unsere Studierende Carolyn Herbst Interviews mit Patienten aus Suchtkliniken analysierte, in deren Behandlungsprogramm auch Therapien mit Hunden integriert waren. Auf den Punkt bringt es ein Patient, der auf die Frage: »Was würden Sie so sagen, was ein Hund kann, was ein Therapeut nicht kann?«, antwortet: »Ich wage zu behaupten, dass ein Hund feinsinniger ist, also sehr feinfühlig und empfindsam. Der hat Antennen, die der Mensch nicht hat. Hunde sind einfach sensibler, feinfühliger, sie merken schnell, wenn etwas nicht stimmt. Die merken schon, was man grade braucht, auch mal mehr Zuwendung. Die Feli merkt das und kommt dann und will dann gestreichelt werden.« Und eine andere Patientin merkte an: »Wenn ich mit Menschen spreche, bin ich oft eine ›Nebelmaschine‹. Durch die vielen Worte kann ich mich wie im Nebel verstecken. Bei Tieren geht das nicht, da brauche ich das auch nicht, mit ihnen kann ich ohne Nebel sein.«

Tierisch gute Therapie

Wir haben in den vorangehenden Kapiteln aufgezeigt, wie Tiere in therapeutischen Prozessen wirken können. Doch bei welchen Erkrankungen sind sie besonders wirksam und welche Erfolge sind wissenschaftlich bewiesen? Denn bei aller Euphorie hagelte es auch Kritik aus dem Wissenschaftsbetrieb. Forscher und Journalisten bemängeln unter anderem, dass die wissenschaftliche Erforschung der Praxis hinterherhinke und dass es um harte Fakten nicht gut bestellt sei.

Es stimmt, lange Zeit waren gute wissenschaftliche Untersuchungen verhältnismäßig rar und wenig verlässlich, weil es am Studiendesign haperte. Fallstricke waren beispielsweise zu geringe Teilnehmerzahlen, das Fehlen von Kontrollgruppen oder eine allzu euphorische Erwartungshaltung von Patienten und Therapeuten. Zudem machen unterschiedliche Interventionen, die sich in Dauer, Häufigkeit, Inhalt und Ziel unterscheiden, Vergleiche schwierig, und zu selten finden Wiederholungsstudien statt, die Resultate absichern helfen.

Für die zurückliegenden Jahrzehnte muss man sich diese Vorwürfe gefallen lassen, hier wurden Fragen zur Wirksamkeit meistens nicht beantwortet. Heute werden mehr und mehr qualitativ hochwertige Studien in renommierten Fachzeitschriften veröffentlicht. Meist sind dies nun sogenannte »randomized, controlled trials« (RCT), die das Maß aller Dinge in der medizinischen und psychotherapeutischen Forschung darstellen. Darunter versteht man eine Art Universalwerkzeug, mit dem die Wirkung oder Nichtwirkung einer Intervention zweifelsfrei nachgewiesen werden kann. Der Glaube daran nimmt allerdings zeitweise recht fundamentalistische Züge an. Randomisierung bedeutet, dass die Zuordnung zu einer Behandlungsgruppe nach dem Zufallsprinzip erfolgt. Zweck der Randomisierung ist der Ausschluss von Befangenheit und die gleichmäßige Verteilung von bekannten und nicht bekannten Einflussfaktoren auf alle Gruppen. Kontrolliert heißt die Studie, weil die Ergebnisse in der Studiengruppe mit denen der Kontrollgruppe ohne Behandlung oder einer Standardtherapie verglichen werden.

Häufig ist eine einzelne Studie nicht groß und aussagekräftig genug, um eine Forschungsfrage zuverlässig beantworten zu können. Manchmal gibt es auch mehrere Studien zum Nutzen einer Behandlung, die aber zu widersprüchlichen Ergebnissen kommen. Um eine verlässliche Antwort zu finden, ist es deshalb nötig, möglichst alle Studien in sogenannten systematischen Übersichten gemeinsam zu betrachten und zu analysieren. Noch einen Schritt weiter gehen Meta-Analysen. Hier werden die Ergebnisse aller gefundenen Studien zu einem Gesamtergebnis zusammengefasst. Und dieses Gesamtergebnis hat natürlich eine deutlich höhere Aussagekraft als die Ergebnisse der Einzelstudien.

Wir wissen, dass Tiere heilsam wirken können. Dass sich das konkrete Wissen im Verhältnis zu anderen therapeutischen Disziplinen durchaus noch in Grenzen hält, tut dieser Überzeugung keinen Abbruch. In einem so jungen Feld wie der tiergestützten Therapie bleiben naturgemäß noch manche Fragen offen. Wie zum Beispiel: Kann tiergestützte Therapie die Menge der benötigten Medikamente senken? Verkürzt sie den Krankenhausaufenthalt? Wie viele Therapiesitzungen sind notwendig, bis ein positiver Effekt eintritt? Welche Patienten profitieren besonders? Wie kann ein nachhaltiger Effekt erzielt werden?

Die Forschungsergebnisse der letzten 30 Jahre weisen nach, dass Tiere die körperliche, psychische und soziale Heilung unterstützen können. Auch die meisten jüngst publizierten Untersuchungen zur tiergestützten Therapie bestätigen die positiven Wirkungen, das heißt, die tiergestützte Therapie war einer Standard- oder Kontrollbehandlung überlegen. Und dies wird auch durch unsere praktische Erfahrung bestätigt. Doch lassen sie uns nun erläutern, bei welchen Krankheiten Tiere besonders gute Co-Therapeuten sind.

Tiere als Antidepressiva

Die fünfzigjährige Annette leidet unter einer schweren Depression, denn ihr Beruf als Erzieherin hat sie ausgebrannt. Sie kommt auf Anraten ihrer Psychotherapeutin zu Sabine Baumeister, einer erfahrenen Reittherapeutin, die in Luxemburg lebt und arbeitet. Der Reiterhof liegt inmitten weiter grüner Wiesen, ein Bach schlängelt sich durch die Weiden. Ein guter Ort, um sich, wie Anette sagt, mal wieder etwas Gutes zu tun und Freude zu spüren. Zunächst beobachten Annette und Sabine die Pferde auf der Weide: Wann reagieren sie wie? Oder Annette führt Sunny über einen kleinen Parcours: Was passiert, wenn sie stehen bleibt? Was, wenn sie weitergeht? Eigentlich möchte sich Annette nur etwas Gutes tun, doch die Pferde bringen sie schnell an ihre Themen: Grenzen setzen und Angst vor Ablehnung.

Schon als kleines Kind wurde sie von ihren Eltern nur angenommen, wenn sie ein braves Kind war, wenn sie funktionierte. Schweres Gelände. Wer erinnert sich schon gern daran, dass sich schon der eigene Vater halb totrackerte? Dass die väterliche Frage »Wie geht's?« sich bis heute nur auf die berufliche Situation bezieht? Ihre Kindheit, entdeckte Annette bestürzt, zielte nicht unbedingt auf Glück, sondern auf Leistung. Und auch mit fünfzig Jahren war es ihr noch nicht wirklich möglich, klar zu äußern, was sie möchte oder was nicht. In der Beobachtung der Pferde konnte sie spüren, wie Pferde Grenzen setzen und wie wichtig hierfür eine klare Körpersprache ist. Im direkten Kontakt mit Sunny ging es dann um Nähe und Distanz: Wo überschreitet das Pferd meine persönliche Grenze? Welche Distanz ist gut für mich und das Pferd? Wie schaffe ich es, mir mehr Raum zu nehmen? Wie, Grenzen zu setzen? Warum brauchen Pferde Grenzen? Indem Annette den Abstand zwischen sich und den Pferden variierte, konnte sie erfahren und nachspüren, was ihr guttat und welchen Raum sie für sich selbst brauchte. Und sie konnte bemerken, dass sich Raum nehmen Ruhe bringt und der Kontakt zu Sunny dadurch für sie beide stressfreier wurde. Würde auch der Kontakt zu den Mitmenschen stressfreier, wenn sie klarer und eindeutiger sich ihren Raum nehmen würde? Nach und nach lernte sie im Kontakt mit Sunny, ihre Bedürfnisse besser wahrzunehmen und auch auszudrücken. Schrittweise begann sie so, wie auch durch die begleitende Psychotherapie, die Welt wieder mit anderen Augen zu sehen.

Wissenschaftlich ist die antidepressive Wirkung tiergestützter Therapie gut belegt. Eine der ersten Meta-Analysen zu tiergestützter Therapie haben die Psychologinnen Megan Souter und Michelle Miller von der Universität Flagstaff im Jahr 2007 zur Wirkung von Tieren auf depressive Symptome vorgelegt[24]. Sie konnten schon damals fünf Studien in ihre Auswertung einbeziehen. Und tatsächlich mindert der therapeutische Kontakt zu Tieren die depressiven Symptome deutlich. Auch nachfolgende Studien wiesen nach, dass Tiere bei depressiven Menschen die Stimmung verbessern. So fanden Berliner Forscher, dass ein Therapiebegleithund die Stimmung hob und die Angst senkte. Aber auch, dass der Kontakt zu Nutztieren Depressivität mindern und helfen kann, sich das Leben wieder zurückzuerobern[25]. Hundegestützte Therapie minderte bei Menschen mit AIDS die depressiven Beschwerden, und je einsamer AIDS-Patienten waren, umso größer war der Effekt. Auch Patienten, die sich einer Chemotherapie unterziehen mussten, profitierten von der stimmungsaufhellenden Wirkung von Hunden. Bei älteren Menschen verhinderte der regelmäßige Kontakt zu Tieren das Fortschreiten der Depression, und teilweise ließen sich die depressiven Symptome mit Hilfe von Tieren sogar reduzieren[26].

Vier Pfoten gegen Demenz

Wir lernten den 70-jährige Walter Unger bei unseren täglichen Gassi-Runden mit Thimba kennen. Er saß immer ganz vorne am Gartenzaun des Altersheims in Sasbachwalden. Außer »oh«, »oje«, »ja, ja« kann er sich nicht mehr mitteilen. Doch der Senior reagiert sehr intensiv auf unsere Hündin Thimba, vermutlich weil er früher selbst gelockte Hunde gezüchtet hatte. Wir nutzten die täglichen Runden dann auch zu kurzen Besuchen, bei denen Herr Unger und Thimba meistens ausgiebig kuschelten.

Nach einigen Tagen begann Herr Unger, ihr Zeitungsausschnitte mit Bildern zu zeigen, die ihn interessierten. Bei einem Foto mit einem Oldtimer sagte er plötzlich zu ihr »schön fahr«. Das waren seine ersten richtig ausgesprochenen Worte seit Monaten.

Es war zunächst die Ebene der Emotionen und sinnlichen Wahrnehmungen: Streicheln, Berührungen, Wärme und die bedingungslose Akzeptanz durch Thimba. Thimba vermittelte Herrn Unger, der sehr unter dem Verlust seiner geistigen Fähigkeiten leidet, Wärme und Geborgenheit, ein Gefühl des Angenommen- und Verstandenseins unabhängig von Aussehen, Verhalten oder kognitiver Leistungsfähigkeit. Und dies wiederum motiviert zu zeigen, was man kann.

Tiere wirken auch kognitiv stimulierend, regen Erinnerungen an die Kindheit an und erzeugen so eine positive Gefühlslage, wie unser nächstes Beispiel belegt.

In einem Freiburger Altenheim besuchte Rainer die 94-jährige Lina Berger, die eingewilligt hatte, mit ihm über ihr Leben zu sprechen. Er war damals wissenschaftlich unterwegs, interviewte Hochaltrige für seine Promotion. Alles verlief prima, Frau Berger erzählte ihm über ihre Kindheit und Jugend in Ostpreußen, bis die Stationskatze Mimi, ins Zimmer kam, da lief das Gespräch, wissenschaftlich gesehen, aus dem Ruder. Mimi stolzierte über das Sofa und sprang elegant auf Frau Bergers Bett, sie rollte sich zusammen und schnurrte. Frau Berger hatte jetzt nur noch Augen für Mimi, und ihre Erzählungen kreisten nur noch um Mimi und all die anderen Katzen in ihrem Leben. Dass sie auf dem Gut in Ostpreußen viele Katzen gehabt hätten und sie die kleinen Kätzchen mit Milch versorgt habe. Eine Katze habe sogar in ihrem Bett geschlafen, obwohl es ihr Vater verboten hatte, aber sie habe das Fenster einen Spalt offen gelassen, und dann sei die Katze in ihr Bett gekrochen. Wenn sie mit

Mimi spreche, fühle sie sich nicht alleine, dann erinnere sie sich an ihre Kindheit und Jugend, an die Landschaft, die Eisenbahn, die Menschen und die vielen Tiere auf dem Gutshof. Sie sei der Hauptmatador der Familie gewesen, immer voller Tatendrang, immer draußen auf dem Hof, den Wiesen oder unten am Fluss. Wenn sie zurückdenke, sehe sie sich immer mit Tieren. Heute habe sie ja Mimi, sie sei wie eine gute Freundin, die sie ohne »Wenn und Aber« liebe. Auf die könne sie sich wirklich verlassen. Es dauert eine ganze Zeit, bis Rainer Frau Berger wieder auf das eigentliche Thema – die individuellen Wege des Alterns – zurückbringen konnte.

Mimi regt bei Frau Berger Erinnerung an, und das ist gut so. Denn für den alternden Menschen verschiebt sich die Bedeutung vom Heute auf Gestern. Während die Gegenwart oft verschwimmt, bleibt die Vergangenheit noch lange ein ganz wichtiger Erinnerungsanker. Erinnern ist ein wichtiges Werkzeug, um sich an das Älterwerden erfolgreich anpassen zu können. Mimi holte bei Frau Berger die Vergangenheit wieder hervor, weil sie starke Gefühle auslöst, die oft mit Kindheit und glücklichen Lebensphasen verknüpft sind.

Aber Tiere haben nicht nur eine Erinnerungsfunktion, sondern Hunde und Katzen leben in der Gegenwart. Sie machen sich keine Gedanken um morgen, während viele ältere Menschen sich um ihre Zukunft sorgen. Denn für Menschen ist das Wissen um die Fährnisse des Alters wie ein Mühlstein, der sie hemmt. Ein Tier verkörpert den Augenblick, das Hier und Jetzt, und es zeigt sich in der Praxis häufig, dass dies die Zukunftsängste Älterer nimmt. Mimi hat aber noch eine andere genauso wichtige Funktion für Frau Berger. Durch den Kontakt mit ihr kann sie ihr Bedürfnis nach Körperlichkeit, Zärtlichkeit, Sinnlichkeit durch Berühren und Streicheln befriedigen.

Aber Tiere können noch mehr bewirken. Wir hatten schon Professor Alan Beck kennengelernt, der Fische als Beruhigungsmittel vor Zahnoperationen eingesetzt hatte. Er wollte sehen, ob Fische auch bei anderen Personengruppen ähnlich erstaunlich wirken, und so installierte er mit seiner Kollegin Nancy Edwards in drei Altenheimen Aquarien, und sie beobachteten, wie die vorwiegend dementen Heimbewohner darauf reagierten. Die Fische wurden zu Attraktionen bei den Bewohnern, es kam zu Begegnungen vor den Aquarien, was an sich schon erfreulich war. Noch spannender war, was geschah, wenn die Aquarien in Speisesälen standen. Dann aßen die Patienten ihre Portionen besser auf, 200 Gramm pro Tag, ein Viertel mehr als zuvor, nahmen sie im Durchschnitt zu sich. Dies ist gerade bei Demenzpatienten bemerkenswert, da sie häufig unter Appetitlosigkeit leiden.

Eine systematische Übersichtsarbeit aus dem Jahr 2018 fasst die Ergebnisse tiergestützter Interventionen bei Demenzpatienten zusammen[27]. Die Autoren berücksichtigten über 30 Studien aus acht Ländern. In den meisten Studien kamen Hunde zum Einsatz, die übrigen Wissenschaftler nutzten Katzen, Pferde oder Aquarien mit Fischen.

Wenn Menschen mit Demenz mit Tieren zusammen waren, minderte sich ihr aggressives Verhalten, sie wurden ruhiger und entspannter. Gleichzeitig belebten die Tiere den sozialen Kontakt. Die Dementen sprachen mehr miteinander, nahmen aber auch mehr Kontakt zum Pflegepersonal auf. Die älteren Menschen wurden durch die Beschäftigung mit Pferden und Hunden deutlich aktiver als ihre Mitbewohner, welche nur sangen oder handwerkten. Insgesamt besserte sich die Lebensqualität deutlich.

Doch Tiere sind keine Alleskönner, so fanden sich in den bisherigen Studien keine nachhaltigen Verbesserungen in der Alltagsbewältigung, der Konzentrations- oder Merkfähigkeit. Und wie nicht anders zu erwarten, waren die Effekte nur während der Anwesenheit der Tiere deutlich ausgeprägt.

Hilfe für den Zappelphilipp

Schnecken – für den 12-jährigen Anton faszinierende Tiere. Er mag vor allem Achatschnecken, denn die sind riesig. Durch ihre seltsame Gestalt und die langsame Form der Fortbewegung werden seine Neugier und sein Beobachtungsdrang besonders forciert. Aber da ist ein Problem, ist er richtig laut, sprunghaft und unruhig, was er oft ist, dann ziehen sich die Schnecken in ihr Haus zurück, raus kommen sie erst, wenn Anton ganz ruhig und vorsichtig ist. Durch ihre Ruhe und Langsamkeit bringen sie Anton schnell zur Ruhe, aber er schafft es auch schon ziemlich gut alleine, denn toll findet er vor allem, wenn sie mit ihrer Raspelzunge ein wenig auf seiner Haut »schabt«.

Wenn man Anton im hoch konzentrierten Umgang mit den Schnecken beobachtet, kommt man nicht auf die Idee, dass er an ADHS, also Aufmerksamkeits-Defizit-Hyperaktivitäts-Störung, leidet. Anton meint: »Das ist doch ganz klar, die Schnecke lebt, sie bewegt sich, die zu beobachten macht viel mehr Spaß, als wenn ich irgendein Spiel mache.« Klar also, dass Anton, wenn er mit den Schnecken arbeitet, viel ruhiger, konzentrierter und geduldiger ist als ohne.

Auch bei Kindern mit ADHS sind die bisherigen Studienergebnisse ermutigend[28]. Eine Gruppe von Wissenschaftlern untersuchte 88 Kinder im Alter von sieben bis neun Jahren, die unter beiden Komponenten von ADHS litten, also sowohl an einer Konzentrationsschwäche als auch an motorischer Unruhe. Die Teilnehmer hatten zuvor keine Medikamente wie etwa Ritalin eingenommen. Im Rahmen der Studie wurden drei Monate lang zweimal pro Woche ihre sozialen Fertigkeiten trainiert. Dabei sollten sie Selbstbeherrschung, kooperatives Verhalten und Problemlösen lernen. Bei der Hälfte der Probanden kam ein Hund zum Einsatz, mit dem sich die Kinder zu Beginn jeder Sitzung beschäftigen konnten und der im Verlauf des Trainings nicht von ihrer Seite wich. Die übrigen Teilnehmer durften stattdessen am Anfang frei spielen und bekamen für manche Übungen einen Plüschhund ausgehändigt.

Zwar reduzierten sich bei allen Kindern durch das Training die ADHS-Symptome, gemessen an der Einschätzung ihrer Eltern. Bei jenen, die mit einem Therapiebegleithund arbeiten durften, setzten die Effekte aber früher ein, und die Besserung war zum Ende der Intervention insgesamt ausgeprägter als bei den Versuchspersonen ohne vierbeinige Unterstützung. Vor allem die Konzentrationsfähigkeit der Kinder profitierte demnach vom Umgang mit den Hunden. In etwas geringerem Umfang galt das auch für ihre sozialen Fertigkeiten. Nur in Bezug auf die Hyperaktivität brachten die Tiere keinen Zusatznutzen gegenüber der üblichen Behandlung. Auch pferdegestützte Therapie scheint die ADHS-Symptome deutlich zu reduzieren[29] und ähnlich effektiv zu sein wie Medikamente[30].

Obwohl die ersten Befunde recht ermutigend sind, liegen noch zu wenige Studien vor, um eine wirklich fundierte Aussage über die Wirkung von tiergestützter Therapie bei ADHS treffen zu können[31].

Unterstützung für Autisten

Martin hasst Zufälle, und hält sich jemand nicht an die Regeln, nach denen der Fünfzigjährige lebt, eskalieren Alltagssituationen schnell. Martin ist Asperger-Autist. Seinem Leben verleiht er etwas Kontrolle, indem er sich zwanghaft wäscht, und nirgends darf auch nur der geringste Schmutz in seinem Zimmer sein. Tiere findet Martin daher eklig, dreckig, abstoßend und den Hund seiner Betreuerin schrecklich, und in sein Zimmer darf der auf keinen Fall. Kaninchen oder Katzen anfassen, einfach unmöglich. Pferde dagegen findet er schön, wenn auch nur auf den Postern in seinem Zimmer.

Eines Tages überredeten die Betreuer Martin, zur tiergestützten Therapie bei Sabine Baumeister auf dem Bauernhof mitzukommen, da der Platz einer kranken Mitbewohnerin frei geworden war. Nur widerwillig nahm Martin das Angebot an, und so stand er auch auf dem Pferdehof zunächst ganz hinten, die Arme verschränkt. Als er jedoch Sancho, ein kleines Pony, entdeckte, klein, strubbelig, mit dichter Mähne, rannte er los, breitete die Arme aus und drückte sein Gesicht in die Pferdemähne. Erstaunte Gesichter bei den Betreuern und Sabine Baumeister. Martin hatte Pferdehaare im Gesicht, und das war okay für ihn. Warum dieser ungewöhnliche Gefühlsausbruch, niemand wird es je erfahren. Jetzt wollte er unbedingt wiederkommen, um seinem neuen Kumpel nahe zu sein. Klar, anfangs wollte Martin nur Sancho streicheln und bürsten, doch seine Begeisterung übertrug sich allmählich auch auf die anderen Pferde. Und im Heim konnte er schließlich Berührungen besser ertragen, was das soziale Miteinander deutlich entspannte – den Hund seiner Betreuerin fand er immer noch eklig.

Für Kinder und Jugendliche mit Autismus liegen zwei systematische Übersichtsarbeiten vor, und beide kommen zu einem eindeutigen Schluss[32, 33]: Sind Hunde, Katzen oder Meerschweinchen anwesend, dann haben Kinder mit Autismus-Spektrums-Störungen deutlich weniger Angst und sind weniger aufgeregt, wenn sie mit Gleichaltrigen interagieren. Auch waren die autistischen Kinder nach tiergestützter Therapie kommunikativer, weniger hyperaktiv und weniger ablenkbar. Erwachsene Patienten fühlten sich besser und sicherer, meinten, mehr Kontrolle über die Situation zu besitzen, und waren besser in die Gemeinschaft integriert. Stressbelastungen konnten so besser von ihnen bewältigt werden. Entsprechendes gilt für pferdegestützte Therapie. Studien berichten über Verbesserungen in mehreren Kernmerkmalen der ASS, wie eine stärkere soziale Interaktion und ein geringeres Problemverhalten[34].

Tiere können also bisher schon erprobte Behandlungsprogramme ergänzen, um Menschen mit ASS das soziale Miteinander zu erleichtern. Die Nähe von Tieren scheint den Stress zu verringern, den Menschen mit Autismus in sozialen Situationen erleben, und so wesentlich dazu beitragen, dass sie ihre sozialen Fähigkeiten besser entwickeln können. Möglich, dass hier wieder die Wunderdroge Oxytocin ihre Finger im Spiel hat. Denn Autisten fällt es ungeheuer schwer, den Subtext der Gesichtszüge zu entziffern, sie sind soziale Legastheniker. Normalerweise finden sie Gesichter nicht spannender als Häuser. Was aber passiert, wenn Oxytocin in ihre Nase dringt? Die Ergebnisse sind eindeutig, unter Oxytocin schauen auch die Autisten mehr auf die Gesichter, länger in die Augen und können so die Gefühle des Gegenübers besser einschätzen. Können also Tiere über Oxytocin dazu beitragen, dass Autisten Menschen besser lesen können? Wir wissen es noch nicht, aber der Gedanke ist faszinierend.

Traumabewältigung durch Tiere

Eine Jugend voller Gewalt, Alkohol und Drogen, schon mit dreizehn Jahren unternahm Anna den ersten Suizidversuch. Nun lebt die schwarzhaarige 18-Jährige seit vier Jahren in einer Jugendhilfeeinrichtung. Kontakt mit anderen Menschen fällt ihr schwer, auf Frust reagiert sie oft mit Gewalt gegen andere, aber auch gegen sich selbst, dann ritzt sie sich am Unterarm. Der Umgang mit ihr ist für die Betreuer schwierig, oft wird in den Teamsitzungen darüber diskutiert, ob die Einrichtung für sie richtig ist.

Zugegeben, die Idee war kühn: Mittels pferdegestützter Therapie sollte ein Zugang zu der verschlossenen jungen Frau gefunden werden. Vielleicht würde es auch gelingen, ihren Selbstwert zu steigern und ihr Wege aufzuzeigen, anders mit Frust umzugehen. So kam Anna zu Sabine Baumeister, die neben Reittherapeutin auch Traumaspezialistin ist.

Bei Anna überwog anfänglich die Skepsis. »Noch so eine Scheißtherapie«, war ihr erster Gedanke. Die ersten Stunden waren schwierig, denn Anna war schnell genervt, wenn die Pferde nicht das machten, was sie wollte. Doch vor allem Sunny ging unvoreingenommen auf sie zu. Bei ihr, so spürte sie, war sie nicht die »Ach ja, die Anna wieder.« Oh, wie sie den Gesichtsausdruck der Betreuer hasste. Die Pferde zeigten ihr direkt, was sie mochten und was nicht, ihr Feedback war klar und eindeutig, und das konnte Anna gut annehmen. Allmählich konnte Anna so durch Unterstützung von Sabine lernen, ihre eigenen Bedürfnisse achtsam wahrzunehmen und auszudrücken.

Anna konnte auch beobachten, wie empathisch und respektvoll Sabine mit ihren Pferden umging, dies förderte ihr Vertrauen und gab ihr das Gefühl, nicht in eine Schublade gesteckt zu werden. Sabine bemerkte, dass für Anna eine Sache ganz wichtig war, nämlich den Pferden Fürsorge zu schenken, sie zu umsorgen und liebevoll zu ihnen zu sein. Dabei konnte Anna am Anfang allzu viel Nähe nicht aushalten, erst nach und nach legte sie den Arm um Sunnys Hals. Langsam spannte Sabine Anna mehr und mehr bei der alltäglichen Arbeit ein, und so durfte sie bei einem Reitausflug Sabine beim Führen unterstützen. Anna die Pferdeflüsterin, das war für Anna ein ganz neues Gefühl, einmal nicht die Doofe sein, die nichts hinbekommt, sondern kompetent und wichtig sein. Später durfte Anna auch auf Sunny reiten, und dabei spiegelte die Stute sensibel, was im Augenblick vor sich ging. Und nun war auch das Verhältnis zwischen Anna und Sabine so stabil, dass es Sabine möglich war, Anna zu spiegeln, ob sie harmonisch mit Sunny unterwegs war oder noch etwas Disharmonie vorhanden war. Tauchten schwierige Situationen auf, die Anna bewältigte, konnte Sabine sie auch immer wieder fragen, wie sie es gerade schafft, diese schwierige Situation mit Sunny zu meistern, und so konnte Anna sich ihren eigenen Stärken und Ressourcen bewusster werden. Was wir hier in wenigen Zeilen aufgeschrieben haben, war jedoch ein monatelanger gemeinsamer Weg.

Maguerite O'Haire, Professorin am Zentrum für die Mensch-Tier-Beziehung in West Lafayette, analysierte in einer systematischen Übersichtsarbeit die Wirkung tiergestützter Therapie bei Posttraumatischen Belastungsstörungen[35] zusammen. Untersucht wurden vor allem Patienten nach Missbrauchserlebnissen und nach Kriegstraumata. Die häufigsten eingesetzten Tierarten waren Hunde und Pferde. Obwohl nur wenige Studien zu den Wirkungen von Tieren bei der Therapie von Menschen, die ein Trauma erlitten haben, vorliegen, sind die Ergebnisse auch hier ermutigend. Es finden sich vor allem eine verbesserte Stimmung, deutlich weniger depressive Beschwerden, Angst und PTBS-Symptome. In Anwesenheit von Hund oder Pferd wird mehr gelacht, mehr gesprochen und sich eher an angenehme Ereignisse erinnert. Zudem scheinen Tiere besser als menschliche Therapeuten traumabezogene Denkmuster zu verändern, die Reaktion auf das traumatische Erleben zu mindern und so insgesamt die allgemeine Erregbarkeit und Ängstlichkeit zu reduzieren.

Obwohl die Zahl der Studien im Vergleich zu anderen Behandlungsmethoden wie etwa der Verhaltenstherapie noch gering ist, sind die Vorteile der tierischen Co-Therapeuten beeindruckend genug, dass viele Kliniken nun ihre Türen für Hund, Katze oder Meerschweinchen öffnen oder draußen Programme mit Pferden und Esel anbieten. Auch immer mehr ambulant arbeitende Therapeuten bereichern ihre Therapien mit Tieren.

6 | Lebensretter Delfine?

Seit der US-amerikanischen Erfolgsserie »Flipper« ist der Delfin eines der beliebtesten Tiere überhaupt. Stets freundlich, klug und hilfsbereit, schwamm sich der fortwährend lächelnde Tümmler in die Herzen der Zuschauer. Bald schon wurden Delfinen heilende Fähigkeiten zugesprochen und die Delfintherapie zur neuen Wundertherapie bei verschiedenen körperlichen und geistigen Behinderungen erklärt.

Kevin ist ein zehnjähriger körperbehinderter Junge, der nach einem Unfall nur mit Mühe gehen und seine Arme nur unkontrolliert bewegen kann. Auch ist er oft unruhig und unkooperativ. Jetzt aber lächelt er und plätschert im großen Bassin, über ihm eine strahlende Karibiksonne, das Thermometer zeigt angenehme 26 Grad. Um ihn herum schwimmt ein Delfin, eine junge Therapeutin zeigt ihm Karten, denn er darf sich vom Delfin etwas wünschen. Kevin tippt auf die Karte mit dem Reifen. Mit Hilfe der Therapeutin hält er ganz ruhig den Reifen hoch. Und tatsächlich springt der Tümmler namens Gobi nach einer kurzen Geste seiner Trainerin durch den Reifen. Kevin strahlt, und seine Eltern am Beckenrand strahlen mit, sie können den Blick kaum von ihrem Sohn lassen. »Ich könnte vor Stolz platzen«, sagt sein Vater Markus, als er erfährt, dass sein Sohn auch noch das Wort »Karte« geflüstert hat, »für uns hat sich der Aufenthalt hier schon gelohnt.« Die Eltern, die jegliche Hoffnung auf positive Veränderungen schon aufgegeben hatten, sind begeistert, endlich haben sie eine Behandlung gefunden, die ihrem Sohn hilft.

Leider ist Kevin nur eine erfundene Figur, die Beschreibung stammt von Webseiten zu Delfin-assistierter Therapie, so der richtige Begriff. Als wir uns durch die Seiten klickten, sahen wir nur Bilder mit glücklichen Kindern meist auf dem Rücken friedlicher Delfine. Und die Eltern berichten auf den Webseiten, dass durch die Therapie enorme Fortschritte erzielt worden seien. Ein deutscher Anbieter in der Türkei versichert Linderung und sogar Heilung bei unterschiedlichsten Erkrankungen wie Autismus, ADHS, Traumata, Krebs und Wachkoma.

Die schönen Bilder und die Erzählungen über geheilte Kindern, stolze Eltern und freundliche Delfine gehören zum Geschäft. Denn kaum eine Therapie mit Tieren ist so umstritten wie die mit Delfinen. Und in keinem Bereich der tiergestützten Therapie liegen gefährliche Esoterik und wirksame Therapie so nahe beieinander.

Lassen Sie uns vorausschicken: Wir haben volles Verständnis für Eltern, die ihren Kindern helfen wollen und dafür alles Mögliche versuchen. Sie verdienen unsere Anerkennung und unseren Respekt für ihren unermüdlichen Einsatz. Gerade weil wir ihr Bemühen wirklich ernst nehmen, erlauben wir uns, hier sehr offen über die Delfintherapie zu schreiben.

New Age

Schon seit der Antike werden zahlreiche Geschichten über außergewöhnliche Heilkräfte von Delfinen erzählt[1]. Und seit »Flipper« lieben wir Delfine, denn ihre runde Körperform, die großen Augen und die gewölbte Stirn entsprechen dem Kindchenschema, und das löst bei uns spontane Sympathien aus. Und dann das ständige Lächeln. Die meisten von uns denken, die Delfine lächeln, weil sie fröhlich sind. Doch das ist eine große Täuschung, denn es ist bloß eine körperliche Besonderheit, die es für uns so aussehen lässt, als ob sie lächeln würden. Delfine »lächeln« immer, sie können nicht anders. Und damit ist klar, dass es rein gar nichts mit ihren Gefühlen zu tun hat.

Aus dieser Illusion entstand die Vorstellung, Delfine würden magische Kräfte, spirituelle und telepathische Fähigkeiten oder sogar den Schlüssel zum ewigen Glück besitzen.

Kein Wunder also, dass Delfine zum Symbol der New-Age-Bewegung wurden, die in den frühen 1970er-Jahren in den USA ihren Ursprung hatte. Die blumige New-Age-Verklärung damals lautet, dass alleine der Kontakt mit Delfinen eine bewusstseinserweiternde Wirkung habe, da sie moralisch überlegene, spirituelle Heiler seien.

Dies führte dazu, dass mit ihnen äußerst kuriose Experimente durchgeführt wurden, so wollte ihnen der Neurophysiologe John Cunningham Lilly das Sprechen beibringen. Was wiederum die NASA auf den Plan rief, die seine Ideen nutzen wollte, um mit Aliens Kontakt aufzunehmen.

Dazu ließ Lilly eine junge Frau Tag und Nacht mit einem Delfin namens Peter in einem Haus zusammenleben, das kniehoch mit Wasser geflutet war. Da er dachte, dass Delfine intelligenter als Menschen seien, hielt er es für einfacher, ihnen Englisch beizubringen, als selbst »Delfinisch« zu lernen. Doch das Projekt ging nicht so richtig vorwärts, und langsam wurde auch das Geld knapp. Denn die Geldgeber machten zunehmend Druck, sie wollten endlich Ergebnisse sehen. Lilly gelang es nie, eine bedeutsame Kommunikation mit seinen unfreiwilligen tierischen Probanden herzustellen. Und so kam Lilly, der bereits seit einiger Zeit die Droge LSD in Selbstversuchen erprobte, auf eine äußerst fragwürdige Idee: Er verabreichte den Delfinen LSD. Die Droge sollte sie etwas lockerer machen, um ihnen so eher menschliche Töne zu entlocken. Obwohl Delfine eigentlich sehr geschwätzig sind. Sie pfeifen und klicken nicht nur, sie geben auch laute Geräusche in einer weiten Frequenzbreite von sich, um ihre Jungen zu disziplinieren oder Haie zu vertreiben. Doch sie gaben auch unter LSD keine für das menschliche Ohr verständlichen Laute von sich. Die Droge blieb völlig wirkungslos.

Auch heute noch werden den Delfinen übernatürliche Fähigkeiten zugeschrieben, unter anderem sollen sie die Quellen der universalen Lebenskraft Chi sein oder weit über das normale menschliche Bewusstsein hinausreichende spirituelle Fähigkeiten besitzen, die man nur erfassen kann, wenn man über unsere dreidimensionale Welt hinausdenkt. Delfine und Heilung, zwei Wörter, die bei den Vordenkern des New Age quasireligiöse Gefühle auslösten. Dies führte dazu, dass im Internet viele außergewöhnliche Geschichten erzählt werden, die an religiöse Wunderheilungen erinnern. Aus unserer Sicht sind das nur »Fake News«. Es gibt keinerlei belastbare Hinweise, dass solche Wunderheilungen tatsächlich vorkommen.

Delfin-assistierte Therapie

Der eigentliche Beginn der Delfin-assistierten Therapie kann auf das Jahr 1971 zurückdatiert werden. Damals ließ die US-amerikanische Anthropologin Betsy Smith ihren geistig behinderten Bruder zu zwei jugendlichen Delfinen ins Wasser waten. Sie bemerkte, dass die Tiere mit ihm freundlich umgingen: Smith glaubte, dass die Meeresbewohner wussten, dass ihr Bruder behindert war, und versuchten, ihn zu beruhigen. Dieses Erlebnis war für sie so eindrücklich, dass Smith bald darauf Therapieprogramme in zwei Einrichtungen in Florida aufbaute und sie viele Jahre lang kostenlos anbot. In der Folge entstanden an vielen Orten meist kommerzielle Einrichtungen zur Therapie mit Delfinen.

Weil es keine allgemein gültigen Konzepte für Delfintherapien gibt, sind die Angebote sehr unterschiedlich. Doch fast allen gemeinsam ist, was schon David Nathanson, ein weiteerer Begründer der Delfin-assistierten Therapie als wichtig erkannte: Die Begegnung mit den Delfinen wird als Anreiz eingesetzt, wie wir an der einführenden Geschichte schon gesehen haben. Wenn die Patienten eine bestimmte Aufgabe erfolgreich lösen, dürfen sie mit dem Delfin zusammen etwas machen. Dies kann eine Wasserschlacht sein, ein Kuss am Beckenrand, durch einen Reifen springen, gemeinsames Schwimmen oder durch das Wasser gezogen werden. Oder es sind Tätigkeiten wie Füttern, bei denen die Patienten den Eindruck bekommen, sich um die Tiere zu kümmern.

Zu den Therapien gehören meist weitere Behandlungsbausteine, etwa Physiotherapie oder Elterngespräche. Charakteristisch ist auch die Behandlung durch ein interdisziplinäres Team aus Psychologen, Medizinern, Sonderpädagogen, Krankengymnasten, Logopäden und Ergotherapeuten.

Mögliche Erklärungen

Es gibt sehr unterschiedliche Erklärungen, warum Delfine für Menschen besonders heilsam sein sollen.

Eine erste Erklärung könnte sein, dass alleine der Kontakt zu den Meeressäugern heilend wirkt. Beschrieben wird dies als außergewöhnlicher, intensiver »Delfin-Energiekick«, der einem förmlich das Herz flute, ein gigantisches Liebesgefühl werde freigesetzt und Bilder von einem harmonischen und überaus lebendigen Zusammensein würden aufsteigen. Die Delfine triggerten in uns die Erinnerung an eine Welt, die voller Gefühle, unglaublicher Lebendigkeit, einer schwebenden Leichtigkeit und unbegrenzter Freiheit sei.

Doch diese Erklärung scheint nicht stichhaltig: Eine Gruppe deutscher Forscher stellte nach einem Jahr intensiver Beobachtungen fest, dass Delfine versuchen, den Schwimmern eher auszuweichen, als mit ihnen Kontakt aufzunehmen. Tatsächlich zeigte nur ein einziges Tier wirklich Interesse an den Patienten. Auch beobachteten die Forscher, dass die Tiere, die in Schwimmbecken gehalten wurden, nur wenige Sekunden innerhalb einer Therapie-Session wirklich Kontakt mit den Patienten aufnahmen. So hatten die Tümmler am ersten Tag im Mittel nur etwas über 8 Sekunden Kontakt pro Behandlung, am fünften Tag waren es nur unter 2 Sekunden[2]. Das ist nicht wirklich viel Zeit. Doch wurde argumentiert, dass die Patienten durch die Abnahme der Kontaktzeit mehr Annäherungsversuche unternehmen mussten und so die Therapie erfolgreicher sei. Mehr noch, es wurde angenommen, dass die Delfine aktiv ihr patientenorientiertes Verhalten reduzieren, um so den Patienten zu mehr Interaktion und Kommunikation zu animieren. Aus unserer Sicht ist das schlichtweg überinterpretiert. Wir nehmen an, dass die Delfine am fünften Tag einfach keine Lust mehr auf Menschen hatten. Ähnliches beobachten wir auch bei unseren Eseln, wenn wir sie zu häufig bei Patienten einsetzen. Die Beobachtungen zeigten noch etwas: Die meisten Delfine ignorierten die Kinder, weshalb die Betreuer eingriffen und die Delfine durch Futter zur Interaktion animierten.

In unserer Arbeit setzen wir nie Futterbelohnungen ein, da wir eine möglichst freie Interaktion des Tieres mit den Patienten erreichen möchten. Ähnlich wie beim Schwimmen mit frei lebenden Delfinen, denn hier scheinen sich die Delfine eher freiwillig anzunähern, im Mittel etwas über 14 Minuten mit einer Bandbreite von 3 bis 44 Minuten pro Behandlung. Und die frei lebenden Delfine scheinen auch intensiver mit Menschen zu interagieren.

Auch die zweite Hypothese, dass die Klick- und Grunzgeräusche heilend seien, scheinen nicht des Rätsels Lösung. Delfine verfügen über ein Ortungssystem, in dem sie kurze schnalzende Impulse, sogenannte Clicks, aussenden und das an Objekten reflektierte Echo wiederum empfangen. Sie erhalten so eine Art akustisches Bild ihrer Umgebung und von beschallten Objekten. Delfine brauchen ihr Sonar, wenn sie das Meer durchstreifen, das nur eine sehr begrenzte visuelle Orientierung zulässt.

Die Annahme, die Sonarwellen seien heilend, ist aus mehreren Gründen äußerst fragwürdig. Während Therapiesitzungen im klaren Wasser benötigen die Delfine ihr Sonar gar nicht, da reicht die Orientierung mit den Augen völlig aus. Zudem wären Wirkungen der Sonarwellen nur bei geringer Entfernung und direkter Ausrichtung des Delfins auf den Patienten zu erwarten, was nach Verhaltensbeobachtungen während der Therapiesitzungen nicht gegeben ist. So waren Kinder, einer Studie zufolge, pro Sitzung durchschnittlich nur 10 Sekunden dem Delfin-Ultraschall ausgesetzt, was im Hinblick auf eine medizinisch-therapeutische Wirksamkeit deutlich zu kurz ist.

Eine dritte Hypothese geht dahin, dass es nicht die Delfine sind, welche heilsam wirken. Vielmehr ist es die Umgebung, die wirkt. Denn Delfintherapie findet meist am Meer, an einer Urlaubsdestination statt. Angenehme Wassertemperatur, strahlende Sonne, blaues Meer, dazu sind die Zentren sehr gut auf Familien mit einem behinderten Kind eingerichtet. Hier erleben die Familien keine Ausgrenzung, erfahren keine missgünstigen Blicke und bemerken, dass sie nicht die Einzigen sind, die ihr Leben mit einem behinderten Kind teilen. Den Eltern wird das Gefühl vermittelt, dass ein echtes Interesse an der Familie besteht, allem voran wird natürlich die Sorge um das behinderte Kind geteilt. Die Betreuer nehmen sich Zeit, so haben die Eltern endlich einmal das Gefühl, nicht abgefertigt zu werden. Schon dies führt zu einer Entspannung, die sich hilfreich auswirkt, zumal in einem wohlwollenden Umfeld und mit der Unterstützung von Fachleuten.

Eine vierte Erklärung für die heilende Wirkung könnte der sogenannte Placeboeffekt sein, der durch das Zusammensein mit einigen der faszinierendsten Kreaturen der Erde, die Reise an schöne Orte, das Schwimmen im sanften tropischen Meer, eine unterstützende Umgebung, hohe Erwartungen an den Erfolg ausgelöst wird. Zudem wenden Eltern oft erhebliche Beträge aus eigenen Mitteln auf oder werben Spenden ein, um ihrem behinderten Kind diese Therapie zu ermöglichen. Die persönlichen Opfer sind enorm, kosten die Tage mit den Delfinen schnell mal 8000 bis 10.000 Euro. Die Erwartungen an den Erfolg sind also riesig, und daher ist es keine Überraschung, dass oft kleinste Veränderungen schon als gewaltige Erfolge angesehen werden. Wie wäre es, wenn man nach Hause kommt und den Spendern erklären müsste, dass die Delfine fast nichts gebracht hätten oder die Kinder die veränderten Verhaltensweisen nach der Rückkehr nicht mehr zeigten.

Was passiert nun tatsächlich bei einer Delfintherapie? Letztlich wissen wir es nicht. Viele behinderte Kinder verlieren irgendwann die Lust an immer weiterführenden Therapien – die Interaktion mit dem Delfin kann solche Motivationsblockaden jedoch wieder aufbrechen, denn die Kinder sind supermotiviert, in Kontakt mit einem Delfin zu kommen. Um dies zu erreichen, werden sie ermutigt, eigene Handlungsimpulse zu zeigen und die Situation aktiv zu gestalten. Dazu ist jedoch erforderlich, dass sie alle ihre Möglichkeiten der Kommunikation einsetzen, um ihre Bedürfnisse zu äußern. Zudem kann man davon ausgehen, dass Delfintherapie mit einem extrem intensiven und vielschichtigen Sinnes- und Gefühlserleben einhergeht. Wie häufig in der tiergestützten Therapie, vor allem mit körperbehinderten Kindern oder Kindern mit psychischen Auffälligkeiten, besteht die Wirkung von Delfinen wohl in der gleichzeitigen Darbietung zweier starker und dennoch in ihrer Qualität unterschiedlicher Reize. Das Tier leistet in der Therapiesituation Zweifaches: Es bietet einerseits rhythmisch bewegte Stimuli und regt andererseits zu sozialer, auf Beziehung abzielende Interaktion an. Wir hatten schon darüber geschrieben, dass neuronale Netzwerke sich dann neu verknüpfen, wenn wir Verdichtungserlebnisse machen, also gleichzeitig mehrere Hirnareale angeregt werden. Und genau dies geschieht wahrscheinlich im Kontakt mit Delfinen. Hinzu kommt der Kontext, in dem der Kontakt stattfindet: warmes Wasser, türkisblaues Meer, die angenehme Wärme, außergewöhnliche Tiere, freundliche Therapeuten und eine relaxte Atmosphäre. Da fällt es unseren Neuronen leicht, sich neu zu verknüpfen.

Auch den Eltern scheint die Delfintherapie zu helfen. Sie können ihr Kind während der Therapiesitzung endlich einmal mit einer gewissen Distanz beobachten, denn sie wissen es in guten Händen. Und entspannte Eltern sehen ihr behindertes Kind mit anderen Augen, sie entdecken Gefühlsäußerungen und Handlungsansätze, die sie ihm gar nicht mehr zugetraut haben. Entspannte Eltern sind geduldiger. Sie beobachten kleinste Veränderungen, schöpfen so wieder Hoffnung und trauen ihrem Kind mehr zu. Man kann sagen, die Beziehung zwischen Eltern und Kind verändert sich – zumindest für eine gewisse Zeit. Und das kann heilsam sein.

Und was sagt die Wissenschaft?

Wenn über Heilungen durch Delfine berichtet wird, basiert dies meist auf Anekdoten und Selbstberichten, doch auch die Wissenschaft hat sich mit den Delfinen und ihrer Wirkung beschäftigt. So hat die Psychologin Eva Stumpf, Professorin in Rostock, 2016 weltweit immerhin 32 Studien zur Wirksamkeit von Delfintherapien ausfindig gemacht. Die Studien untersuchten meist die Wirkungen der Delfin-assistierten Therapien auf Kinder und Jugendliche mit geistigen oder körperlichen Behinderungen, nur wenige die Wirksamkeit bei Depressionen, Essstörungen oder Posttraumatischen Belastungsstörungen[3].

Durch die Delfin-assistierte Therapie besserten sich bei Kindern mit unterschiedlichen Behinderungen die kommunikativen Fähigkeiten und auch das Sozialverhalten. Die kognitive und motorische Entwicklung blieben ebenso unverändert wie die Lebensqualität und das Alltagsleben der Familien.

Dennoch bleiben Zweifel an der nachhaltigen Wirkung Delfin-assistierter Therapie, denn die berichteten Wirkungen basieren ausschließlich auf Beobachtungen der Eltern. Lehrkräfte oder Therapeuten dagegen konnten bisher keine nachhaltigen Wirkungen feststellen. Zumal die Fortschritte meist nur sehr klein sind: Ein Kind sagt plötzlich »A« oder greift nach einem Ball. Die Körperhaltung ist ein wenig stabiler, oder Arme und Beine sind ein wenig entspannter. Für Angehörige – kein Zweifel – sind das oft kleine Wunder. Trotzdem gibt es wissenschaftlich keine Hinweise, dass Delfine eine intensivere heilende Wirkung als unsere Haus- und Nutztiere aufweisen[4].

Zu alledem hat der Verhaltensforscher und Psychologe Dr. David Nathanson, einer der Väter der Delfintherapie, ähnliche gute Therapieerfolge mit Robotern erzielt. Diese den echten Delfinen täuschend ähnlich sehenden *therapeutic animation dolphins* bewirkten in einigen Fällen sogar größere Fortschritte als die lebendigen Tümmler[5]. Trotzdem suchten sich viele Eltern andere Anbieter, weil die Familien sich von einem lebenden Delfin viel mehr erhofften. Mehr auch als von Nutztieren. Oder wie ein Vater sagte: »Na ja, Hühner hab ich auch zu Hause!«

Die Schattenseiten

Die bunten Bilder mit lachenden Kindern und fröhlichen Tieren blenden die Schattenseiten der Delfin-assistierten Therapie aus. Bei jeder unserer Therapien, in denen wir unsere Tiere einsetzten, fragen wir uns vorher: Wo ist der Mehrwert? Ist nicht eine »normale« Therapie ausreichend? Und lohnt es sich bei den Beschwerden und Einschränkungen tatsächlich, ein Tier einzusetzen? Und gerade bei der Delfintherapie muss man sich fragen: Lohnt es sich, wilde Tiere zu einzusetzen? Bei diesen Fragen zucken viele – auch Experten – oft mit den Achseln und sagen: »Was schadet das?« Doch die entscheidende Frage für uns ist immer: Wie geht es dem Tier dabei, und hier im Speziellen, wie geht es den Delfinen?

Die meisten Delfine, welche in Therapien eingesetzt werden, leben in Gefangenschaft, und meist handelt es sich um Wildfänge. Schon beim Einfangen sterben viele der Meerestiere oder werden schwer verletzt. Tatsächlich finden blutige Treibjagden auch deshalb noch statt, weil die Fischer die Tiere für viel Geld an Delfinarien in aller Welt verkaufen können. Zudem können Delfine in Gefangenschaft nicht artgerecht gehalten werden und weisen daher oft Verhaltensstörungen auf, die wiederum mit Psychopharmaka behandelt werden müssen.

Und diese Verhaltensstörungen machen sie auch gefährlich. Obwohl die Mythologie behauptet, dass Delfine die Freunde des Menschen, ja sogar deren Schutzengel seien, kommt es immer wieder zu Angriffen und Bissverletzungen. Denn die Tiere können auch aggressiv sein, und ihre Zähne sind scharf genug, um einen großen Barracuda locker in zwei Teile zu reißen. Eine Studie ergab, dass von 400 Betreuern der Meeressäuger über 50 % Verletzungen durch Delfine erlitten hatten[6]. Auch Patienten wurden mehrfach von Delfinen verletzt, teils sogar schwer. Augenzeugen berichteten von einer gerissenen Milz bis hin zu gebrochenen Rippen, abgerissenen Händen und Beinahe-Ertrinken. Uns verwundert es sehr, dass Eltern, die ihr Kind niemals mit einem Löwen spielen lassen würden, nicht davor zurückschrecken, es in ein Becken mit einem Delfin zu bringen.

Vereinzelt werden auch Therapien mit Delfinen in »Halbgefangenschaft« angeboten, meist in Buchten, die künstlich vom Meer abgetrennt sind. Oder sogar mit frei lebenden Delfinen, wobei dann das Gebiet trotzdem zeitweise vom offenen Meer durch ein Netz abgesperrt wird. Doch auch dann sind die Tiere permanenten Gefahren ausgesetzt. Dazu gehören ein erhöhtes Verletzungsrisiko, vermehrter Stress oder die Störung ihres natürlichen Verhaltens.

Die Wal-Biologin Maddalena Fumagalli von der neuseeländischen University of Otago beobachtete zum Beispiel, dass die Tiere durch die Schwimmprogramme in ihrem Schlaf gestört werden. Delfine, die für ihre akrobatischen und drehenden Sprünge aus dem Wasser bekannt sind, schwimmen nachts in die offene See, um dort nach Fischen zu jagen. Zum Ausruhen und Schlafen kommen sie dann bei Tagesanbruch an die Küsten und in die Lagunen. Und Studien zeigen, dass Delfine immer dann mehr Sprünge machen, wenn sie in ihrem Schlaf gestört werden. Was die meisten für ein zutrauliches Spiel der Tümmler halten, ist also in Wirklichkeit ein deutliches Zeichen für ein gestörtes Ruheverhalten. Die Folge: Sie werden rastlos und erschöpft, kümmern sich weniger um ihre Kälber und Artgenossen.

Zudem können Delfine sich anstecken. Die Meeressäuger sind besonders anfällig für Infektionen der oberen Atemwege, deren Keime vom Menschen übertragen werden. Zwar ist diese Gefahr für Delfine in Gefangenschaft größer, doch das Risiko besteht auch, wenn sie in freier Wildbahn mit infizierten Personen in Kontakt kommen.

Menschen, die Delfin-assistierte Therapie in Anspruch nehmen, sind sich der negativen Folgen der »Flipper«-Euphorie meist nicht bewusst, was auch damit zusammenhängt, dass über die dunklen Seiten der Delfintherapie wenig bis gar nichts bekannt wird. Denn aggressive oder sterbende Delfine werden vielfach heimlich durch andere Exemplare ersetzt, die aus der Wildnis geholt oder aus einer anderen Einrichtung verbracht werden.

Traurigerweise erkennen viele Menschen nicht, dass die Delfine, bei denen sie Hilfe suchen, wahrscheinlich genauso seelisch und körperlich traumatisiert sind wie sie selbst. Dabei hätte jeder Kontakt mit einem Esel, einer Kuh oder einem Schaf eine ähnliche Wirkung wie der mit einem Delfin und wäre deutlich kostengünstiger und weniger belastend für die Tiere.

Der Einsatz von Delfinen wäre aus unserer Sicht dann gerechtfertigt, wenn diese Tiere wirklich besondere Heilkräfte besäßen. Aber es bräuchte felsenfeste Beweise dafür, dass Delfine ein in sich gekehrtes, autistisches Kind zu einem gesprächigen, kuschligen Wesen verwandeln können oder dass einige Stunden Spiel mit Delfinen den IQ eines Mädchens mit Down-Syndrom fünfzehn Punkte nach oben bringt, oder dass die angeblichen elektrischen Felder der Delfine die depressive Frau tatsächlich für längere Zeit aus ihrer psychischen Lähmung reißen.

Solange dies nicht bewiesen ist, lehnen wir die Arbeit mit Delfinen strikt ab. Und haben gute Gründe dafür. Sie sind nicht domestiziert und gehören hinaus in die Wildnis der Ozeane.

7 | Bauernhoftiere öffnen Welten

Trotz aller tierethischen Bedenken sind Delfine als sanfte Helfer in aller Munde. Dagegen wissen nur wenige Menschen, dass die »besseren Delfine« in ihrer nächsten Umgebung leben, oft nur wenige Minuten zu Fuß oder mit dem Auto. Machen Sie es wie wir und fahren Sie raus aufs Land.

Es ist November, kühl und neblig. Am frühen Nachmittag fahren wir mit unserem kleinen Wohnmobil auf den Bauernhof von Familie Göhring im oberschwäbischen Rulfingen. Empfangen werden wir von zwei Appenzeller Sennhunden, Max, der coole, und Moritz, der junge pubertäre. Nach kurzer Aufregung kehrt wieder Ruhe ein. Wir sind seit vielen Jahren mit Andrea Göhring und ihrem Mann Hubert befreundet. Andrea ist offen, freundlich, hat das Herz am rechten Fleck und ist vor allem Bäuerin mit Leib und Seele. Typisch für viele Familienbetriebe leben auf ihrem Hof drei Generationen und betreiben ökologische Landwirtschaft – Öko ist ihre Lebensphilosophie. Es ist ein viehloser Betrieb, Milchkühe und das Schlachtvieh haben sie schon vor vielen Jahren abgegeben, jetzt bauen sie neben Getreide Ackerbohnen, Linsen und auch herrliche Speisekartoffeln an.

Viehlos? Nicht ganz, denn Andrea hat eine ganz andere Schatzkammer ihres Bauernhofs entdeckt: die heilende Wirkung von Bauernhoftieren. Kuh Paula, Hahn Henry, Minischwein Micki und Esel Mia sind die Stars auf ihrem Bauernhof[1].

Auf der Weide treffen wir Kuh Paula, die mit ihrer Tochter Klara wiederkäuend und sichtlich zufrieden auf der feuchten Wiese liegt. Die drei Esel Mia, Pablo und Luis schauen nur kurz auf und fressen dann gemütlich weiter – was Esel am liebsten tun. Die vier Minischweine sind im Stall, zwei von ihnen sind erst seit kurzem auf dem Hof und finden sich nun erst mal ein. Bevor die beiden Neuen ihren Job als Co-Therapeuten antreten dürfen, müssen sie noch viel lernen und sich noch an unterschiedlichste Menschen, Situationen und Materialien gewöhnen. Auch Schafe und Ziegen leben auf dem Therapiebauernhof und werden als Co-Therapeuten eingesetzt.

Tiergestützte Therapie auf dem Bauernhof ist immer Teamarbeit. Andrea bringt ihre Erfahrungen als Bäuerin, Bauernhofpädagogin und Fachkraft für tiergestützte Therapie und Pädagogik ein, die Betreuer der Klienten ihr spezifisches pädagogisches oder therapeutisches Fachwissen. So ist sichergestellt, dass sowohl die Tiere als auch die meist schwer mehrfachbehinderten Menschen ausreichend Aufmerksamkeit erhalten und die Therapie zielführend ist.

Störrische Esel machen munter

Esel sind ganz gelassene Zeitgenossen und besitzen einen starken Charakter. Man könnte sagen, sie vertreten ihre Meinung konsequent. Sie erinnern sich? Das haben sie von ihren Vorfahren geerbt, die im kargen, bergigen Gelände überleben mussten. Ihre langen Ohren, die großen Augen und das weiche Maul öffnen das Herz vieler Menschen. Aber auch das besonnene Verhalten bei

Gefahr lässt sich therapeutisch gut nutzen. Während Pferde die Flucht ergreifen, bleiben Esel stehen und handeln überlegt. Ihre Ruhe und ihr manchmal störrisch anmutendes Verhalten fördern soziale Kompetenzen. Denn mit Druck, Geschrei und Gewalt läuft bei ihnen gar nichts. Dann »streiken« sie. Das, so Andrea Göhring, fordert, die Bedürfnisse, Stimmungen und Gefühle der Esel wahrzunehmen und auch zu spüren, wie es einem selbst geht, wenn der Esel mal streikt, und dann in angemessener Art und Weise empathisch und geduldig damit umzugehen.

Schon seit Stunden freut sich Andreas auf den Ausflug mit Eselin Mia, er kann gar nicht schnell genug mit seinem Rollstuhl aus dem Behindertenfahrzeug herausrollen. Seit einem schauerlichen Autounfall sitzt der körperlich schwer eingeschränkte 11-Jährige im Rollstuhl. Vor dem Ausflug muss Mia geputzt werden, und das ist für Andreas eine wahre Herkulesaufgabe. Vom Rollstuhl aus striegelt er eifrig die Flanken, und immer mal wieder schafft er es auch, aufzustehen und den Rücken der Eselstute kurz zu bürsten. Nach der Fellpflege wandert die Gruppe auf einem geteerten Weg aus dem Dorf hinaus. Eine Betreuerin schiebt den Rollstuhl, während Andreas konzentriert Mia neben sich an einem langen Strick führt. Sicherheit geht vor, und daher hat Andrea Göhring noch einen zweiten Führstrick in der Hand. Liebe Leser, Sie wissen schon, unterwegs dürfen die Esel nur an bestimmten Stellen fressen, sonst ginge es gar nicht voran, dafür werden extra Pausen eingelegt. Als endlich Fressen angesagt ist, steht Andreas auf, wacklig und gestützt durch seine Betreuerin, macht er einige Schritte in die Wiese. Denn er möchte, dass Mia nur das »gute Gras« frisst und nicht das am Wegrand. Da haben bestimmt Hunde daraufgepinkelt, ist er überzeugt. Es kostet ihn viel Kraft und Mut, aber Mia ist seine beste Motivationstrainerin. Bei den Ausflügen mit Mia kann er auch immer etwas sammeln, denn gebrauchen kann er alles, den Maiskolben, das dicke Stück Holz, den glatten Stein oder einen roten Apfel, alles wird in Mias Packtasche gesteckt und mit nach Hause genommen, Trophäen einer Eselwanderung.

Beim Versorgen der Tiere erleben Menschen, dass ihr eigenes Handeln etwas bewirkt. Sie erfahren, wie Fachleute dies nennen, Selbstwirksamkeit. Das ist für Menschen mit Handicaps keineswegs selbstverständlich. Im Alltag wird eher etwas mit ihnen gemacht, in der tiergestützten Therapie kehren sich die Rollen um, so lernen die Klienten durch eigene Fähigkeiten, Dinge mit Erfolg zu bewältigen. Wenn ein Kind beispielsweise eine riesige Kuh führt, gewinnt es mächtig an Selbstbewusstsein.

Kamm, Gummistriegel, Kopfbürste, Massagebürste, Fellkratzer – für den fröhlichen Zehnjährigen sind das keine Dinge mit sieben Siegeln, sondern Werkzeuge, mit denen er dem Esel Dreck und Staub aus dem Fell bürsten kann. Achim leidet an einer motorischen Entwicklungsstörung, ist daher ungeschickt und unbeholfen und hat Schwierigkeiten, wenn es auf Schnelligkeit, Geschicklichkeit und Gewandtheit ankommt. Mit Mütze und Latzhose geht er unbefangen auf die Esel zu, die ihn mit langen »Iiii-Ahhh« begrüßen, da sie wissen, nun steht eine wunderbare Bürstenmassage an. Achim weiß genau, dass Mähne und Schweif mit dem silbernen Kamm gebürstet werden, Rücken und Po dagegen mit dem Gummistriegel. Erst wird ordentlich massiert, dann mit der Bürste geglättet – am Bauch mag Eselwallach Luis nur die weiche Bürste. Fast Minuten ist Achim hingebungsvoll und konzentriert bei der Arbeit. Und er tut nicht nur den Eseln etwas Gutes, sondern auch sich selbst. Dabei merkt er gar nicht, dass Eselputzen seine Grob- und Feinmotorik besonderes trainiert.

Für viele Menschen mit Handicap ist es schwierig, strukturierte und geordnete Handlungsabläufe einzuhalten – in der Begegnung mit den Tieren gelingt dies ganz nebenbei. Nur wer mit Eseln ganz bestimmte Verhaltensregeln beachtet und akzeptiert, kann sie streicheln, halftern und letztlich mit ihnen auf eine Wanderung gehen. Tiere, vor allem Esel und Pferd, fordern ganz zwangsläufig gleichbleibende Strukturen und Abläufe, welche Halt, Orientierung und Sicherheit vermitteln. Je mehr ein Klient solches Vorgehen übernehmen kann und übt, desto sicherer und handlungsmächtiger wird er. Er weiß, welche Handlungen auf welche Weise ausgeführt werden und welche Folgen das Tun haben kann. So ergeben sich eine wachsende Vertrautheit, ermutigende Erfolgserlebnisse und innerer Halt. Je mehr innerer Halt entsteht, desto eher kann sich der Therapeut mit dem äußeren Halt, dem Vorgeben von Strukturen, zurücknehmen. Das Vertrauen in die eigenen Kompetenzen wächst und damit der Stolz auf die eigene Person, das Selbstvertrauen und das Selbstwertgefühl.

Die 9-jährige Anita ist in ihrer Handlungsplanung stark eingeschränkt, sie ist kaum in der Lage, vorausschauend zu denken, hat daher große Schwierigkeiten abzuwägen, welche Schritte nötig sind, um zu einem Ziel zu gelangen. Wenn sie sich ankleiden soll, geht sie in ihr Zimmer, fängt an, sich anzuziehen, hört mittendrin auf und macht was anderes. Sie hat dann die Unterhose an, das Unterhemd und vielleicht auch ein Bein in der Strumpfhose. Wenn die Eltern sie auffordern, sich weiter anzuziehen, ist sie selbst erstaunt, dass sie nicht fertig ist. Und in der Schule soll sie etwas schreiben, vergisst aber, das Mäppchen aus dem Ranzen zu holen, und hat dann keinen Stift zur Hand.

Einen Plan machen – hier hilft der Aufforderungscharakter der Esel, denn Esel brauchen etwas zum Trinken und zum Essen, sie brauchen einen sauberen Stall und ab und zu auch

Körperpflege. Anita möchte unbedingt, dass es den Eseln gut geht und sie sich in ihrem Zuhause wohlfühlen. Dazu bedarf es vieler Arbeitsschritte, die Anita zunächst überfordern. Mit einfachen Arbeitskärtchen geht die Planung besser, auf ihnen steht genau, was wann zu tun ist. Erst Händewaschen, dann den Esel halftern, das Putzzeug holen und schließlich das Langohr putzen. Anschließend Stall misten, Heu und Stroh in die Raufe füllen, den Esel in den Stall lassen und zum Abschluss wieder die Hände waschen. Am Anfang ist es für Anita schwierig, und Andrea Göhring muss immer wieder helfend eingreifen. Doch im Laufe der Therapie schaut sie immer seltener auf ihre Karten. Sie möchte für ihre Esel alles richtig machen, dafür strengt sie sich an und freut sich, wenn alle Esel sauber, satt und zufrieden sind. Was sie bei den Eseln lernt, übertragen ihre Eltern auf die Abläufe zuhause, und siehe da, auch hier klappt es zunehmend besser.

Rendezvous mit Minischweinen

Wo ein Erwachsener vielleicht etwas Berührungsängste hätte, da geht Johann, ein lernbehinderter, pausbäckiger Schüler, ganz unbefangen ins Schweinegehege. Ein matschiges Vergnügen. Schwein Micki schaut gar nicht skeptisch, freudig grunzend begrüßt das Minischwein den Jungen. Es freut sich tatsächlich und grunzt keine Höflichkeitsfloskel. Mit Menschen tut sich Johann etwas schwer, mit Schweinen offensichtlich nicht. Johann und das Borstenvieh verstehen sich. Er sieht das Tier nicht als Bestandteil einer Mahlzeit, bekanntlich lieben Kinder Schnitzel, sondern als Freund. Und mit dem kann man sogar reden. »Nicht zuhören«, sagt der Junge zu den Erwachsenen. Scheinbar gibt es Geheimnisse zu besprechen.

Minischweine sind genau wie ihre Vorfahren, die Wildschweine, stets aktiv. Von Natur aus schnüffeln und wühlen sie eigentlich immer und überall nach Futter. Rollt man ein Maiskorn in einen Teppich ein, wird das Schwein ihn ausrollen. Um den Schweinen einen Hindernisparcours schmackhaft zu machen, kann man Futterbrocken in den Tunnel oder auf die Wippe legen. Später werden die Schweine ganz von alleine den Parcours bewältigen, weil es ihnen meist Spaß macht. Allein sie zu beobachten ist für Klienten die reine Freude. Aber Schweine folgen den Kindern auch, da sie neugierig und offen für solche Aktivitäten sind. »Dank ihres authentischen Wesens sind Schweine wertvolle Co-Therapeuten«, weiß Andrea Göhring. »Mit ärgerlichem oder ängstlichem Quieken oder zufriedenem Grunzen signalisieren sie unmissverständlich, wie sie sich fühlen. So bekommen Menschen sofort eine Rückmeldung, ob sie sich schweinegerecht verhalten haben.« Schweine aktivieren Bewegungsmuffel und zurückhaltende Kinder, dagegen könnte es bei aktiven, hektischen Kindern zum Beispiel mit ADHS-Symptomatik nach hinten losgehen.

Sandra ist ständig hungrig, sie hat einen schwer stillbaren Appetit, satt sein, das kennt sie nicht, ständig ist sie in Gedanken dabei, etwas Essbares zu finden. Das 10-jährige Mädchen leidet an dem sogenannten Prader-Willi-Syndrom, krankheitsbedingt haben die Patienten immer Hunger, da sich kein Sättigungsgefühl einstellt. Sandra ist deutlich übergewichtig, zudem geistig und körperlich etwas zurück. Sie lernt zwar alles, ist aber in ihrer Bewegung und im Denken langsam. Ihre Muskelschwäche stört ihr Körperbewusstsein. Die Fähigkeit, zu balancieren und Bewegungen zu koordinieren, ist stark beeinträchtigt. Hier sind die Minischweine Micki und Mini als Bewegungstrainer gefragt. Die zwei Schweine sind ausgesprochen aktiv und pausenlos auf ihrer Weide unterwegs. Die Aktivität der Schweine ist ansteckend und steigert auf natürliche Weise Sandras Bewegungsdrang und ihren Willen, spontan aktiv zu sein und ihre Umwelt kennenzulernen. In der einmaligen Kinderturnwelt auf dem Bauernhof kann sie über Stämme balancieren, über Strohballen hopsen und durch Tunnels kriechen – immer gefolgt von den zwei Rüsseltieren. Für diese Zeit sind die Gedanken an Essen weggewischt, und nach einer Stunde verabschiedet sich Sandra schweißgebadet, aber zufrieden mit einem fröhlichen »Bis zum nächsten Mal« von Micki und Mini.

Viele beeinträchtigte Kinder verlieren irgendwann die Lust an immer weiteren Therapien, die Interaktion mit Bauernhoftieren kann solche Motivationsblockaden wieder aufbrechen. Sie scheint Patienten mit sehr schweren Störungen für weitere Fördermaßnahmen überhaupt erst zugänglich zu machen. Für Andrea Göhring sind Micki und seine Artgenossen wie ein Motivationskatalysator, der die Lust am Mitmachen deutlich steigert.

»Toffel«, brummelt Jenny leise und grinst, während sie dem Schwein eine Kartoffel vor die Schnauze hält. Es ist ein magischer Moment, und es herrscht plötzlich ehrfürchtige Stille. Regungslos stehen die Betreuer von Jenny am Schweinegatter und starren ungläubig auf das korpulente Mädchen. Selbst die Schweine unterbrechen ihr lautes Grunzen als hätte sie die Bedeutung des Augenblicks erkannt. Denn »Toffel« ist das erste Wort, das der 9-jährigen seit Monaten über die Lippen kommt. Schon seit frühester Kindheit ist ihre geistige Entwicklung stark beeinträchtigt, und irgendwann hat sie nicht mal mehr unverständliche Laute von sich gegeben – bis heute. Ein klitzekleiner Anfang ist gemacht.

Mit Schafen Teil der Herde sein

Schafe sind Herdentiere. Diese soziale Lebensweise erleichtert ihnen die Futterversorgung und ist auch ihre Lebensversicherung. Als Herdentiere sind sie sehr sensibel für die Stimmung der anderen. Wenn ein Tier der Herde sich fürchtet, wissen es alle, und eine Flucht wird in wenigen Sekunden organisiert. Das Zusammengehörigkeitsgefühl wird durch Synchronhandlungen bestärkt. Schafe gähnen und harnen gemeinsam, schütteln nach einer Gefahr gemeinsam das Vlies aus, die Angst ab und ruhen und fressen gemeinsam.

Schafe werden oft als die Königstiere der tiergestützten Arbeit angesehen. Sie fühlen sich, wenn sie den regelmäßigen Umgang mit Menschen erst einmal gewohnt sind, auch in größeren Gruppen wohl, denn als Herdentiere stören sie sich nicht an Enge und Menge.

Zuhause ist Mona, eine blonde 14-Jährige, oft genervt, lustlos und frustriert. Ihre Eltern haben sich erst kürzlich getrennt, was ein Schock für sie war. Sie fühlt sich von ihrem Vater verlassen, manchmal hasst sie ihn, und dafür hasst sie sich. Im Umgang mit den Schafen aber vergisst sie ihren Schmerz für einige Zeit. Misten, Stroh einstreuen, Tiere auf die Weide treiben und vor allem ein Teil der Herde sein. Bei alldem ist sie mit Feuereifer dabei. Mona sitzt am liebsten bei den Schafen und hört ihnen beim Kauen und Schmatzen zu. »Da werde ich ganz ruhig und denk an nichts anderes.«

Ebenso wenig beeindruckt wird ein Schaf durch Krach, Lärm

und Geschrei, weil es in einer Herde auch recht laut zugeht. Schafe scheinen merkmalsarm, ihre Gestik und Mimik ist relativ einfach zu entschlüsseln. Daher bieten sie sich für Klienten mit Autismus- Spektrums-Störungen an, denn viele autistische Kinder durchschauen die Körpersprache der Schafe schneller und können so eher Nähe zulassen. Ein Schaf mag Nahkontakt und liebt es, gekrault zu werden. Dank ihres dicken Wollmantels vertragen sie auch ungeschickte Berührungen – sie selbst sind bei der Kontaktaufnahme jedoch sehr sensibel. Da Schafe selbst bei Stress weder beißen noch treten, sind auch unsichere Menschen und Menschen mit schweren körperlichen Behinderungen bei ihnen sicher aufgehoben. Vom sehr sozialen Wesen, von ihrem starken Wir-Gefühl in der Herde können Klienten soziales Verhalten lernen. »Denn«, so Andrea Göhring, als Fluchttier haben sie eine große Sensibilität für die Stimmung ihres Gegenübers und sind um Harmonie bemüht. Das Beobachten einer grasenden Herde hat etwas außerordentlich Beruhigendes. Und während des Wiederkäuens bieten sie dem Menschen eine wunderschöne Ruhe- oder Kuschelzeit an.«

Zickige Ziegen setzen Grenzen

Durch ihr ursprüngliches Leben in den Bergen sind Ziegen sehr anpassungsfähig, sie können schnell auf wechselnde Lebensumstände reagieren. Jede Ziege einer Ziegenherde entscheidet bei Gefahr für sich selbst. Um in den Bergen an Futter zu kommen, muss eine Ziege erfinderisch, anpassungsfähig und sehr reaktiv sein. Das spiegelt sich auch in den Ziegen wider, die in menschlicher Obhut leben. »Meine Ziegen sind sehr muntere und lebhafte Tiere,« sagt Andrea Göhring, »genauso zartbesaitet wie frech und genauso einfühlsam wie übergriffig. Ziegen lernen sehr schnell, sind aber auch schnell abgelenkt.«

Weil Ziegen das soziale Mit- und Gegeneinander äußerst elegant in ihrer Körpersprache zeigen, ist alleine das Beobachten sehr aufschlussreich. Haben denn nicht alle Menschen etwas Freches, Unangepasstes, eben »Zickiges«? Dies zu beobachten und zu besprechen stößt die Frage nach Gut oder Böse, nach Schwarz oder Weiß an und macht es vielleicht leichter, das eigene »Zickige« zu akzeptieren oder sich auch mal anders zu verhalten.[2]

Strolchi knabbert an den Schuhbändeln und versucht, den Verschluss der Regenjacke aufzuziehen. Manchmal rempelt er ihn auch an. Lars, ein 12-jähriger Junge mit ADHS, ärgert sich, dass Strolchi, ein kastrierter Ziegenbock, sich ihm gegenüber so distanzlos und frech verhält. Lars findet das gar nicht toll. Und das, obwohl er selbst oft impulsiv ist, sich nicht an Spielregeln hält und daher von seinen Altersgenossen gemieden wird. Im Kontakt mit den Ziegen kann Lars erleben, wie es ist, wenn andere frech sind und sich nicht an Regeln halten. Und es kann erarbeitet werden, dass Lars sich oft genauso verhält wie Strolchi, das lässt ihn nachdenklich werden. So möchte er nicht sein.

Fühlt sich eine Ziege sicher, zeigt sie große Neugier, ausgeprägtes Explorieren und kann daher kaum widerstehen, mit Kindern zu klettern und zu springen. So schaffen sie es, Kinder in Bewegung zu bringen. Eine Ziege bringt oft auch in der Psyche des Menschen etwas in Bewegung, und vielleicht harmoniert sie gerade deswegen so gut mit ADHS-Kindern, weil sie ähnlich reaktiv und sprunghaft ist.

Ziegen machen Leon mobil, und der Junge liebt Ziegen und den SC Freiburg. Daher findet es der kleine Fußballfan richtig lustig, wenn eine Ziege nach seinem Fan-Schal schnappt. Der Zehnjährige hat eine angeborene Körperbehinderung. Doch die Ziegen mobilisieren all seine Energie. Wenn er über die Weide läuft, laufen ihm alle Ziegen hinterher. Oder umgekehrt. Das ist wie Fangen spielen.

Ziegen sind Reaktionswunder, sie reagieren viel schneller als andere Tiere, wenn ihnen etwas nicht passt. Mit ihrer Eigenwilligkeit können sie auch Kinder mit geringem Durchsetzungsvermögen trainieren, denn eine Ziege will wissen, ob man nein sagen kann. Wenn sie zum Beispiel Schnürsenkel oder Reißverschlüsse aufmachen oder frech am Zaun um etwas Essbares betteln, lernen die Kinder, klar »Stopp« zu sagen und sich durchzusetzen.

Mit Hühnern Geduld üben

Die Vorfahren unserer Haushühner scharrten in lichtdurchfluteten Wäldern nach Futter. Der Wald bot ihnen Deckung vor Fressfeinden und relativ sichere Schlafplätze in den Bäumen. Hühner lieben es, herumzulaufen und alles zu erkunden, was sich bewegt, in der Sonne die Flügel auszubreiten, sich das Gefieder zu putzen und im Sand zu baden. Den ganzen Tag über sind sie äußert geschäftig, picken, schürfen, hacken, rennen und graben. Sie sind Allesfresser, auf ihrem Speiseplan stehen Samen, Pflanzen, Insekten, Würmer und manchmal sogar eine Maus. Zum Sonnenuntergang suchen Hühner erhöhte Schlafplätze auf und verhalten sich still, denn im Dunkeln sehen sie schlecht und sind daher hilf- und wehrlos. Hühner sind Fluchttiere und haben sehr feine Antennen für mögliche Fressfeinde, und dazu gehört auch der Mensch. Daher ziehen sie sich vor hektischen, unruhigen Menschen zurück. Mit einem Huhn Freundschaft zu schließen erfordert Achtsamkeit. Ein Huhn kann nicht mit Kraft und auch nicht mit List und Tücke zum Kuscheln überredet werden. Nur höfliches, entspanntes Verhalten und Geduld ermöglichen engen Kontakt. Geduld ist ein großes Thema für viele kleine Patienten. Sie müssen aufgrund ihrer Erkrankungen große Frustrationen aushalten, denn sie leben sehr oft lange Zeit mit Einschränkungen, und Fortschritte stellen sich möglicherweise nicht so schnell ein wie erhofft.

Ein Zappelphilipp, der ein Huhn auf dem Arm halten möchte – undenkbar. Und doch ist es das erklärte Ziel von Lorenz, einem 8-jährigen Jungen mit ADHS. Und wie gedacht, es erweist sich als schwieriger, als von Lorenz vermutet. Hühner flattern und gackern oft wild, also versucht Lorenz, wild gestikulierend auf sich aufmerksam zu machen. Doch das Gegenteil geschieht, die Hühner verschwinden im Stall. Es braucht einige Zeit, bis er einsieht, dass es so nicht geht. Wer ein Huhn auf dem Arm haben möchte, muss selbst ruhig werden und sich zurücknehmen. Lorenz fällt dies ungeheuer schwer, erst in der vierten Sitzung gelingt es ihm, ruhig zu sitzen, und siehe da, die Hühner laufen pickend um ihn herum. Seine Motivation ist entfacht, er wird es schaffen, und tatsächlich, nach neun Sitzungen kann er sich so weit zügeln, dass Henry der Hahn auf seinen Schoß kommt. Um sich im Alltag immer wieder an Henry und das Geduldigsein zu erinnern, gibt es ein Foto als Erinnerungshilfe: Lorenz mit Henry auf dem Schoß. Ob er es auch im Alltag schafft, ungewiss, doch ein Anfang ist gemacht.

Nur zu Menschen, denen Hühner trauen und bei denen sie sich sicher fühlen, kommen sie nahe heran, hat Andrea Göhring beobachtet. Dann werden sie sehr gerne auf dem Arm gewiegt, am Hals gekrault und gekuschelt. Gerade auf ihrer hohen Sensibilität beruht eine ihrer therapeutischen Wirkungen. Im Kontakt mit dem Huhn lässt sich sehr gut die Sozialkompetenz fördern, denn es reagiert punktgenau auf unbotmäßiges Verhalten und fördert so schnelles Lernen. Anders als Hund oder Pferd hört ein Huhn nicht auf sprachliche Aufforderungen, und daher bekommt der Klient sein Verhalten ungefiltert gespiegelt.

Die Seelenruhe der Kühe

Die Tiere auf dem Bauernhof von Andrea Göhring sind es gewohnt, dass sie gestreichelt werden oder ihnen ein Kind in einem Schüsselchen einen Apfel entgegenstreckt. Es muss aber alles sehr behutsam gehen. Ruckartige Bewegungen mögen die Tiere nicht. Kühe sind sehr feinfühlige und soziale Lebewesen. Die besondere Stärke liegt in ihrer ruhigen und gutmütigen Art. Sie passen gut zu Kindern mit körperlichen Einschränkungen. Die gemächlichen Bewegungen beim Führen helfen Kindern, ihre eigene mangelnde Koordination in einen Rhythmus zu bringen. Beim Wiederkäuen sind ihnen Menschen zum Streicheln und Schmusen sehr willkommen. Mit ihrer Ausgeglichenheit beruhigen sie ängstliche oder hyperaktive Kinder.

Für die Aussicht, mit der Kuh Paula auf Du und Du zu sein, mobilisiert die 16-jährige Lea, die seit einem Skiunfall nur noch schleppend an Krücken gehen kann, gern ihre letzten Reserven. Denn um zu Paula zu gelangen, geht es nicht über ebene Böden wie zuhause, es gilt, Schotterpisten, Schlaglöcher und Grasbüschel zu überwinden. So trainiert sie beiläufig auf den unterschiedlichen Untergründen ihre Motorik. Andrea Göhring führt die Hand von Lea ganz behutsam zu Kuh Paula. Für das Mädchen heißt das, die eigene Angst zu überwinden, Zutrauen zu sich selbst zu finden. Wenn der Apfel dann genüsslich verspeist wird, dann strahlen ihre Augen und sagen: »Guck mal. Ich kann es.«

Kühe eignen sich – man sollte es nicht glauben – gut zum Kuscheln. Das liegt in ihrem Wesen begründet, denn Kühe sind gemütliche Zeitgenossen, sie sind viel langsamer unterwegs als wir Menschen. Wer schon einmal im Stall die Wärme einer Kuh gespürt hat und mit geschlossenen Augen dem sanften Mahlen beim Wiederkäuen gelauscht hat, wird schnell zum Wiederholungstäter.

Die fünfjährige Tanja ist blind und schwer mehrfachbehindert. Sie hat eine spastische Lähmung, Arme und Beine sind verkrümmt und der ganze Körper dauernd angespannt. Man sieht ihr an, dass sie unter Schmerzen leidet. Die täglichen physiotherapeutischen Übungen sind eine Qual, und immer öfter verweigert sie die Therapie. Hier kommt nun eine ganz spezielle Entspannungstherapie zum Einsatz. Wenn Kuh Paula ausreichend gefressen hat, legt sie sich auf die Weide und käut wieder. Eine Zeit, in der sie völlig entspannt und ruhig ist. Diese Zeit nutzt Andrea Göhring. Vorsichtig lagert sie Tanja auf der liegenden Kuh. Anfangs ist es mühsam, das total verkrampfte Kind auf dem Kuhrücken zu halten, vier Hände müssen zupacken, damit Tanja nicht herunterrutscht. Doch nach und nach tun Wärme, Geruch und der sich langsam hebende und senkende Brustkorb des Wiederkäuers ihre Wirkung. Die Verkrampfungen lösen sich, Arme und Hände entspannen, und ihre Mutter freut sich, dass ihr Kind »wie ein Sack Kartoffeln« auf Paula liegt. Tanja beginnt zu lachen und zu juchzen – in der kommenden Stunde ist sie ein schmerzfreies, zufriedenes Kind. Wenn man die Szene beobachtet, gewinnt man den Eindruck, dass Kuh Paula genau weiß, was zu tun ist. Sie liegt tief atmend und wiederkäuend einfach nur da. Selbst die lästigen Fliegen in ihren Augen und auf der Nase werden nicht durch Kopfschütteln vertrieben.

• • •

Sie haben gesehen: Auf Bauernhöfen gibt es viel erleben und ersüren. Riechen, Spüren, Sehen und Hören. Allein schon beim Tasten tut sich eine neue Welt auf. Die flaumigen Hühnerfedern, das weiche Maul des Esels mit seinen harten, langen Tasthaaren, das kräftige, aber weiche und leicht fettige Fell der Schafe, die schuppige Hühnerkralle und die borstige Schweinehaut – alles fühlt sich anders an. Und wenn sie achtsam sind, hören Sie, das Schmatzen der Schweine, das leise Muhen der Kühe oder das Scharen der Hühner. Ebenso verschieden sind die Gerüche, die Atmung und sogar die Körpertemperatur der Tiere – ein unvergleichlicher Wohlfühlort.[3]

8 Voraussetzungen für eine tierisch gute Therapie

Tiere sind heilsam! Aber Achtung: Die tiergestützte Therapie ist keine eigenständige Therapieform. Die Tiere werden als Co-Therapeuten bei unterschiedlichsten Therapieformen eingesetzt. Damit ist klar gesagt:

•••

Tiergestützte Therapie ist keine Einzelmaßnahme, sondern immer Teil langfristiger Maßnahmen wie Ergotherapie, Krankengymnastik, Logopädie oder Psychotherapie.

•••

Tiere fördern in der Therapie das Vertrauen, die Sicherheit, das Mitteilungs- und Geselligkeitsbedürfnis sowie Motivation und Kooperation – das ist eine ganze Menge. So kann ein Therapeut zu einem traumatisierten Kind über das Medium Tier schneller

Kontakt herstellen und ihn dann auch halten. Und das ist wichtig, denn erst ein stabiler Kontakt macht therapeutisches Arbeiten möglich.

So bemerkenswert die therapeutische Kraft der Tiere auch ist: Sie sind nicht die besseren Therapeuten. Vielmehr ergänzen sie das »Mängelwesen« Mensch mit ihren tierischen Qualitäten. Sie helfen uns, aufgrund ihrer tierischen Natur und nicht – wie viele glauben oder es sich wünschen –, weil sie die »besseren Menschen« sind. Tiere bringen sich jeweils mit ihren spezifischen Fähigkeiten ein – mit ihrer Form der Kommunikation, ihrem Leben im Augenblick, ihrer Kooperation, ihrem Vertrauen und ihrer Zuwendung. Der Behandlungsverlauf hängt gleichermaßen vom Zutun aller Beteiligten ab, und das heißt, eine Erfolgsgarantie gibt es genauso wenig wie bei anderen Heilmitteln.

Häufig werden Tieren besondere, nahezu übermenschliche Fähigkeiten zugeschrieben. Lassen Sie uns das am Beispiel Coaching erläutern: So wird oft angenommen, ein tierischer Coach würde spontan spüren, worum es geht, sofort zeigen, was er davon hält, und die Klienten könnten daher in kürzester Zeit entscheidende Schlüsse für ihr Leben ziehen. Manchmal wird im Coaching sogar vorgeschlagen, sich von den Vierbeinern abzuschauen, wie man effektiv führt oder richtig kommuniziert. Kurz zusammengefasst: Wer Pferde oder Esel führen kann, kann auch Menschen führen. Es gibt da nur ein klitzekleines Problem: Haben Sie schon einmal eine Führungskraft gesehen, die ihren Mitarbeitern in den Po beißt oder ihnen ihre Grenzen mit gezielten Tritten aufzeigt? Wir hoffen nicht!

So verstanden ist tiergestütztes Coaching falsch verstanden. Das Tier dient im Coaching nicht als exaktes Vorbild, sondern vielmehr als Metapher und Übungsobjekt. Im Umgang mit Pferd oder Esel können Klienten etwa üben, klarer und souveräner aufzutreten, in dem sie ihr Verhalten direkt gespiegelt bekommen. Oder sie können beobachten, wie Esel oder Pferde miteinander kommunizieren, und dies dann auf ihr eigenes Führungsverhalten übertragen. Übertragen! Nicht tierisches Verhalten mit realem Führungsverhalten gleichsetzen! Auch sind Pferd oder Esel nicht die alleinigen Wirkungsmomente, sondern es braucht die unterstützte Selbstreflexion durch den Coach. Zusätzlich bedarf das im tiergestützten Coaching Gelernte eines bewussten Transfers in den Alltag. Also glauben Sie nicht den esoterischen Heilsversprechen, sondern schalten Sie ihren *horse-sense* (englisch für gesunden Menschenverstand) ein.

Tiere vollbringen keine Wunder

Tiere sind keine Wunderheiler, und viele der teils esoterisch anmutenden Heilsversprechen falsch. Wir sind darauf vor allem bei der Delfintherapie schon näher eingegangen, doch dies gilt für alle unsere Tiere. Solche Versprechungen werden häufig mit einer nicht zu widerlegenden Erklärung garniert: Das Tier wirke ungeheuer tief auf das Unterbewusstsein ein, versprühe eine unsichtbare Lebensenergie, und die heilsamen Mechanismen seien so komplex, gar kosmisch, dass wir Menschen sie nicht verstehen könnten. Wir sollten uns schon gar nicht darum bemühen. Dahinter steckt ein nur allzu menschlicher Wunsch, nämlich der Wunsch, eine Bürde abstreifen zu können, nämlich die Angst der Therapeuten, zu versagen. Nur allzu gerne würden wir Therapeuten daher die Hoffnung auf Heilung den Tieren überantworten. Leider ist dies ein sinnloses Unterfangen, denn nicht das Tier besitzt die Verantwortung für den therapeutischen Prozess, sondern der Therapeut – und natürlich auch der Klient.

Auch wenn immer wieder kleine Wunder geschehen, dürfen wir keine Wunder von Tieren erwarten. Tiergestützte Therapie wird Lahme nicht zum Gehen bringen und Stumme nicht zum fließenden Sprechen. Es kann aber sein, dass ein stummes Kind nach Jahren ein erstes Wort herauspresst oder ein behindertes Kind mehr von seiner Umwelt wahrnimmt und selbstbewusster wird.

Die sieben Schlüssel für eine heilsame Wirkung

Der erste Schlüssel ist, das Tier nicht als Therapeuten zu sehen, sondern als eine außergewöhnliche Möglichkeit zur Selbstreflexion, Motivation und Kommunikation. Und möchten Klienten tatsächlich Nutzen aus tiergestützter Therapie ziehen, darf das tierische Erlebnis – wie wir schon geschrieben haben – nicht so stehen bleiben, es muss vielmehr auf den Lebenskontext des Klienten bezogen werden. Unsere Erfahrung zeigt, eine nachhaltige Veränderung stellt sich nur ein, wenn das Erlebte anhand anerkannter Veränderungstheorien reflektiert wird. Nur so kann die neue Erfahrung in das alltägliche Leben integriert werden. Und hierzu können Tiere nur wenig beitragen, vielmehr muss auf »bewährte« Therapiemethoden zurückgegriffen werden. Wir sind der festen Überzeugung, dass nur so die Wirkung eines Tieres voll ausschöpft werden kann.

Der zweite Schlüssel ist das »dritte Auge«, ein Auge für unterschwellige Zeichen, welche vom Klienten wie vom Tier ausgesendet werden. Oft geschieht etwas Bedeutsames, auch wenn der Klient »nur« mit dem Tier spielt oder die gesamte Therapiestunde nur »Guten Tag« und »Auf Wiedersehen« gesagt wurde. Was sich in der Klient-Tier-Interaktion genau zuträgt, ist nicht immer offensichtlich, und Erkenntnisse entstehen nicht immer da, wo man sie am ehesten, sondern dort, wo man sie am wenigsten vermutet. Wir sprechen dann von magischen Momenten. Dinge, die wir auf den ersten Blick beobachten können, spielen in der tiergestützten Therapie nur selten eine bedeutsame Rolle. Die interessanteren und wichtigeren Dinge spielen sich ab, wenn wir nicht damit rechnen, und auch meist unterhalb unseres gewöhnlichen Radars. Wir müssen deshalb unser Bewusstsein, unser »drittes Auge«, darauf trainieren, auch feinste Veränderungen achtsam wahrzunehmen.

Der dritte Schlüssel ist das »Loslassen-Können«. Gänzlich kontraproduktiv ist es, wenn Therapeut und Klient – meist unbewusst – um die Zuneigung des Tieres konkurrieren. Als tiergestützt arbeitender Therapeut muss es möglich sein, zumindest für die Therapiestunde, dem Klienten das Feld zu überlassen, und das ist oft schwierig. In der Supervision arbeiten wir immer wieder mit Therapeuten, die nicht loslassen können. Sie ertragen es nicht, dass der Klient mit ihrem geliebten Tier schmust und kuschelt oder mehr Aufmerksamkeit erhält. Aber genau darum geht es: sich zurücknehmen, wenn es ansteht, und wieder in Kontakt gehen, wenn es nötig erscheint. Dazu muss man sein Tier sehr genau kennen und seine Kommunikation verstehen und natürlich auch sich selbst immer wieder reflektieren.

Der vierte Schlüssel ist die Freiwilligkeit. Wir versuchen in der Therapie, ein Umfeld zu schaffen, das den Tieren möglichst viel Freiheit gibt, mit uns zu kommunizieren, mit uns zu kommen oder sich von uns abzusetzen, ganz wie sie es mögen. Wir sagen dazu: Das Tier darf »nein« sagen. Nur wenn wir wissen, wie unser Tier unter bestimmten Umständen reagiert, sind wir vorbereitet und können ein »Nein« auch als solches erkennen. Dazu müssen wir unser Tier genau beobachten und klar sehen, wie es im täglichen Leben seine Bedürfnisse ausdrückt. So können wir in therapeutischen Situationen sein Verhalten leichter interpretieren und entsprechend handeln. Um dies zu gewährleisten, verbringen wir viel Zeit mit unseren Tieren, und in dieser Zeit sind nicht nur Pflege und Training wichtig. Miteinander zu kommunizieren oder einfach Zeit zu verbringen verspricht den Gewinn. Und wenn eines unserer Tiere wirklich einmal »Nein« sagt, dann ist unsere Kreativität gefordert, um eine sinnvolle Intervention auch ohne das Tier durchführen zu können.

Der fünfte Schlüssel ist die Sicht der Tiere. Um tierische Co-Therapeuten wirksam einsetzen zu können, dürfen wir die Welt nicht nur von uns aus, vom Menschen her, sondern müssen sie auch vom jeweiligen Tier her denken. Nur so besteht die Chance, dass wir die Würde und Integrität der Tiere achten[1]. Aus unserer Erfahrung sind Tiere nur dann wirksam, wenn sie als Tiere mit uns in Kontakt treten können. Was wäre erreicht, wenn dem Tier beigebracht wird, Tricks zu machen, ob Männchen, Schäm dich, Rolle oder High Five. Aus unserer Sicht: rein gar nichts. Denn unsere Tiere dürfen als tierische Individuen – als Du – mit uns interagieren und müssen nicht Trickkünstler, Animateur oder gar menschlicher Therapeut sein.

Der sechste Schlüssel ist das Wohl der Tiere. Dies steht für uns an oberster Stelle. In den Anfängen tiergestützter Therapie wurden Tiere meist bei scheinbar nicht therapierbaren Klienten eingesetzt. Im Mittelpunkt standen immer die kranken

Menschen, die Tiere waren dagegen meist Mittel zum Zweck, ausgetauscht, wenn sie den angezielten Zweck nicht zufriedenstellend erfüllten. Tiere wurden als lebende Pille oder Therapiematerial betrachtet und tierethische Fragen meist gar nicht gestellt. Erst nach und nach setzte sich die Erkenntnis durch, dass ein Tier in der Therapie als Arbeitspartner angesehen werden muss und nicht als Werkzeug, das man ausbeuten darf.[2]

Mithin sollte sich der Therapeut seiner Verantwortung gegenüber dem Tier stets bewusst sein, auch wenn der eigene Wille, die Bewegungs- und Entscheidungsfreiheit eines Tieres in der Therapie manchmal eingeschränkt werden muss. So soll der Hund zu manchen Zeiten auf seinem Platz liegen, obwohl er viel lieber herumlaufen würde, oder das Pferd soll still stehen, obwohl es lieber über die Weide galoppieren würde. In der tiergestützten Therapie befinden wir uns stets in einer Zwickmühle, dem Dilemma zwischen der Freiheit des Tieres, dem »Nein-Sagen« und den Zielen in der Therapie. Dieses ethische Problem lösen wir, wann immer es geht, zugunsten des Tieres. Zum Beispiel binden wir unsere Esel zum Putzen nicht fest. Thimba wird im Therapieraum nicht an der Leine geführt oder gar fixiert, damit ein bettlägeriger Patient sie streicheln kann. Unsere Tiere können sich, wann immer möglich, der Begegnung entziehen.

Tauchen während einer Intervention Bedenken auf, Tier oder Klient könnten sich nicht wohlfühlen, dann muss man die Bedingungen so verändern, dass das Wohlbefinden wiederhergestellt wird. Ist dies nicht möglich, was immer mal wieder geschehen kann, brechen wir den Tierkontakt ab. Das ist meist gar nicht tragisch und kann dem Klienten sogar viele neue Erkenntnisse ermöglichen.

Der siebte Schlüssel ist: Tiere sind Individuen mit individuellen Fähigkeiten. Tiere sind mehr als ein Werkzeug, eine Methode oder Medium, sie sind unsere Mitarbeiter auf vier Beinen. Und wie menschliche besitzen auch tierische Mitarbeiter sehr unterschiedliche Begabungen – kein Wunder, dass sie sehr unterschiedlich wirken. So kann ein Hund, der ständig in Aktion ist, zu Spiel und Spaß auffordert, bei einem Kind mit ADHS die Symptome eher verschlechtern, während derselbe Hund einen depressiven Klienten aus seiner Lethargie reißen kann. Oder ein Hund, der ungestüm auf eine Person zuläuft, die ein Trauma erlitten hat, wird eher verstörend wirken und dazu führen, dass die Traumatisierte sich zurückzieht. Ist das Tier etwa wie ein Alpaka freundlich, zurückhaltend und angenehm unaufdringlich und muss man sich seine Nähe erst verdienen, dann ist er ideal für jemanden, der Kontakt sucht, aber schlechte Erfahrungen mit menschlicher Nähe gemacht hat.

Auch die Größe eines Tieres ist zu bedenken, insbesondere bei Kindern. Ist zum Beispiel der Hund zu groß, schrecken Kinder oft davor zurück, mit ihm zu spielen oder ihn zu kuscheln, manchmal sind sie so ängstlich, dass sie gar keinen Kontakt möchten. Für Jugendliche, die etwas aus der Spur geraten sind, ist ein großer Hund, der viel Persönlichkeit ausstrahlt, dagegen oft genau der richtige Partner, um die eigenen Grenzen zu testen.

So individuell Tiere sind, so individuell ist auch ihr Wunsch, mit Menschen umzugehen. Nicht alle Tiere suchen den direkten Kontakt mit Menschen. Manche Tiere dagegen lieben es, gestreichelt zu werden, sie sind geradezu Kuschelmonster – wir haben selbst eines davon zuhause. Aber auch hier müssen wir genau beobachten, denn viele Tiere lassen sich gerne von ihren Besitzern kuscheln, die Nähe zu Fremden ist ihnen dagegen eher unangenehm. Ähnliches gilt für das Umarmen. Viele Tiere mögen es, gestreichelt zu werden. Umarmen dagegen finden sie ziemlich schrecklich.

Und nicht jede Tierart und nicht jedes Tier ist für die therapeutische Mitarbeit geeignet. Ob, in welchem Umfang und in welchem Bereich ein Tier als Co-Therapeut eingesetzt werden kann, hängt letztlich von vielen Faktoren ab.

Kein Einsatz von Wildtieren!

Domestizierte Tiere sind Haustiere, welche der Mensch aus etlichen Wildtieren durch selektive Zucht und Auswahl geschaffen hat. Diese Tiere sind an die menschlichen Lebensbedingungen angepasst. Ihre Hirngröße ist im Vergleich zu ihren wilden Verwandten deutlich reduziert, dadurch kommt es zu einer Verringerung der Sinnesleistungen, die es den Haustieren leichter macht, nicht auf alle Umweltreize mit einer Alarmreaktion zu reagieren. Das hilft ihnen, in unserer menschgemachten Umwelt stressfrei zu leben. Dennoch gibt es zwischen den Haustierarten aufgrund ihres arttypischen Verhaltens, ihrer Ansprüche und ihrer Sozialstruktur gewaltige Unterschiede, in welchen therapeutischen Bereichen sie eingesetzt werden können. Hamster, Meerschweinchen oder Zwergkaninchen gelten als Kuscheltiere, als bessere Plüschtiere für Kinder. Doch dazu sind sie völlig ungeeignet. Wenn sie immer wieder gepackt und hochgehoben werden wie von einem Greifvogel, bewirkt das bei ihnen nichts als Angst und Stress. Sie eignen sich nur unter bestimmten Voraussetzungen zum Halten und Streicheln. Sie sollten vorwiegend als Beobachtungstiere Einsatz finden und brauchen immer einen Rückzugsort.

Ein kleines Säugetier mit Streichelfell, das sich gern anfassen lässt, gibt es allerdings: Ratten sind hervorragend als Spieltiere geeignet. Sie sind hochintelligent und können sich extrem gut anpassen. Wenn man sie fünf Mal hochgenommen hat, finden die meisten von ihnen das sechste Mal richtig toll. Sie lieben es, gestreichelt zu werden. Das haben biochemische Studien bewiesen: Anders als bei der Kuscheltier-Konkurrenz wird bei Ratten das Beziehungshormon Oxytocin ausgeschüttet, wenn man sie krault. Doch die Farbratten haben es schwer als Co-Therapeuten, sie gelten (zu Unrecht) als unsauber und eklig.

Ungewöhnliche Geschichten mit Wildtieren gehen ganz besonders ans Herz, wie diese, die wir in einer Illustrierten fanden: Auf der Insel Rügen verzaubert ein Rehkitz namens »Manitschka« die Herzen der Senioren in einer Tagespflege. Dass Manitschka überhaupt hier ist, ist ein kleines Wunder: Ein Hund attackierte das Kitz, biss es in Hals und Ohren. Und es war dem Tod schon so nah, dass Krähen an ihr herumhackten. Spaziergänger finden das halbtote Tier. Und sie rufen Peggy Mitschker an. Die Chefin einer Ergotherapie-Praxis und Leiterin der Tagespflege auf Rügen ist mit einem Jäger verheiratet. Normalerweise päppeln sie verwundete Tiere nur auf und lassen sie dann wieder zurück in die Natur. Eine spätere Auswilderung kommt für Manitschka aber nicht in Frage. Ihre Verletzungen waren zu schwer, sie würde in der Wildnis wohl nicht überleben. Denn: Seit der Attacke bekommt sie schwer Luft, ist schon nach wenigen hundert Metern außer Puste – und wäre so wieder leichte Beute. Das Kitz darf also bleiben. Als Manitschka kräftig genug ist, nimmt Peggy sie mit zur Tagespflege nach Altenkirchen, und so wird sie zum Therapie-Reh auf Rügen. Jetzt erfreut das Rehkitz die Senioren und gehört quasi zum festen Bestandteil des Hauses. »Alle waren sofort verliebt«, sagt Peggy Mitschker. Anfangs war Manitschka noch sehr ängstlich. Die Schritte unsicher, der Blick traurig. Doch Manitschka kämpfte weiter und entwickelte sich so gut wie ihre Artgenossen. »Selbst schwer Demenzkranken, die kaum noch etwas wahrnehmen, zaubert das Rehkitz ein Lächeln ins Gesicht«, freut sich Peggy. Liebevoll streicheln die Bewohner das Kitz, füttern es, und das neue »Haustier« macht sogar kleine Spaziergänge an der Leine mit und folgt den Rentnern auf Schritt und Tritt.[3]

Diese anrührende Geschichte wirft so manche Fragen auf: Wird das Reh noch Spaß am Kontakt mit Menschen haben, wenn es älter ist? Möchte es nicht lieber mit Artgenossen aufwachsen und leben? Wie ist später eine artgerechte Haltung möglich? Wem tun wir Gutes – nur den Menschen oder auch dem Tier?

Wildtiere, die von ihren Eltern getrennt und von Menschenhand aufgezogen werden, empfinden in der Regel jeden menschlichen Körperkontakt als unangenehm, und ihr Stresspegel steigt, wenn sich Fremde nähern. Solche auf Menschen (fehl-)geprägten Tiere erdulden Berührungen nur. Das kann in Aggression umschlagen. Man kann den Eindruck gewinnen, fehlgeprägte Tiere halten sich selber für Menschen und sind durch ihre Aufzucht – leider muss man dies so deutlich sagen – wie Delfine psychisch gestört. Sie sind nicht fähig, ein normales, artgerechtes Leben mit ihresgleichen zu führen.

Wildtiere sind für die tiergestützte Arbeit tabu, auch wenn immer wieder über Uhus, Chinchillas oder auch Exoten als Co-Therapeuten berichtet wird. Die meisten Wildtiere und exotischen Tierarten sind aufgrund ihrer Evolution nicht an ein Leben unter menschlicher Obhut angepasst. Mit der Haltung in Gefangenschaft sind gravierende Tier- und Artenschutzprobleme verbunden: So kann eine artgerechte Haltung meist nicht gewährleistet werden, auch leiden sie unter massivem Stress, da Angefasst-werden als bedrohlich empfunden wird und keine Fluchtdistanz aufgebaut werden kann. Jegliche Kontaktaufnahme mit Wildtieren – auch zu Therapiezwecken – ist daher strikt abzulehnen.

Frühe Sozialisation

Auch Haus- oder Nutztiere können nur heilsam wirken, wenn sie sich normal entwickeln konnten, wenn sie also nicht unter beengten, unfreundlichen Bedingungen aufwuchsen, ohne Eltern und Geschwistern. Denn nur »glückliche« Tiere, die ihre natürlichen Verhaltensinstinkte ausleben dürfen, können uns Gutes tun. Ganz besonders Therapeuten, welche ihre Tiere als Assistenten einsetzen, habe eine klare ethische und moralische Verpflichtung bezüglich des Wohlergehens ihrer Tiere.

Für einen tiergerechten Einsatz ist es wichtig, dass die Tiere schon von frühester Kindheit an an den Kontakt mit Menschen gewöhnt werden, wir sprechen von einem hohen Sozialisationsgrad. Genauso wichtig ist, dass sie sich in der menschlichen Umwelt sicher fühlen und auch den späteren Arbeitsplatz früh kennenlernen – allerdings noch ohne Kontakt zu Klienten. Insbesondere für Tierarten mit einer ausgeprägten Fluchttendenz wie Meerschweinchen oder Kaninchen ist es besonders wichtig, dass sie früh an Menschen und die menschliche Umwelt wie Geräusche und Gerüche gewöhnt werden. Dies ist eine unabdingbare Voraussetzung für ihren späteren Einsatz.

Tiere aus dem Tierschutz – oder lieber nicht?

Viele Menschen, die tiergestützt arbeiten, sind große Tierfreunde und überlegen sich, ein Tier aus dem Tierschutz bei sich aufzunehmen. Das ist zunächst eine positive Entwicklung, da es viele Tiere ohne Zuhause gibt. Wir möchten jedoch aufgrund der unklaren Vergangenheit und meist ungenügenden Sozialisation zu bedenken geben, dass es immer ein Wagnis ist, ein Tier aus dem Tierschutz aufzunehmen, wenn man später mit ihm tiergestützt arbeiten möchte. Tierschutztiere haben Menschen selten als ernst zu nehmende Sozialpartner kennengelernt, vielleicht wurden sie sogar von ihnen misshandelt oder haben Menschen nur als Futterspender erlebt. Solche Tiere werden nicht automatisch eine enge Beziehung zu einem Menschen aufbauen, nur weil er ihnen nun ein Zuhause gibt. Auch sind Tiere aus dem Tierschutz oft wahre Überraschungspakete, man weiß nie, welche Persönlichkeit, welches Verhalten und welche Bedürfnisse solch ein Tier mitbringt. Wir selbst haben eine Katze. Unsere Lilly stammt aus Andalusien, und während sie Bettina heiß und innig liebt, darf Rainer (und auch andere Männer) sie nur selten streicheln. Sie hat wohl in ihrer Kindheit ganz schlechte Erfahrungen mit Männern gemacht. Es ist für uns schwierig abzusehen, ob sie sich für tiergestütztes Arbeiten eignen wird und ob sie selbst wirklich unsere Arbeitspartnerin sein möchte. Bei Rainer als Therapeuten und für männliche Klienten bestehen da schon heute berechtigte Zweifel. Und dann darf sie einfach Hauskatze sein.

Natürlich gibt es unter den Tierschutztieren absolute Schätze, und vor allem Biografie-Arbeit kann man mit ihnen besonders gut machen. Wenn ein Hund einige Jahre im Zwinger verbracht hat und nun in der tiergestützten Therapie mitarbeitet, dann stellen Jugendliche mit Heimerfahrung schnell Vergleiche zwischen sich und dem Tier her, da die Vergangenheit von Tier und Mensch nicht weit voneinander liegen. Die Kinder und Jugendlichen erfahren so, dass ein Leben sich verändern und es wieder aufwärtsgehen kann.

Die richtige Ausbildung

Wenn Sie sich an Tanja und die Kuh Paula erinnern, dann können Sie sicherlich erahnen, welche Vorarbeiten notwendig waren, bis sich Tanja auf Paula entspannen durfte. Oder würden Sie sich spontan zu einer x-beliebigen Kuh auf die Weide legen? Vorsicht, wir warnen Sie hier ausdrücklich davor: Kuscheln mit einer wildfremden Kuh kann böse enden. Alle Tiere, egal ob Kuh, Ziege, Huhn, Esel oder Hund, müssen auf ihre Jobs als Co-Therapeuten behutsam und geduldig vorbereitet werden. Das beginnt bei der Auswahl der geeigneten Tiere, fordert einen gezielten Beziehungsaufbau, die Gewöhnung an verschiedenste Umweltreize und endet schließlich in einem tiefen gegenseitigen Vertrauen. Nur wenn ich dem Tier und das Tier mir wirklich vertrauen kann, werden wir unsere heilenden Kräfte einsetzen können. Solange ich den Hund an der Leine festhalten muss, um zu verhindern, dass er den Klienten umrennt, dem Pferd den Kopf nach unten binden muss, damit es geritten werden kann, die Klienten sich dem Esel nur langsam und von vorne nähern dürfen, ohne getreten zu werden, solange wird die wunderbare Beziehung zwischen mir, dem Klienten und dem Tier nicht wirksam werden, die nötig ist, um die therapeutischen Kräfte tatsächlich freizusetzen.

Nicht nur die Tiere müssen ausgebildet werden, auch die Therapeuten. Neben ihrem therapeutischen Grundberuf müssen sie sich in tiergestützter Therapie weiterbilden. Nicht selten umfassen solche Fortbildungen 1500 Unterrichtsstunden und mehr. Das erfordert von den Menschen, die tiergestützt arbeiten, eine hohe Bereitschaft zu lernen, Erfahrungen zu sammeln und diese in das tägliche Arbeiten einfließen zu lassen. Und vor allem, ihr drittes Auge zu schulen.

Ein etwas anderes Schlusswort

Liebe Leser,

wir – Paco, Leo, Samu und Pepe – sind in diesem Buch häufig Protagonisten. Zum Schluss möchten wir auch noch selbst zu Wort kommen. Beim gemütlichen Grasen haben wir uns über das Buch ausgetauscht. Während der Entstehung haben wir aufmerksam den Gesprächen von Bettina und Rainer gelauscht und so manches aufgeschnappt. Ja, es ist tatsächlich so, uns Tiere verbindet mit den Menschen eine lange gemeinsame Geschichte. Und der Mensch ist in seinem Innersten immer noch ein Tier, auch wenn viele Menschen das nicht verstanden haben. Oft werden auch heute noch unsere Bedürfnisse übersehen, oder wir werden sogar schlecht behandelt. Wenn Menschen mit uns achtsam umgehen, uns das richtige Heu und Stroh und ab und zu eine Bürstenmassage zukommen lassen, dann sind wir gerne bereit, ihre Seele zu streicheln und eine Spur zu hinterlassen, die nie ganz verweht.

Über Wissenschaft wissen wir nichts, ist uns auch schnurz. Wir spüren, dass wir Menschen zufriedener machen, wie ihre Ängste verfliegen und sie besserer Laune werden. Wer mit uns zusammen ist, ist niemals einsam, denn er ist ein Teil unserer Herde, auch wenn er manchmal ein »sturer Mensch« ist – ja, ja, Menschen sind wenig bereit, sich ändern. Wenn wir mit Klienten unterwegs sind, das Rheintal sehen, die Vogesen, das Zwitschern der Vögel, das Blitzen der Sonne durchs Blätterdach sagen die Menschen oft, jetzt wüssten sie wieder, was es bedeutet, Mensch zu sein. Komisch, nicht? Wir und die schöne Natur helfen den Menschen, dass sie wieder zu sich kommen, sich wieder als Mensch fühlen, geerdet sind.

Wir Esel wirken manchmal besser als jede Medizin, die Medizin, die wir ab und zu bekommen, schmeckt ja auch superekling. Zu uns kommen Menschen mit so was wie Depressionen, Burnout, Ängsten. Wir kennen das nicht, fürs Grasen auf der Wiese braucht man das nicht. Angeblich seien das Quittungen der menschlichen Psyche: schlechte Kindheit, stressiger Job, gebrochenes Herz, traumatisches Erlebnis, »yes we can«-Mentalität, Hyperaktivität. Da schütteln wir am Abend öfters bedächtig den Kopf: Was Menschen alles so kriegen können.

Lassen Sie uns von Angela erzählen. Als sie das erste Mal bei uns war, da haben wir ihren Schutzpanzer gespürt, den sie sich vor Menschen gezimmert hat. Alles prallte ab, das Schöne in der Natur, das Grün des Grases, die leckeren Blätter, das knusprige Stroh, aber auch die Zumutungen der Welt brauchte sie so nicht an sich ranzulassen. Wir spürten nichts Lebendiges mehr bei ihr. Sie kam dann einige Male mit anderen Menschen aus einer Klinik zu uns. Nach und nach schafften wir es, dass sie wieder lebendig wurde. Sie durfte mit uns kuscheln, reden, wandern, uns beim Fressen zuhören. Das entstresst. So konnte sie sich langsam erholen. Ihr Schutzpanzer knackte langsam, aber hörbar auf. Wir spürten, dass das Aufbrechen ihrer Schale für sie brutal war. Doch wir öffneten ihr eine Tür in unsere tierische Welt. Und als sie hindurchging, spürte sie wieder Kraft, Ruhe und Achtsamkeit, und dies bewegte sie innerlich. Tief verborgene Gefühle stiegen hoch. Ach, wie oft hat sie an unseren Schultern geweint. Ja, wir hören gut zu und wissen von der Trauer um

Träume, die nie verwirklicht wurden, von Ärger über unvernünftige Entscheidungen und von beruflichen Sackgassen. Doch wenn Angela bei uns war, dann zeigten wir ihr Wege, sich zu erneuern, weiterzuentwickeln und ins Gleichgewicht zu kommen. Wie? Das wissen wir auch nicht so genau. Aber wir denken, Rainer und Bettina haben Ihnen, liebe Leser, das ganz gut erklärt.

Wichtig ist nur, dass es heilsam ist. Wir spürten, wie Angela wieder Vertrauen fasste, und zum Abschied flüsterte sie uns in die Ohren: »Jetzt weiß ich, dass die Dinge wieder in Ordnung kommen.«

»Iaaahhhh!«

Auf ein Wort

Liebe Leserinnen und liebe Leser,

sollten Sie nach der Lektüre unsere Buches daran denken, für sich oder einen Angehörigen tiergestützte Therapie in Anspruch zu nehmen, achten Sie unbedingt auf die Qualifikation des Anbieters.

Die Therapeuten müssen eine pädagogische oder therapeutische Grundausbildung absolviert haben, die sie befähigt, Krankheiten zu behandeln oder dabei unterstützend tätig zu sein. Auch benötigen sie umfangreiche Fachkenntnisse in tiergestützter Therapie. Derzeit bieten nur Weiterbildungen, die von der Europäischen oder Internationalen Gesellschaft für tiergestützte Therapie zertifiziert sind, hierfür ausreichend Gewähr.

Achten Sie darauf, wie die Tiere gehalten werden und wie die Fachpersonen mit ihnen umgehen. Wir sind felsenfest davon überzeugt: Eine positive Wirkung eines Tieres ergibt sich nur dann, wenn eine konstante, intensive, positive und partnerschaftliche Beziehung zwischen Tier und Bezugsperson vorliegt. Wie erfolgreich eine Therapie ist, hängt gleichermaßen von dem Therapeuten, dem Tier und deren Beziehung ab.

Dr. Rainer Wohlfarth und Bettina Mutschler
Sasbachwalden, im Februar 2020

Danksagung

Bei Bands gibt es Solisten, die im Vordergrund über die Bühne tanzen und im Rampenlicht stehen. Doch wie triste klingt es, wenn der Sound der Backgroundsänger und Bandmitglieder mal pausiert. Ähnlich verhält es sich bei einem Buchprojekt. Auf dem Cover diesen Buches stehen nur zwei Namen. Hinter diesem Buch stehen jedoch irrsinnig viele. Wie bei einem Konzert möchten wir zum Abschluss noch die wichtigsten Mitwirkenden an diesem spannenden Buchprojekt – in der Reihenfolge ihres Auftretens – vorstellen und ihnen danken:

Unsere Eltern haben uns immer wieder darauf verwiesen, wie wichtig es ist, eine eigene Haltung zu entwickeln, und dass immer das Verstörende und das Unbequeme die Triebfeder für jede neue Entdeckung und Sicht auf die Dinge sind.

Ayla, Thimba, Lilly, Paco, Pepe, Samu und Leo haben uns gelehrt, geduldig zu sein, haben uns immer wieder zurück ins Jetzt gebracht und uns Bodenhaftung gegeben. Wir haben unendlich viel von ihnen gelernt.

Stellvertretend für die vielen lieben Menschen in und um Sasbachwalden, die uns auch in schwierigen Zeiten immer unterstützt haben, seien genannt: Karin Hoffmann, Ewald Klumpp, Sonja Schuchter, Eugen Oberle, Manfred Bildstein, Klaus Decker, Bernhard Kimmig, Markus Käshammer, Patricia Zimpfer, Szabolcs Salamon, Stefan Doll und Alfred Benz.

Ohne Thomas Schmoll hätte es unser Buch beinahe nicht gegeben. Er hat ein untrügliches Gespür für gute Buchideen. Wir selbst haben nie daran gedacht, dass unsere kleine, beschauliche Welt die große Welt da draußen interessieren könnte. Doch er überzeugte uns – auch davon, dass wir die einzig Richtigen dafür sind.

Niclas Schmoll von der Agentur Michael Meller war vom ersten Augenblick an von der Idee begeistert und hat uns sicher durch das für uns verworrene Dickicht des Verlagswesens geleitet.

Jacob Thomas, unser Lektor, war mit uns anfangs euphorisch, litt mit uns in unseren Krisen und begleitete uns die ganz Zeit mit einer Haltung aus Bestätigung, gedanklicher Reibung und Inspiration, an der dieses Buch wachsen und gedeihen konnte. Mit seinen Anmerkungen, Ideen und Korrekturen hat er das Beste aus unserer Idee herausgeholt.

Kaum hatten wir die Idee zu diesem Buch bekannt gemacht, erreichten uns viele Reaktionen von befreundeten Fachkräften für tiergestützte Interventionen, meist verbunden mit dem Hinweis: »Über tiergestützte Arbeit wird so viel Mist geschrieben, bitte macht nicht die gleichen Fehler.« Deshalb haben wir viele Interviews geführt und uns umfangreichen Input geholt. Stellvertretend für alle möchten wir hier den vier Protagonisten aus unserem Buch danken: Andrea, Christina, Sabine und Wedigo. Und natürlich auch unserem Patenkind Tameo und seinen Eltern Beatrice und Günter.

Unsere Klienten und all die Animaliacs, die unser Buch bevölkern, haben uns den Schatz ihrer Erfahrungen geschenkt und dabei geholfen, vieles neu zu begreifen. So unterschiedlich die Menschen sind, so unterschiedliche Geschichten haben uns die namentlich frei erfundenen Protagonisten erzählt, wofür wir ungemein dankbar sind.

Pro Jahr werden über 70.000 neue Bücher auf den Markt geworfen. Damit unseres in dem riesigen Meer aus Büchern zu finden ist, dafür sorgt das Team von btb. Eine wahre Meisterleistung.

Und was wäre ein Buch ohne Leser. Wir sind *Ihnen* dankbar. Dafür, dass Sie Interesse an unserem Buch gezeigt und es bis hierhin gelesen haben. Danke, dass Sie uns einen Teil Ihrer Zeit geschenkt und sie mit uns und unseren Tieren verbracht haben. Wir freuen uns schon sehr darauf, Sie in unserem nächsten Buch wieder begrüßen zu dürfen.

Wichtige Informationsquellen

Bundesverband für tiergestützte Interventionen:
www.tiergestuetzte.org
Europäische Gesellschaft für tiergestützte Therapie:
www.esaat.org
Internationale Gesellschaft für tiergestützte Therapie:
www.aat-isaat.org
Informationsportal tiergestützte Therapie:
www.tiergestuetzte-therapie.de
Förderverein Tiere begleiten Leben e.V.:
www.tiere-begleiten-leben.de
Förderverein Bauernhoftiere bewegen Menschen e.V.:
www.bauernhoftiere-bewegen-menschen.de

Interessieren Sie sich für Therapie, Coaching oder eine Ausbildung bei uns, dann finden Sie alle wichtigen Informationen auf der Homepage von Ani.Motion – Institut für tiergestützte Therapie:
www.animotion-institut.de

Mehr über uns als Autoren finden Sie unter:
www.wohlfarth-mutschler.de

Anmerkungen und Quellenverzeichnis

Kapitel 1

1 Theobald, D.L. (2010): A formal test of the theory of universal common ancestry. Nature, 465(7295), 219–222.

2 Shipman, P. (2011): The animal connection: a new perspective on what makes us human. New York: WW Norton & Company.

3 Tilley, L. & Oxenham, M. (2011): Survival against the odds: Modeling the social implications of care provision to seriously disabled individuals. International Journal of Paleopathology, 1(1), 35–42.

4 Precht, R.D. (2016): Tiere denken. München: Goldmann.

5 Bradshaw, J. (2017): The animals among us: the new science of anthrozoology. London: Penguin UK.

6 Janssens, L., Giemsch, L., Schmitz, R., Street, M., Van Dongen, S. & Crombé, P. (2018): A new look at an old dog: Bonn-Oberkassel reconsidered. Journal of Archaeological Science, 92, 126–138.

7 Serpell, J.A. (2006): Animal-assisted interventions in historical perspective. In: Fine, A.H. (Ed.), Handbook on animal-assisted therapy: Theoretical foundations and guidelines for practice. New York: Academic Press.

8 http://time.com/3491397/animals-make-a-hospital-happy-classic-photos-of-critters-helping-kids/.

Kapitel 2

1 Gebhard, U. (2001): Kind und Natur. Die Bedeutung der Natur für die psychische Entwicklung, Westdeutscher Verlag, Opladen.

2 https://www.wissenschaft.de/umwelt-natur/warum-kinder-tiere-so-lieben-schon-mit-sechs-monaten-unterscheiden-sie-lebende-wesen-von-toten-gegenstaenden/.

3 LoBue, V. & DeLoache, J.S. (2008): Detecting the snake in the grass: Attention to fear-relevant stimuli by adults and young children. Psychological Science, 19(3), 284–289.

4 Weber, A. (2012): »Mehr Matsch«: Kinder brauchen Natur. Berlin: Ullstein.
5 Pascalis, O. & Kelly, D.J. (2009): The origins of face processing in humans: Phylogeny and ontogeny. Perspectives on Psychological Science, 4(2), 200–209.
6 Bergler, R. (2009): Heimtiere: Gesundheit und Lebensqualität. Schriftenreihe Psychologie der Mensch-Tier-Beziehung (Band 5). Regensburg: Roderer.
7 Cassels, M.T., White, N., Gee, N. & Hughes, C. (2017): One of the family? Measuring young adolescents' relationships with pets and siblings. Journal of Applied Developmental Psychology, 49, 12–20.
8 Zilcha-Mano, S., Mikulincer, M. & Shaver, P.R. (2011): Pet in the therapy room: An attachment perspective on animal-assisted therapy. Attachment & human development, 13(6), 541–561.
9 Adolph, H. & Euler, H.A. (1994): Warum Mädchen und Frauen reiten – eine empirische Untersuchung. Psychomotorik in Forschung und Praxis, Band 19. Kassel: Gesamthochschul-Bibliothek.
10 Kerns, K.A., Koehn, A.J., van Dulmen, M.H., Stuart-Parrigon, K.L. & Coifman, K.G. (2017): Preadolescents' relationships with pet dogs: Relationship continuity and associations with adjustment. Applied Developmental Science, 21(1), 67–80.
11 Schneekloth, U. & Leven, I. (2007): Die Gleichaltrigen: Gemeinsame und getrennte Welten. In: World Vision Deutschland e.V. (Hrsg.): Kinder in Deutschland 2007 (S. 143–164). Frankfurt a.M.: Fischer Taschenbuch Verlag.
12 Anderson, P.E. (2008): Powerful bond between people and pets. Westport: Praeger.
13 Poresky, R.H. (1996): Companion animals and other factors affecting young children's development. Anthrozoös, 9(4), 159–168.
14 Rose, L. (2012): Hat die Tierliebe ein Geschlecht? Bestandsaufnahme zur Genderforschung in der Mensch-Tier-Beziehung. In: Buchner-Fuhs, J. & Rose, L. (Eds.). (2012): Tierische Sozialarbeit: Ein Lesebuch für die Profession zum Leben und Arbeiten mit Tieren (S. 285–307). Heidelberg: Springer-Verlag.
15 Bergler, R. (2009): Heimtiere: Gesundheit und Lebensqualität. Schriftenreihe Psychologie der Mensch-Tier-Beziehung (Band 5). Regensburg: Roderer.
16 Hoff T. & Bergler, R. (2006): Heimtiere und Kinder in der elterlichen Scheidungskrise. Regensburg: Roderer.
17 Renz-Polster, H & Hüther, G. (2019): Wie Kinder heute wachsen: Natur als Entwicklungsraum. Weinheim: Beltz.
18 Greiffenhagen, S. & Buck-Werner, O. (2012): Tiere als Therapie. Neue Wege in Erziehung und Heilung. Nerdlen: Kynos Verlag.

19 Vanek-Gullner, A. (2011): Hund und Kind – was wirkt? Von der Theorie in die Praxis. In Strunz, I. (Hrsg.): Pädagogik mit Tieren. Praxisfelder der tiergestützten Pädagogik (S. 188–207). Baltmannsweiler: Schneider Verlag Hohengehren.
20 Stetina, B. U., Turner, K., Burger, E., Glenk, L. M., McElheney, J. C., Handlos, U. & Kothgassner, O. D. (2011): Learning emotion recognition from canines? Two for the road. Journal of Veterinary Behavior: Clinical Applications and Research, 6(2), 108–114.
21 Poresky, R. H. & Hendrix, C. (1990): Differential effects of pet presence and pet-bonding on young children. Psychological Reports, 67(1), 51–54.
22 Bergler, R. (2009): Heimtiere: Gesundheit und Lebensqualität. Schriftenreihe Psychologie der Mensch-Tier-Beziehung (Band 5). Regensburg: Roderer-Verlag.
23 Paul, E. & Serpell, J. (1996): Obtaining a new pet dog: Effects on middle child-hood children and their families. Applied Animal Behaviour Science, 47 (1–2), 17–29.
24 Greiffenhagen, S. & Buck-Werner, O. (2012): Tiere als Therapie. Neue Wege in Erziehung und Heilung (3. Auflage). Nerdlen: Kynos Verlag.
25 Endenburg, N. (2003): Der Einfluß von Tieren auf die Frühentwicklung von Kindern als Voraussetzung für tiergestützte Psychotherapie. In Olbrich, E. & Otterstedt, C. (Hrsg.): Menschen brauchen Tiere. Grundlagen und Praxis der tiergestützten Pädagogik und Therapie (S. 121–130). Stuttgart: Kosmos.
26 Hoff, T. & Bergler, R. (2006): Heimtiere und schulisches Leistungs- und Sozialverhalten. Regensburg: Roderer.
27 Renz-Polster, H. & Hüther, G. (2013): Wie Kinder heute wachsen. Weinheim: Beltz Verlag.
28 Purewal, R., Christley, R., Kordas, K., Joinson, C., Meints, K., Gee, N. & Westgarth, C. (2017): Companion animals and child/adolescent development: a systematic review of the evidence. International journal of environmental research and public health, 14(3), 234.
29 Kerns, K. A., Stuart-Parrigon, K. L., Coifman, K. G., van Dulmen, M. H. & Koehn, A. (2018): Pet dogs: Does their presence influence preadolescents' emotional responses to a social stressor?. Social Development, 27(1), 34–44.
30 Hoff, T. & Bergler, R. (2006): Heimtiere und schulisches Leistungs- und Sozialverhalten. Regensburg: Roderer.
31 Wilson, E. O. (1984): Biophilia. Cambridge (MA): Harvard University Press.
32 Schlack, R., Kurth, B. M., Hölling, H. (2008): Die Gesundheit von Kindern und Jugendlichen in Deutschland – Daten aus dem bundesweit repräsentativen Kinder- und Jugendgesundheitssurvey (KiGGS). Umweltmedizinische Forschung und Praxis, 13 (4), 245–260.

33 Louv, R. (2008): Last child in the woods: Saving our children from nature-deficit disorder. New York: Workman Publishing Company.
34 Hesselmar, B., Aberg, N., Aberg, B., Eriksson, B. & Björkstén, B. (1999): Does early exposure to cat or dog protect against later allergy development?. Clinical and experimental allergy: Journal of the British Society for Allergy and Clinical Immunology, 29(5), 611–617.

Kapitel 3

1 Powell, L., Chia, D., McGreevy, P., Podberscek, A.L., Edwards, K.M., Neilly, B. & Stamatakis, E. (2018): Expectations for dog ownership: Perceived physical, mental and psychosocial health consequences among prospective adopters. PloS one, 13(7), e0200276.
2 Friedmann, E., Katcher, A.H., Lynch, J.J. & Thomas, S.A. (1980): Animal companions and one-year survival of patients after discharge from a coronary care unit. Public health reports, 95(4), 307–312.
3 Friedmann, E. & Thomas, S.A. (1995). Pet ownership, social support, and one-year survival after acute myocardial infarction in the Cardiac Arrhythmia Suppression Trial (CAST). The American journal of cardiology, 76(17), 1213–1217.
4 Qureshi, A.I., Memon, M.Z., Vazquez, G. & Suri, M.F.K. (2009): Cat ownership and the risk of fatal cardiovascular diseases. Results from the second national health and nutrition examination study mortality follow-up study. Journal of Vascular Intervention and Neurology, 2, 132–135.
5 Wu, Y.T., Luben, R. & Jones, A. (2017): Dog ownership supports the maintenance of physical activity during poor weather in older English adults: cross-sectional results from the EPIC Norfolk cohort. J Epidemiol Community Health, 71(9), 905–911.
6 Christian, H.E., Westgarth, C., Bauman, A., Richards, E.A., Rhodes, R.E., Evenson, K.R. & Thorpe Jr, R.J. (2013): Dog ownership and physical activity: a review of the evidence. Journal of Physical Activity and Health, 10(5), 750–759.
7 Patnode, C.D. Lytle, L.A., Erickson, D.J., Sirard, J.R., Barr-Anderson, D.J. & Story, M. (2011): Physical activity and sedentary activity patterns among children and adolescents: a latent class analysis approach. Journal of Physical Activity and Health, 8(4), 457–467.
8 Coleman, K.J., Rosenberg, D.E., Conway, T.L., Sallis, J.F., Saelens, B.E., Frank, L.D. & Cain, K. (2008): Physical activity, weight status, and neighborhood characteristics of dog walkers. Preventive medicine, 47(3), 309–312.

9 Timperio, A., Salmon, J., Chu, B. & Andrianopoulos, N. (2008): Is dog ownership or dog walking associated with weight status in children and their parents?. Health Promotion Journal of Australia, 19(1), 60–63.

10 Wolf-Maier K., Cooper R.S., Banegas J.R. et al. (2003): Hypertension Prevalence and Blood Pressure Levels in 6 European Countries, Canada and the United States. Journal of the American Medical Association 289(18), 2363–2369.

11 Allen, K., Blascovich, J., Mendes, W.B. (2002): Cardiovascular reactivity and the presence of pets, friends, and spouses: the truth about cats and dogs. Psychosomatic Medicine, 64(5), 727–739.

12 Allen, K. (2003): Are pets a healthy pleasure? The influence of pets on blood pressure. Current Directions in Psychological Science, 12(6), 236–239.

13 Allen, K. (2001): Dog ownership and control of borderline hypertension: A controlled randomized trial. 22nd Annual Scientific Sessions of the Society of Behavioral Medicine, 24.

14 Allen, K., Blascovich, J., Tomaka, J., Kelsey, R.M. (1991): Presence of human friends and pet dogs as moderators of autonomic responses to stress in women. Journal of Personality and Social Psychology, 61(4), 582.

15 Zilcha-Mano, S., Mikulincer, M., Shaver, P.R. (2012): Pets as safe havens and secure bases: The moderating role of pet attachment orientations. Journal of Research in Personality, 46(5), 571–580.

16 Kahn Jr., P.H. & Kellert, S.R. (Eds.) (2002): Children and nature: Psychological, sociocultural, and evolutionary investigations. Cambridge: MIT Press.

17 Sugawara, A., Masud, M.M., Yokoyama, A., Mizutani, W., Watanuki, S., Yanai, K., Tashiro, M. (2012): Effects of presence of a familiar pet dog on regional cerebral activity in healthy volunteers: A positron emission tomography study. Anthrozoös, 25(1), 25–34.

18 http://www.anothermag.com/design-living/2695/hitchcocks-sealyham-terriers.

19 Uvnäs-Moberg, K. (2016): Oxytocin, das Hormon der Nähe. Berlin, Heidelberg: Springer Spektrum.

20 Milberger, S.M., Davis, R.M., & Holm, A.L. (2009): Pet owners' attitudes and behaviours related to smoking and second-hand smoke: a pilot study. Tobacco Control, 18(2), 156–158.

21 Ulrich, R.S. (1984): View through a window may influence recovery from surgery. Science, 224(4647), 420–421.

22 Li, Q., Kobayashi, M. & Kawada, T. (2008): Relationships between percentage of forest coverage and standardized mortality ratios (SMR) of cancers in all prefectures in Japan. Open Pub Health J, 1, 1–7.

23 Kahn Jr., P.H. (1997): Developmental psychology and the biophilia hypothe-

sis: children's affiliation with nature. Developmental Review 17(1) (1997), 1–61.

24 https://mooshme.com/famous-people-emotional-support-animals/.

25 Muldoon, A. L., Kuhns, L. M., Supple, J., Jacobson, K. C. & Garofalo, R. (2017): A web-based study of dog ownership and depression among people living with HIV. JMIR mental health, 4(4), e53.

26 Templin, J. C., Hediger, K., Wagner, C. & Lang, U. E. (2018): Relationship between patient satisfaction and the presence of cats in psychiatric wards. Journal of Alternative and Complementary Medicine, 24(12), 1219–1220.

27 http://www.maz-online.de/Nachrichten/Kultur/Mein-Pferd-ist-mein-Therapeut.

28 Davis, D. L., Maurstad, A. & Dean, S. (2015): My horse is my therapist: The medicalization of pleasure among women equestrians. Medical Anthropology Quarterly, 29(3), 298–315.

29 https://www.mein-pferd.de/heft/das-pferd-als-bester-therapeut/.

30 Olbrich, E. & Otterstedt, C. (Hg.). (2003): Menschen brauchen Tiere – Grundlagen und Praxis der tiergestützten Pädagogik und Therapie. Kosmos: Stuttgart.

31 De Smet, S. (1992): Die Bedeutung von Haustieren für das seelischer Erleben von älteren Menschen. Mit Tieren leben im Alten- und Pflegeheim. München, Basel: Reinhardt.

32 https://www.helpucover.co.uk/news/HUCPR--588.html.

33 Freestone, P., with Evans, D. (2000): Freddie Mercury: An Intimate Memoir by the Man Who Knew Him Best. London: Omnibus Press.

34 https://theharrispoll.com/americans-have-always-had-interesting-relationships-with-their-pets-whether-that-pet-is-a-cat-dog-parakeet-or-something-else-the-pet-industry-is-thriving-and-for-good-reason-more-than-three-in-f/.

35 The AP-Petside.com Poll, GfK Roper Study 2009, online verfügbar unter: http://surveys.ap.org/data%5CGfK%5CAP-GfK%20Petside%20Topline%20final%20060309%20Q4%20added.pdf.

36 Beck, A. M. & Katcher, A. H. (1996): Between pets and people: The importance of animal companionship. Purdue University Press.

37 Barker, S. B. & Barker, R. T. (1988): The human-canine bond: Closer than family ties?. Journal of Mental Health Counseling, 10, 46–56.

38 Stoeckel, L. E., Palley, L. S., Gollub, R. L., Niemi, S. M. & Evins, A. E. (2014): Patterns of brain activation when mothers view their own child and dog: An fMRI study. PLoS One, 9(10), e107205.

39 http://surveys.ap.org/data%5CGfK%5CAP-GfK%20Petside%20Topline%20final%20060309%20Q4%20added.pdf.

40 Anderson, P.E. (2008): Powerful bond between people and pets. Westport: Praeger.
41 McConnell, A.R., Paige Lloyd, E. & Humphrey, B.T. (2019): We Are Family: Viewing Pets as Family Members Improves Wellbeing. Anthrozoös, 32(4), 459–470.
42 https://edition.cnn.com/style/article/neville-jacobs-worlds-most-fashionable-dog/index.html.
43 https://www.thedodo.com/mickey-rourkes-dog-saved-him-from-committing-suicide-1436849168.html.
44 https://www.thesun.co.uk/archives/news/808265/george-clooney-is-every-womans-dream-but-he-slept-with-a-pig/.
45 Castelli, P., Hart, L.A. & Zasloff, R.L. (2001): Companion cats and the social support systems of men with AIDS. Psychological Reports, 89(1), 177–187.
46 Lowe, S.R., Rhodes, J.E., Zwiebach, L. & Chan, C.S. (2009): The impact of pet loss on the perceived social support and psychological distress of hurricane survivors. Journal of Traumatic Stress: Official Publication of The International Society for Traumatic Stress Studies, 22(3), 244–247.
47 Horáková, D. (2015): 101 Top Dogs - Von verkannten Hunden bekannter Menschen und umgekehrt. Nerdlen: Kynos.
48 Custance, D. & Mayer, J. (2012): Empathic-like responding by domestic dogs (Canis familiaris) to distress in humans: an exploratory study. Animal cognition, 15(5), 851–859.
49 Sanford, E.M., Burt, E.R. & Meyers-Manor, J.E. (2018): Timmy's in the well: Empathy and.
50 http://harris-interactive.de/opinion_polls/pressemitteilung-einsamkeit-wachst-in-deutschland/.
51 Rützel, A. (2018): Lieber allein als gar keine Freunde. Frankfurt: Fischer Taschenbuch.
52 Wood, L.J., Giles-Corti, B., Bulsara, M.K. & Bosch, D.A. (2007): More than a furry companion: The ripple effect of companion animals on neighborhood interactions and sense of community. Society & Animals, 15(1), 43–56.
53 Hajek, A. & König, H.H. (2019): How do cat owners, dog owners and individuals without pets differ in terms of psychosocial outcomes among individuals in old age without a partner?. Aging & Mental Health, 1–7.
54 Stanley, I.H., Conwell, Y., Bowen, C. & Van Orden, K.A. (2014): Pet ownership may attenuate loneliness among older adult primary care patients who live alone. Aging & Mental Health, 18(3), 394–399.
55 Gilbey, A., McNicholas, J. & Collis, G.M. (2007): A longitudinal test of the belief that companion animal ownership can help reduce loneliness. Anthrozoös, 20, 345–353.

56 Gilbey, A. & Tani, K. (2015): Companion animals and loneliness: A systematic review of quantitative studies. Anthrozoös, 28(2), 181–197.

57 Duvall Antonacopoulos, N.M. & Pychyl, T.A. (2010): An examination of the potential role of pet ownership, human social support and pet attachment in the psychological health of individuals living alone. Anthrozoös, 23(1), 37–54.

58 Nesse, R.M. & Williams, G.C. (1997): Why we get sick: The New Science of Darwinian Medicine. New York: Vintage Books.

59 Lockwood, R. (1983): The influence of animals on social perception. In: A.H. Katcher und A.M. Beck (eds.): New perspectives on our lives with companion animals. Philadelphia: University of Pennsylvania Press, 64 ff.

60 Gray, P.B., Volsche, S.L., Garcia, J.R. & Fisher, H.E. (2015): The roles of pet dogs and cats in human courtship and dating. Anthrozoös, 28(4), 673–683.

61 Friedmann, E. & Lockwood, R. (1991): Validation and use of the animal thematic apperception test (ATAT). Anthrozoös, 4(3), 174–183.

62 Globisch, J., Hamm, A.O., Esteves, F. & Öhman, A. (1999): Fear appears fast: Temporal course of startle reflex potentiation in animal fearful subjects. Psychophysiology, 36(1), 66–75.

63 https://www.elitesingles.co.uk/em/from-single-to-couple/pets-and-dating.

64 https://www.welt.de/welt_print/lifestyle/article7045852/Der-will-doch-bloss-lieben.html.

65 McNicholas, J. & Collis, G.M. (2000): Dogs as catalysts for social interactions: Robustness of the effect. British Journal of Psychology, 91(1), 61–70.

66 Friedmann, E., Katcher, A., Thomas, S.A., Lynch, J.J. & Messent, P.R. (1983): Social interaction and blood pressure: influence of animal companions. The Journal of Nervous and Mental Disease, 171, 461–465.

67 Eddy, J., Hart, L.A. & Boltz, R.P. (1988): The effects of service dogs on social acknowledgments of people in wheelchairs. The Journal of Psychology, 122(1), 39–45.

68 McNicholas, J. & Collis, G.M. (2000): Dogs as catalysts for social interactions: Robustness of the effect. British Journal of Psychology, 91(1), 61–70.

69 Guéguen, N., & Ciccotti, S. (2008): Domestic dogs as facilitators in social interaction: An evaluation of helping and courtship behaviors. Anthrozoös, 21(4), 339–349.

70 Gazzano, A., Zilocchi, M., Massoni, E. & Mariti, C. (2013): Dogs' features strongly affect people's feelings and behavior toward them. Journal of Veterinary Behavior: Clinical Applications and Research, 8(4), 213–220.

71 Tifferet, S., Kruger, D.J., Bar-Lev, O., & Zeller, S. (2013): Dog ownership increases attractiveness and attenuates perceptions of short-term mating strategy in cad-like men. Journal of Evolutionary Psychology, 11(3), 121–129.

72 Uvnäs-Moberg, K. (2003): The oxytocin factor: Tapping the hormone of calm, love, and healing. Boston: Da Capo Press.

73 Raina, P., Waltner-Toews, D., Bonnett, B., Woodward, C. & Abernathy, T. (1999): Influence of companion animals on the physical and psychological health of older people: An analysis of a one-year longitudinal study. Journal of the American Geriatrics Society, 47(3), 323–329.

74 Headey, B. & Grabka, M. (2011): Health correlates of pet ownership from national surveys. In: P. McCardle, S. McCune, J. A. Griffin & Maholmes, V. (Eds.). How animals affect us: Examining the influence of human-animal interaction on child development and human health (pp. 153–162). Washington, DC: American Psychological Association.

75 Bennett, P. C., Trigg, J. L., Godber, T. & Brown, C. (2015): An experience sampling approach to investigating associations between pet presence and indicators of psychological wellbeing and mood in older Australians. Anthrozoös, 28(3), 403–420.

76 http://www.cardiff.ac.uk/infos/resource/dissertations/koch.pdf.

77 Rijken, M. & van Beek, S. (2011): About cats and dogs … Reconsidering the relationship between pet ownership and health related outcomes in community-dwelling elderly. Social Indicators Research, 102(3), 373–388.

78 Parker, G. B., Gayed, A., Owen, C. A., Hyett, M. P., Hilton, T. M. & Heruc, G. A. (2010): Survival following an acute coronary syndrome: a pet theory put to the test. Acta Psychiatrica Scandinavica, 121(1), 65–70.

79 Garcia, D. O., Lander, E. M., Wertheim, B. C., Manson, J. E., Volpe, S. L., Chlebowski, R. T. & Thomson, C. A. (2016): Pet ownership and cancer risk in the women's health initiative. Cancer Epidemiology and Prevention Biomarkers, 25(9), 1311–1316.

80 Pruchno, R., Heid, A. R., & Wilson-Genderson, M. (2018): Successful Aging, Social Support, and Ownership of a Companion Animal. Anthrozoös, 31(1), 23–39.

81 Bradshaw, J. (2013): Cat sense: The feline enigma revealed. New York: Basic Books.

82 Pikhartova, J., Bowling, A., & Victor, C. (2014): Does owning a pet protect older people against loneliness?. BMC geriatrics, 14(1), 106.

83 Kidd, A. H., Kelley, H. T. & Kidd, R. M. (1983): Personality characteristics of horse, turtle, snake, and bird owners. Psychological Reports, 52(3), 719–729.

84 https://www.zeit.de/2018/03/jupp-heynckes-fc-bayern-muenchen-fussball-trainer-strategie/.

85 Davis, D. L., Maurstad, A. & Dean, S. (2015): My horse is my therapist: The medicalization of pleasure among women equestrians. Medical Anthropology Quarterly, 29(3), 298–315.

86 Wechsung, S. (2008): Mensch und Hund. Beziehungsqualität und Beziehungsverhalten. Regensburg: Roderer.
87 Konok, V., Kosztolányi, A., Wohlfarth, R., Mutschler, B., Halsband, U. & Miklósi, Á. (2015): Influence of owners' attachment style and personality on their dogs' (Canis familiaris) separation-related disorder. PLoS One, 10(2), e0118375.
88 Schöberl I., Wedl M., Beetz A., Kotrschal K., (2017): Psychobiological Factors Affecting Cortisol Variability in Human-Dog Dyads. PLoS ONE 12(2): e0170707. doi:10.1371/journal.pone.0170707.
89 https://www.johnnytimes.com/jack-kerouac-cat/.
90 Spitznagel, M. B., Jacobson, D. M., Cox, M. D. & Carlson, M. D. (2017): Caregiver burden in owners of a sick companion animal: A cross-sectional observational study. Veterinary Record (181), 321.

Kapitel 4

1 Berentzen, D. (2016): Blindenführhunde. Kulturgeschichte einer Partnerschaft. Berlin: Ripperger & Kremers.
2 Carlisle, G. K., Johnson, R. A., Mazurek, M., Bibbo, J. L., Tocco, F. & Cameron, G. T. (2018): Companion animals in families of children with autism spectrum disorder: Lessons learned from caregivers. Journal of Family Social Work, 21(4–5), 294–312.
3 Burrows, K. E., Adams, C. L. & Millman, S. T. (2008): Factors affecting behavior and welfare of service dogs for children with autism spectrum disorder. Journal of Applied Animal Welfare Science, 11(1), 42–62.
4 Bremhorst, A., Mongillo, P., Howell, T. & Marinelli, L. (2018): Spotlight on assistance dogs – legislation, welfare and research. Animals, 8(8), 129.
5 Davis, B. W., et al. (2004): Assistance dog placement in the pediatric population: Benefits, risks, and recommendations for future application. Anthrozoös, 17(2), 130–145.
6 Howell, T., Bennett,P.. Shiell,A. (2016): Reviewing Assistance Animal Effectiveness: Literature review, provider survey, assistance animal owner interviews, health economics analysis and recommendations. Online Ressource: https://www.ndis.gov.au/media/858/download.

Kapitel 5

1 Etzold, S. (2006): Sigmund Freud: Der Hund heilt mit. Online Ressource: https://www.zeit.de/2006/09/F-Hund.
2 Levinson, B. M. (1962): The dog as a »co-therapist«. Mental Hygiene (46), 59–65.

3 Levinson, B.M. (1969): Pet-oriented child psychotherapy. Springfield: Charles C. Thomas Publisher.

4 Corson, S.A., Corson, E.O., Gwynne, P.H. & Arnold, L.E. (1975): Pet-facilitated psychotherapy in a hospital setting. Current Psychiatric Therapies (15), 277.

5 Corson S.A. & Corson, E. (1978): Pets as Mediators of Therapy. In: Maserman, J.H. (ed.): Institutions and the Aged. Current Psychiatric Therapies (pp. 1031–1038). New York: Grune and Stratton.

6 https://news.nationalgeographic.com/news/2014/05/140520-dogs-war-canines-soldiers-military-healing-yorkshire-terrier-smoky/.

7 Geiger, Th. (1931): Das Tier als geselliges Subjekt: Forschungen zur Völkerpsychologie und Soziologie (10), 283–307.

8 Schneider, M.S., & Harley, L.P. (2006): How dogs influence the evaluation of psychotherapists. Anthrozoös, 19(2), 128–142.

9 https://www.faz.net/aktuell/wissen/geist-soziales/flow-erlebnis-kurz-mal-urlaub-vom-ich-15420497-p3.html.

10 Schramm, E., Hediger, K. & Lang, U.E. (2015): From animal behavior to human health: An animal-assisted mindfulness intervention for recurrent depression. Zeitschrift für Psychologie, 23(3), 192–200.

11 Lehmann, I. (2008): Motivation. München: dtv Verlag2

12 http://www.badische-zeitung.de/freiburg/uniklinik-setzt-schafe-bei-der-therapie-von-depressionen-ein--61059093.html.

13 Barker, S.B., Barker, R.T., McCain, N.L., & Schubert, C.M. (2016): A randomized cross-over exploratory study of the effect of visiting therapy dogs on college student stress before final exams. Anthrozoös, 29(1), 35–46.

14 Hoffmann, A.O., Lee, A.H., Wertenauer, F., Ricken, R., Jansen, J.J., Gallinat, J. & Lang, U.E. (2009): Dog-assisted intervention significantly reduces anxiety in hospitalized patients with major depression. European Journal of Integrative Medicine, 1(3), 145–148.

15 http://www.heidlmair.at/downloads/Fachtagung_Leoben2016/Lebensraum%20Heidlm%202016%20Kotrschal.pptx.

16 Polheber, J.P. & Matchock, R.L. (2014): The presence of a dog attenuates cortisol and heart rate in the Trier Social Stress Test compared to human friends. Journal of Behavioral Medicine, 37(5), 860–867.

17 Kertes, D.A., Liu, J., Hall, N.J., Hadad, N.A., Wynne, C.D. & Bhatt, S.S. (2017): Effect of pet dogs on children's perceived stress and cortisol stress response. Social Development, 26(2), 382–401.

18 Crossman, M.K., Kazdin, A.E., Matijczak, A., Kitt, E.R. & Santos, L.R. (2018): The influence of interactions with dogs on affect, anxiety, and arousal in children. Journal of Clinical Child & Adolescent Psychology, 1–14.

19 Beetz, A., Julius, H., Turner, D. & Kotrschal, K. (2012): Effects of social support by a dog on stress modulation in male children with insecure attachment. Frontiers in Psychology, 3, 352.
20 Wesley, M.C., Minatrea, N.B. & Watson, J.C. (2009): Animal-assisted therapy in the treatment of substance dependence. Anthrozoös, 22(2), 137–148.
21 Röttger, K., Wohlfarth, R., Mutschler, B., Beetz, A., Kreuser, F. & Korsten-Reck, U. (2016): Fit mit Hund. Adipositas-Ursachen, Folgeerkrankungen, Therapie, 10(02), 71–78.
22 Wohlfarth, R., Mutschler, B., Beetz, A., Kreuser, F. & Korsten-Reck, U. (2013): Dogs motivate obese children for physical activity: key elements of a motivational theory of animal-assisted interventions. Frontiers in Psychology, 4, 796.
23 Stetina, B.U., Handlos, U., Turner, K., Burger, E. & Glenk, L. (2010): »Der Nikolaus ist heute besonders lustig«. Gefühlsausdruck bei Mensch und Tier: Emotionserkennung von Hunden lernen? Tiergestützte, 2, 23–29.
24 Souter, M.A. & Miller, M.D. (2007): Do animal-assisted activities effectively treat depression? A meta-analysis. Anthrozoös, 20(2), 167–180.
25 Berget, B., Ekeberg, Ø., Pedersen, I. & Braastad, B.O. (2011): Animal-assisted therapy with farm animals for persons with psychiatric disorders: Effects on anxiety and depression, a randomized controlled trial. Occupational Therapy in Mental Health, 27(1), 50–64.
26 Kawamura, N., Niiyama, M. & Niiyama, H. (2007): Long-term evaluation of animal-assisted therapy for institutionalized elderly people: a preliminary result. Psychogeriatrics, 7(1), 8–13.
27 Yakimicki, M.L., Edwards, N.E., Richards, E. & Beck, A.M. (2019): Animal-assisted intervention and dementia: a systematic review. Clinical Nursing Research, 28(1), 9–29
28 Schuck, S.E., Emmerson, N.A., Fine, A.H. & Lakes, K.D. (2015): Canine-assisted therapy for children with ADHD: preliminary findings from the positive assertive cooperative kids study. Journal of Attention Disorders, 19(2), 125–137.
29 Jang, B., Song, J., Kim, J., Kim, S., Lee, J., Shin, H.Y. & Joung, Y.S. (2015): Equine-assisted activities and therapy for treating children with attention-deficit/hyperactivity disorder. Journal of Alternative and Complementary Medicine, 21(9), 546–553.
30 Oh, Y., Joung, Y.S., Jang, B., Yoo, J.H., Song, J., Kim, J. & Kwon, J.Y. (2018): Efficacy of Hippotherapy Versus Pharmacotherapy in Attention-Deficit/Hyperactivity Disorder: A Randomized Clinical Trial. Journal of Alternative and Complementary Medicine, 24(5), 463–471.

31 Busch, C., Tucha, L., Talarovicova, A., Fuermaier, A.B., Lewis-Evans, B. & Tucha, O. (2016): Animal-assisted interventions for children with attention deficit/hyperactivity disorder: A theoretical review and consideration of future research directions. Psychological Reports, 118(1), 292–331.

32 Davis, T.N., Scalzo, R., Butler, E., Stauffer, M., Farah, Y.N., Perez, S. & Coviello, L. (2015): Animal assisted interventions for children with autism spectrum disorder: A systematic review. Education and Training in Autism and Developmental Disabilities, 316–329.

33 O'Haire, M.E. (2017): Research on animal-assisted intervention and autism spectrum disorder, 2012–2015. Applied Developmental Science, 21(3), 200–216.

34 Tan, V.X.L. & Simmonds, J.G. (2018): Equine-Assisted Interventions for Psychosocial Functioning in Children and Adolescents with Autism Spectrum Disorder: A Literature Review. Review Journal of Autism and Developmental Disorders, 1–13.

35 O'Haire, M.E., Guérin, N.A. & Kirkham, A.C. (2015): Animal-assisted intervention for trauma: A systematic literature review. Frontiers in Psychology, 6, 1121.

Kapitel 6

1 https://aeon.co/essays/dolphin-therapy-doesn-t-work-for-the-child-or-the-animal.

2 http://www.pilot-whales.org/www/de/pdf/delfin_heilverhalten.pdf.

3 Stumpf, E. (2016): Konzepte und Wirksamkeit der Delfintherapien. Ein narrativer Review. Kindheit und Entwicklung, 25, 100–113.

4 Fiksdal, B.L., Houlihan, D. & Barnes, A.C. (2012): Dolphin-assisted therapy: Claims versus evidence. Autism Research and Treatment, 839792.

5 Nathanson, D.E. (2007): Reinforcement effectiveness of animatronic and real dolphins. Anthrozoös, 20, 181–194.

6 https://swfsc.noaa.gov/uploadedFiles/Divisions/PRD/Programs/Photogrammetry/Marine_Mammal_Zoonoses_Final_Report-2.pdf.

Kapitel 7

1 Göhring, A. & Schneider-Rapp, J. (2017): Bauernhoftiere bewegen Kinder. Tiergestützte Therapie und Pädagogik mit Schaf, Kuh und Co. – ganz praktisch. Darmstadt: pala-verlag.

2 Stephan, I. & Drees, C. (2018): Farmtiere. In: Beetz, A., Riedel, M. & Wohlfarth, R. (Hrsg.): Tiergestützte Interventionen: Handbuch für die Aus- und Weiterbildung (S. 266–233). München: Ernst-Reinhardt Verlag.

3 Göhring, A. (2019): Bauernhoftiere bewegen Menschen. Nr. 1. Rulfingen: Förderverein Bauernhoftiere bewegen Menschen e.V., Online Ressource: https://www.bauernhoftiere-bewegen-menschen.de/app/download/7346374751/bbm-broschuere-1901.pdf?t=1567428977.

Kapitel 8

1 Kuhlmann-Eberhart, I., Blaha, T. (2009): Codex Veterinarius der Tierärztlichen Vereinigung für Tierschutz e.V. (TVT). Ethische Leitsätze für tierärztliches Handeln zum Wohl und Schutz der Tiere. Bramsche: Tierärzte für den Tierschutz.

2 Tierärzte für den Tierschutz (AK 10) (2018): Tiere im sozialen Einsatz – Empfehlungen zur Gewährleistung des Tierschutzes. Bramsche: Tierärztliche Vereinigung für Tierschutz e.V. (TVT). Online Ressource: https://www.tierschutz-tvt.de/alle-merkblaetter-und-stellungnahmen/?no_cache=1&download=TVT-MB_131_TGI.allgemein11.2018.pdf&did=178.

3 https://www.svz.de/regionales/mecklenburg-vorpommern/junges-kitz-unter-alten-hasen-id20716257.html.

Melanie Challenger

Wir Tiere

Eine neue Geschichte der Menschheit

320 Seiten, btb 75854
Aus dem Englischen von Jürgen Neubauer

Wir Menschen sind die neugierigsten, emotionalsten, einfallsreichsten, aggressivsten und gleichzeitig verwirrendsten Tiere auf dem Planeten. Doch wie gut kennen wir uns wirklich? Hadern wir mit unserer eigenen tierischen Natur und vernachlässigen damit einen zentralen Aspekt unseres Menschseins? Melanie Challengers revolutionäres Buch kombiniert neueste wissenschaftliche Erkenntnisse aus Natur- und Umweltgeschichte, Biologie und Philosophie, und führt uns thematisch von den frühen Agrargesellschaften über die Antike und die Moderne bis hinein in die nahe Zukunft der künstlichen Intelligenz.

»Ein brillantes Buch!«
The Observer

»Jedes Kapitel ist spannender als das vorhergehende. Eine wirklich bemerkenswerte Lektüre.«
Booklist

btb

Eva Menasse

Tiere für Fortgeschrittene

320 Seiten, btb 71662

Raupen, die sich ihr eigenes Grab schaufeln, Haie, die künstlich beatmet werden, Enten, die noch im Schlaf nach Fressfeinden Ausschau halten, Schafe, die ihre Wolle von selbst abwerfen. Jede von Eva Menasses Erzählungen geht von einer kuriosen Tiermeldung aus und widmet sich doch ganz der Gattung Mensch.
Die vielfach ausgezeichnete Autorin studiert ihre Objekte mit einem liebevollen und unerbittlichen Forscherinnenblick und erzählt in einer wunderbaren Mischung aus pointiertem Witz, Geheimnis und melancholischem Ernst.

»Keine Theorie, echtes Leben. Mal anrührend, mal mit bösem Witz, immer in hinreißender Sprache erzählt. Großartig.«

taz, zeozwei Magazinr

»Wenn die große österreichische Autorin Eva Menasse ein Buch über Tiere schreibt, entlarvt sie menschliche Abgründe.«

Donna

btb